Sabine Blaschke | Felix Walcher

SOP Handbuch Interdisziplinäre Notaufnahme

Medizinisch Wissenschaftliche Verlagsgesellschaft

Sabine Blaschke | Felix Walcher

SOP Handbuch Interdisziplinäre Notaufnahme

unter Mitarbeit von
A.P. Anastasiadis | S. Antweiler | M. Baacke | A. Ballon | B. Bandelow | P. Bergschmidt
R. Biber | S. Blum | R. Breitkreutz | C. Buck | M. Campo dell' Orto | J. Dahmen
B. Dudew | H. Eiffert | K. Esslinger | M. Euler | N. Fleiter | S. Flohé | T. Frank
I. Gräff | C. Hamann | U. Hannemann | D. Hempel | H. Himmelreich | R. Hoffmann
P. Kasten | D. Kiefl | Y.-J. Kim | S. Kirschner | B. Kitze | S. König | C. Kopschina | M. Kremer
P.C. Kreuz | M. Kulla | B. Kumle | M. Leenen | K. Liebig | T. Lögters | C.O. Lorenz
T. Lustenberger | L. Maier | W. Mittelmeier | M. Münzberg | S. Neumann | J. Nowotny
U. Obertacke | T. Paffrath | P.-F. Petersen | S. Piatek | C. Probst | D. Raddatz
C. Reimertz | G. Reith | M. Schädel-Höpfner | M. Scheele | S. Schellhaas
U. Schweigkofler | H. Schwörer | A. Seibel | C. Senft | D. Wedekind | C. Wrede

Medizinisch Wissenschaftliche Verlagsgesellschaft

Prof. Dr. med. Sabine Blaschke
Universitätsmedizin Göttingen
Interdisziplinäre Notaufnahme
Robert-Koch Str. 40
37075 Göttingen

Univ.-Prof. Dr. med. Felix Walcher
Universitätsklinik Magdeburg
Klinik für Unfallchirurgie
Leipziger Str. 44
39120 Magdeburg

MWV Medizinisch Wissenschaftliche Verlagsgesellschaft mbH & Co. KG
Zimmerstr. 11
10969 Berlin
www.mwv-berlin.de

ISBN 978-3-941468-31-3
ISBN 978-3-95466-153-4 (eBook: PDF)
ISBN 978-3-95466-196-1 (eBook: ePub)

Bibliografische Information der Deutschen Nationalbibliothek
Die Deutsche Nationalbibliothek verzeichnet diese Publikation in der Deutschen Nationalbibliografie; detaillierte bibliografische Informationen sind im Internet über http://dnb.d-nb.de abrufbar.

Produkt-/Projektmanagement: Dr. Thomas Hopfe, Anna-Lena Spies, Berlin
Lektorat: Monika Laut-Zimmermann, Berlin
Layout & Satz: eScriptum GmbH & Co KG – Digital Solutions, Berlin
Druck: druckhaus köthen GmbH & Co. KG, Köthen
Foto Cover: Daniel Gandyra, Universitätsklinikum Halle (Saale)

Für Lob und Kritik, Verbesserungsvorschläge und neue Ideen finden Sie hier den Direktkontakt zum Verleger:
MWV Medizinisch Wissenschaftliche Verlagsgesellschaft mbH & Co. KG, Zimmerstr. 11, 10969 Berlin, hopfe@mwv-berlin.de

Geleitwort der Deutschen Gesellschaft für Innere Medizin e.V.

In Deutschland hat sich in der letzten Dekade durch die demographische Entwicklung, die Änderung der hausärztlichen Versorgungsstrukturen und den ökonomischen Kostendruck ein grundlegender Strukturwandel im Krankenhauswesen ergeben. Die klinische Notfallmedizin hat in diesem Kontext durch den Aufbau sogenannter Interdisziplinärer, Zentraler Notaufnahmen in den Krankenhäusern verschiedener Versorgungsstufen eine wichtige und zum Teil neue Bedeutung gewonnen. An dieser Schnittstelle, zwischen ambulanter und stationärer Behandlung, ist jedoch die klinische Tätigkeit für alle dort tätigen Mitarbeiter, von Gesundheits-/Krankenpflegekräften über Rettungsdienstmitarbeiter bis hin zum ärztlichen Personal, durch die zwangsläufig erforderliche interdisziplinäre und multiprofessionelle Zusammenarbeit sehr anspruchsvoll. Insbesondere müssen detaillierte Fachkenntnisse für ein breites Spektrum unterschiedlicher Notfälle zur Einleitung einer zeitkritischen Notfalldiagnostik und -therapie zu jedem Zeitpunkt verfügbar sein. Aufgrund des demographischen Wandels spielen dabei insbesondere internistische Notfälle und multimorbide Patienten eine zunehmend wichtige Rolle.

Das vorliegende Handbuch adressiert diese Problematik und stellt in komprimierter Form strukturierte und praxisorientierte Handlungsanweisungen (*Standard Operating Procedures*, SOPs) für die wichtigsten Notfälle der unterschiedlichen Fachdisziplinen sehr übersichtlich dar. Der Fokus liegt dabei auf der nach Leitsymptom und/oder Leitdiagnose erforderlichen zeitkritischen Diagnostik und Therapie sowie den weiterführenden klinischen Behandlungspfaden. Die Inhalte sind auf der Basis der aktuell gültigen Leitlinien entworfen. Sie sollen auch zukünftig stetig aktualisiert werden.

Die DGIM begrüßt die Initiative der Autoren und Co-Autoren, ein auf Basis der aktuell gültigen Leitlinien entwickeltes Handbuch mit strukturierten Handlungsempfehlungen für die Behandlung der internistischen Notfälle in der Notaufnahme zur Verfügung zu stellen. Die Kommission „Leitlinien, Diagnostik und Therapie“ hat die Inhalte für den Part „Innere Medizin“ geprüft und kann das SOP Handbuch uneingeschränkt für die Nutzung in Interdisziplinären, Zentralen Notaufnahmen in Krankenhäusern der verschiedenen Versorgungsstufen empfehlen. Die DGIM wünscht diesem wichtigen und in seiner Art einzigartigen Werk eine weite Verbreitung.

Deutsche Gesellschaft für Innere Medizin e.V.

Prof. Dr. med. Michael Hallek
(Vorsitzender 2014/2015)

Prof. Dr. med. Gerd Hasenfuß
(Vorstand)

Köln und Göttingen im Dezember 2014

Geleitwort der Deutschen Gesellschaft für Orthopädie und Unfallchirurgie, der Deutschen Gesellschaft für Unfallchirurgie und der Deutschen Gesellschaft für Orthopädie und Orthopädische Chirurgie

Das Fach Orthopädie und Unfallchirurgie umfasst in der Akutmedizin ein breites Spektrum an Aufgaben von der Anamneseerhebung, klinischen Untersuchung und Initiierung der Diagnostik über die konservative und operative Behandlung bis hin zur Sicherstellung der Nachsorge und Rehabilitation von Akuterkrankungen, Verletzungen und Funktionsstörungen des Halte- und Bewegungsapparates.

Nicht immer sind die Leitsymptome, die den Patienten als Beratungsanlass in die Notaufnahme führen, so eindeutig, dass ein klarer Behandlungsalgorithmus eingeschlagen werden kann. Der interdisziplinäre Kontext spielt daher eine bedeutende Rolle für eine erfolgreiche Koordination des Managements in der Zentralen Notaufnahme. Für das vorliegende Handbuch wurden 30 Autoren namhafter Kliniken für Orthopädie und Unfallchirurgie in Deutschland gebeten, die „gute klinische Praxis" für die Arbeit in der Zentralen Notaufnahme darzustellen. Zuvor wurden die mehr als 50 SOPs in zahlreichen Workshops ausführlich diskutiert, um die verschiedenen klinischen Behandlungsvarianten zusammenzufassen und eine gemeinsame Basis zu erstellen. Abweichungen aufgrund individueller Anamnese oder Besonderheiten klinischer Einrichtungen werden dadurch selbstverständlich nicht infrage gestellt. Da wissenschaftlich erhobene evidenzbasierte Daten die Entwicklung von verschiedenen Behandlungsoptionen beeinflussen, wird auch zukünftig an einem Update der SOPs kontinuierlich gearbeitet werden. In diesem Sinne erfolgt auch eine Beachtung der Leitlinien der wissenschaftlichen Fachgesellschaften.

Die Deutsche Gesellschaft für Orthopädie und Unfallchirurgie (DGOU), die Deutsche Gesellschaft für Unfallchirurgie (DGU) und die Deutsche Gesellschaft für Orthopädie und Orthopädische Chirurgie (DGOOC) konsentieren die Inhalte des vorliegenden Handbuchs für den Bereich Orthopädie und Unfallchirurgie als orientierende Grundlage für die Behandlung von Patienten in der Zentralen Notaufnahme.

Im Namen dieser wissenschaftlichen Fachgesellschaften danken wir den Autoren ausdrücklich für ihre praxis- und problemorientierten SOPs, die in der täglichen Arbeit einer Zentralen Notaufnahme wichtige Orientierungshilfen und Handlungsempfehlungen an die Hand geben.

Prof. Dr. med. Bertil Bouillon
(Präsident DGU)

Prof. Dr. med. Reinhard Hoffmann
(Generalsekretär DGU)

Prof. Dr. med. Henning Windhagen
(Präsident DGOU und DGOOC)

Prof. Dr. med. Fritz Uwe Niethard
(Generalsekretär DGOU und DGOOC)

Köln, Frankfurt am Main, Hannover und Berlin im Oktober 2014

Vorwort

Das vorliegende „SOP Handbuch Interdisziplinäre Notaufnahme" ist das Ergebnis einer langjährigen, intensiven Kooperation zwischen den Autoren, Co-Autorinnen und Co-Autoren. Es enthält strukturierte Arbeitsanleitungen (sog. Standard Operating Procedures, SOPs) für die wichtigsten Notfälle, die in einer Interdisziplinären oder Zentralen Notaufnahme in Krankenhäusern aller Versorgungsstufen auftreten können. Auf der Grundlage der aktuell gültigen Leitlinien der Fachdisziplinen Innere Medizin, Neurologie, Psychiatrie, Allgemeinchirurgie, Unfallchirurgie und Orthopädie wurden die SOPs entwickelt und nachfolgend von federführenden Fachgesellschaften (DGIM, DGU, DGOOC, DGOU) konsentiert. In kurzer und einheitlicher Form sind diese SOPs auf Erstmaßnahmen zur zeitkritischen Diagnostik und Therapie fokussiert und berücksichtigen ebenfalls gesundheitsökonomische Aspekte zur Kostenreduktion in der Interdisziplinären Notaufnahme. Darüber hinaus werden für jedes notfallmedizinische Krankheitsbild Empfehlungen zur weiteren Patientenversorgung (Behandlungspfad) gegeben. Es sei darauf hingewiesen, dass der Inhalt dieses Handbuchs in allen Fachdisziplinen nur die wichtigsten und häufigsten Notfälle berücksichtigen kann. Die aufgeführten Medikamente und deren Dosierungen sind als Orientierung gedacht. In jedem individuellen Notfall muss geprüft werden, ob die vorgeschlagenen diagnostischen und therapeutischen Empfehlungen für die spezielle Notfallversorgung geeignet sind.

Das SOP Handbuch Interdisziplinäre Notaufnahme wird zukünftig stetig auf der Grundlage neuer Leitlinien der Fachgesellschaften aktualisiert.

Wir danken allen Co-Autorinnen und Co-Autoren sowie der Medizinisch Wissenschaftlichen Verlagsgesellschaft in Berlin für die hervorragende Zusammenarbeit bei diesem Buchprojekt!

Prof. Dr. med. Sabine Blaschke *Univ.-Prof. Dr. med. Felix Walcher*

Göttingen, Magdeburg im Januar 2015

Unter Mitarbeit von

Dr. med. Alexandros P. Anastasiadis
Ruhr-Universität Bochum
BG-Universitätsklinikum „Bergmannsheil"
Chirurgische Universitätsklinik und Poliklinik
Bürkle-de-la-Camp-Platz 1
44789 Bochum

Dr. med. Sven Antweiler
Klinikum Frankfurt-Höchst
Zentrale Notaufnahme
Gotenstraße 6-8
65929 Frankfurt am Main

Markus Baacke
Brüderkrankenhaus Trier
Abt. für Unfall- und Wiederherstellungschirurgie
Nordallee 1
54292 Trier

Dr. med. Dr. med. dent. Alexander Ballon
Frankfurter Straße 77
63067 Offenbach

Prof. Dr. med. Borwin Bandelow
Universitätsmedizin Göttingen
Klinik für Psychiatrie und Psychotherapie
Von-Siebold-Str. 5
37075 Göttingen

PD Dr. med. habil. Philipp Bergschmidt
Universitätsmedizin Rostock
Orthopädische Klinik und Poliklinik
Doberaner Straße 142
18057 Rostock

PD Dr. med. Roland Biber
Klinikum Nürnberg
Klinik für Unfall- und Orthopädische Chirurgie
Breslauer Straße 201
90471 Nürnberg

Stephanie Blum
Universitätsklinik Frankfurt
Fachbereich 16 Medizin
Theodor-Stern-Kai 7
60590 Frankfurt am Main

PD Dr. med. Raoul Breitkreutz
Klinikum Frankfurt-Höchst
Zentrale Notaufnahme
Frankfurt-Höchst
Netzwerk Ultraschall für die Notfall- und Intensivmedizin (www.SonoABCD.org)
Gotenstraße 6-8
65929 Frankfurt am Main

Dr. med. Cordula Buck
Universitätsmedizin Göttingen
Klinik für Kardiologie und Pneumologie
Robert-Koch-Str. 40
37099 Göttingen

Dr. med. Marco Campo dell' Orto
Sportklinik Bad Nauheim
Abteilung Kardiologie/Innere Medizin
In der Au 30-32
61231 Bad Nauheim

Dr. med. Janosch Dahmen
BG Unfallklinik Duisburg
Klinik für Orthopädie und Unfallchirurgie
Großenbaumer Allee 250
47249 Duisburg

Dr. med. Barbara Dudew
Brüderkrankenhaus Trier
Zentrum für Notaufnahme
Nordallee 1
54292 Trier

Prof. Dr. med. Dr. rer. nat. Helmut Eiffert
Universitätsmedizin Göttingen
Institut für Medizinische Mikrobiologie
Kreuzbergring 57
37075 Göttingen

Katrin Esslinger
Universitätsmedizin Göttingen
Medizincontrolling
Interdisziplinäre Notaufnahme
Robert-Koch Str. 40
37075 Göttingen

Dr. med. Michael Euler
Städtisches Klinikum Solingen
Klinik für Unfallchirurgie, Orthopädie und Handchirurgie
Gotenstraße 1
42653 Solingen

Unter Mitarbeit von

Nikolai Fleiter
Klinikum Frankfurt-Höchst
Klinik für Orthopädie und Unfallchirurgie
Schwerpunkt Unfallchirurgie und Sporttraumatologie
Gotenstraße 6-8
65929 Frankfurt am Main

Prof. Dr. med. Sascha Flohé
Städtisches Klinikum Solingen
Klinik für Unfallchirurgie, Orthopädie und Handchirurgie
Gotenstraße 1
42653 Solingen

Dr. med. Tobias Frank
Universitätsmedizin Göttingen
Klinik für Neurologie
Robert-Koch-Str. 40
37075 Göttingen

Dr. med. Ingo Gräff, DESA
Universitätsklinik Bonn
Interdisziplinäres Notfallzentrum
Sigmund-Freud-Str. 25
53127 Bonn

Dr. med. Christine Hamann
Universitätsklinikum Dresden
Universitätscentrum für Orthopädie und Unfallchirurgie
Fetscherstr. 74
01307 Dresden

Dr. med. Ulf Hannemann
Klinikum Darmstadt
Zentrale Notaufnahme
Grafenstraße 9
64283 Darmstadt

Dr. med. Dorothea Hempel
Universitätsmedizin Mainz
II. Medizinische Klinik und Poliklinik
Langenbeckstr. 1
55131 Mainz

Dr. med. Dr. phil. Heiko Himmelreich
Holzweg-Passage 10
61440 Oberursel (Taunus)

Prof. Dr. med. Reinhard Hoffmann
BG Unfallklinik Frankfurt am Main
Friedberger Landstraße 430
60389 Frankfurt

Prof. Dr. med. Philip Kasten
Orthopädisch Chirurgisches Centrum Tübingen
Wilhelmstraße 134
72074 Tübingen

Dr. med. Daniel Kiefl
Sana Klinikum Offenbach
Klinik für Interdisziplinäre Notfallmedizin
Starkenburgring 66
63069 Offenbach

Dr. med. Yoon-Joo Kim
BG Unfallklinik Frankfurt am Main
Unfallchirurgie und Orthopädische Chirurgie
Friedberger Landstraße 430
60389 Frankfurt am Main

PD Dr. med. Stephan Kirschner
St. Vincentius-Kliniken gAG
Orthopädische Klinik
Steinhäuserstr. 18
76135 Karlsruhe

PD Dr. med. Bernd Kitze
Universitätsmedizin Göttingen
Klinik für Neurologie
Robert-Koch Str. 40
37075 Göttingen

Prof. Dr. med. Sarah König
Universitätsmedizin Göttingen
Klinik für Allgemein-, Viszeral- und Kinderchirurgie
Robert-Koch-Str. 40
37075 Göttingen

Dr. med. Carsten Kopschina
Klinikum Nürnberg
Klinik für Unfall- und Orthopädische Chirurgie
Breslauer Straße 201
90471 Nürnberg

Dr. med. Michael Kremer
BG Unfallklinik Frankfurt am Main
Unfallchirurgie und Orthopädische Chirurgie
Friedberger Landstraße 430
60389 Frankfurt am Main

Prof. Dr. med. habil. Peter Cornelius Kreuz
Universitätsmedizin Rostock
Orthopädische Klinik und Poliklinik
Doberaner Straße 142
18057 Rostock

Dr. med. Martin Kulla, DESA
Bundeswehrkrankenhaus Ulm
Klinik für Anästhesiologie und Intensivmedizin
Sektion Notfallmedizin
Oberer Eselsberg 40
89081 Ulm

Dr. med. Bernhard Kumle
Schwarzwald-Baar Klinikum Villingen-Schwenningen
Zentrale Notaufnahme
Klinikstr. 11
78052 Villingen-Schwenningen

Dr. med. Michael Leenen
Städtisches Krankenhaus Nettetal GmbH
Zentrale Patientenaufnahme
Sassenfelder Kirchweg 1
41334 Nettetal

Dr. med. Kristina Liebig
BG Unfallklinik Frankfurt am Main
Unfallchirurgie und Orthopädische Chirurgie
Friedberger Landstraße 430
60389 Frankfurt

Prof. Dr. med. Tim Lögters
Universitätsklinikum Düsseldorf
Klinik für Unfall- und Handchirurgie
Moorenstr. 5
40225 Düsseldorf

Dr. med. Christian Otis Lorenz
HELIOS Klinikum Pirna
Klinik für Chirurgie II
Struppener Straße 13
01796 Pirna

Dr. med. Thomas Lustenberger
Universitätsklinik Frankfurt
Klinik für Unfall-, Hand- und
Wiederherstellungschirurgie
Theodor-Stern-Kai 7
60590 Frankfurt am Main

Univ.-Prof. Dr. med. Lars Maier
Universitätsklinik Regensburg
Klinik für Innere Medizin II
Franz-Josef-Strauß-Allee 11
93053 Regensburg

Univ.-Prof. Dr. med. habil. Wolfram Mittelmeier
Universitätsmedizin Rostock
Orthopädische Klinik und Poliklinik
Doberaner Straße 142
18057 Rostock

Dr. med. Matthias Münzberg
BG Unfallklinik Ludwigshafen
Klinik für Orthopädie und Unfallchirurgie
Ludwig-Guttmann-Straße 13
67071 Ludwigshafen

Dr. med. Silke Neumann (geb. Schüttrumpf)
Interdisziplinäres ambulantes Onkologiezentrum
Sauerbruchstr. 7
38440 Wolfsburg

Dr. med. Jörg Nowotny
Universitätsklinikum Dresden
Universitätscentrum für Orthopädie
und Unfallchirurgie
Fetscherstr. 74
01307 Dresden

Univ.-Prof. Dr. med. Udo Obertacke
Orthopädisch-Unfallchirurgisches Zentrum
Theodor-Kutzer-Ufer 1-3
68135 Mannheim

Dr. med. Thomas Paffrath
Kliniken der Stadt Köln
Klinik für Unfallchirurgie,
Orthopädie & Sporttraumatologie
Lehrstuhl der Universität Witten/Herdecke
am Klinikum Köln-Merheim
Ostmerheimer Straße 200
51109 Köln

Dr. med. Peter-Friedrich Petersen
Klinikum Frankfurt-Höchst
Zentrale Notaufnahme
Gotenstraße 6-8
65929 Frankfurt am Main

PD Dr. med. Stefan Piatek
Universitätsklinikum Magdeburg
Klinik für Unfallchirurgie
Leipziger Straße 44
39120 Magdeburg

PD Dr. med. Christian Probst
Kliniken der Stadt Köln
Klinik für Unfallchirurgie,
Orthopädie & Sporttraumatologie
Lehrstuhl der Universität Witten/Herdecke
am Klinikum Köln-Merheim
Ostmerheimer Straße 200
51109 Köln

Unter Mitarbeit von

Prof. Dr. med. Dirk Raddatz
Universitätsmedizin Göttingen
Klinik für Gastroenterologie und Endokrinologie
Robert-Koch-Str. 40
37075 Göttingen

Dr. med. Christoph Reimertz
BG Unfallklinik Frankfurt am Main
Unfallchirurgie und Orthopädische Chirurgie
Friedberger Landstraße 430
60389 Frankfurt am Main

Dr. med. Georg Reith
Kliniken der Stadt Köln
Klinik für Unfallchirurgie,
Orthopädie & Sporttraumatologie
Lehrstuhl der Universität Witten/Herdecke
am Klinikum Köln-Merheim
Ostmerheimer Straße 200
51109 Köln

Prof. Dr. med. Michael Schädel-Höpfner
Städtische Kliniken Neuss
Lukaskrankenhaus GmbH
Preußenstraße 84
41464 Neuss

Dr. med. Martin Scheele
Universitätsmedizin Mannheim
Orthopädisch-Unfallchirurgisches Zentrum
Klinik für Unfallchirurgie
Theodor-Kutzer-Ufer 1-3
68167 Mannheim

Dr. med. Sebastian Schellhaas
Agaplesion Elisabethenstift gGmbH
Klinik für Innere Medizin
Landgraf-Georg-Str. 100
64287 Darmstadt

Dr. med. Uwe Schweigkofler
BG Unfallklinik Frankfurt am Main
Unfallchirurgie und Orthopädische Chirurgie
Friedberger Landstraße 430
60389 Frankfurt am Main

Prof. Dr. med. Harald Schwörer
Universitätsmedizin Göttingen
Klinik für Gastroenterologie und Endokrinologie
Robert-Koch-Str. 40
37075 Göttingen

Dr. med. Armin Seibel
Diakonie-Klinikum Siegen
Anästhesiologie, Intensiv- und Notfallmedizin
Wichernstraße 40
57074 Siegen

Prof. Dr. med. Dr. med. habil. Christian Senft
Universitätsklinikum Frankfurt
Klinik und Poliklinik für Neurochirurgie
Schleusenweg 2–16
60528 Frankfurt am Main

PD Dr. med. Dirk Wedekind
Universitätsmedizin Göttingen
Klinik für Psychiatrie und Psychotherapie
Robert-Koch-Str. 40
37075 Göttingen

Prof. Dr. med. Christian Wrede
HELIOS Klinikum Berlin-Buch
Interdisziplinäres Notfallzentrum mit Rettungsstelle
Schwanebecker Chaussee 50
13125 Berlin

Reviewer Traumatologie

Dr. med. Christian Arnscheidt (Klinik für Unfall- und Wiederherstellungschirurgie, BG Unfallklinik Tübingen); Dr. med. Maik Behnke (Chirurgische Klinik und Poliklinik – Großhadern, Klinikum der Universität München); Dr. med. Dan Bieler (Unfallchirurgie, Wiederherstellungs-, Hand- und Plastische Chirurgie, Bundeswehrzentralkrankenhaus Koblenz); Dr. med. Andreas Bonk (Chirurgische Klinik, Orthopädie und Unfallchirurgie, Klinikum Starnberg); Dr. med. Hartmut Bork (Reha-Zentrum St. Josef-Stift Sendenhorst); Prof. Dr. med. Ulrich Brunner (Klinik für Unfall-, Schulter- und Handchirurgie, Krankenhaus Agatharied); Dr. med. Jörg Dohle (Orthopädisches Zentrum, OGAM Orthopädie); Prof. Dr. med. Andreas Eisenschenk (Abteilung für Hand-, Replantations- und Mikrochirurgie, Unfallkrankenhaus Berlin); Prof. Dr. med. Sascha Flohé (Klinik für Unfallchirurgie, Orthopädie und Handchirurgie, Städtisches Klinikum Solingen); Dr. med. Christian Frank (Klinik für Orthopädie und Unfallchirurgie, Klinikum Mittelbaden); PD Dr. med. Axel Franke (Unfallchirurgie, Wiederherstellungs-, Hand- und Plastische Chirurgie, Bundeswehrzentralkrankenhaus Koblenz); Univ.-Prof. Dr. med. Klaus-Peter Günther (Universitätscentrum für Orthopädie und Unfallchirurgie, Universitätsklinikum Dresden); Dr. med. Hermann Locher (Zentrum für Orthopädie und Unfallchirurgie, Tettnang); Univ.-Prof. Dr. med. Christian M. Lüring (Klinik für Orthopädie, Universitätsklinikum Aachen); Prof. Dr. med. Gerrit Matthes (Klinik für Unfallchirurgie und Orthopädie, Unfallkrankenhaus Berlin); PD Dr. med. Ralf Müller-Rath (Orthopädische Praxisklinik Neuss); Dr. med. Rolf Pauschert (Fachabteilung für Orthopädie / Unfallchirurgie, Gesundheitszentrum Bad Wimpfen); Dr. med. Uli Schmucker (AUC – Akademie der Unfallchirurgie GmbH, München); Dr. med. Kai Sprengel (Klinik für Unfallchirurgie, Universitätsspital Zürich); Dr. med. Justyna Swol (Chirurgische Universitätsklinik und Poliklinik, BG-Universitätsklinikum „Bergmannsheil", Ruhr-Universität Bochum), Dr. med. Heiko Trentzsch (Institut für Notfallmedizin und Medizinmanagement, Klinikum der Universität München); Dr. med. Frithjof Wagner (Abteilung für Septische und Rekonstruktive Chirurgie, Berufsgenossenschaftliche Unfallklinik Murnau); Prof. Dr. med. Stefan Huber-Wagner (Klinik für Unfallchirurgie, Klinikum rechts der Isar, Technische Universität München); Prof. Dr. med. Thomas Wirth (Orthopädische Klinik, Klinikum Stuttgart); PD Dr. med. Sebastian Wutzler (Klinik für Unfall-, Hand- und Wiederherstellungschirurgie, Universitätsklinik Frankfurt).

Inhalt

Abkürzungsverzeichnis

4-KB	4-Kammerblick
ABCDE	Airway, Breathing, Circulation, Disability, Environment/Exposure
aBGA	Blutgasanalyse, arteriell
ACG	Acromioclaviculargelenk
ACI	A. carotis interna
ACS	Akutes Koronarsyndrom
AD	Antidepressiva
AICD	Automatic implantable cardioverter defibrillator
AKN	Aseptische Knochennekrose
ALS	Advanced Life Support
ALT	Alanin-Aminotransferase
ANA	Antinukleärer Antikörper
ANCA	Anti-Neutrophile cytoplasmatische Antikörper
Anti-CCP	Antikörper gegen cyclische, citrullinierte Peptide
anti-GBM-AK	Anti-Glomerular Basement Antikörper
ANV	Akutes Nierenversagen
AP	Alkalische Phosphatase
APC	Aktiviertes Protein C
ARHB	Akute Rechtsherzbelastung
AST	Aspartat-Aminotransferase
AvD	Arzt vom Dienst
BAL	Bronchoalveoläre Lavage
BB	Blutbild
BD	Benzodiazepine
BG	Berufsgenossenschaft
BGA	Blutgasanalyse
Bili	Bilirubin
BK	Blutkultur
BPH	Benigne Prostatahyperblasie
BPL	Benigner paroxysmaler Lagerungsschwindel
BSV	Bandscheibenvorfall
BWS	Brustwirbelsäule
BZ	Blutzucker
CA	Karzinom
CAP	Ambulant erworbene Pneumonie
CCT	Craniales Computertomogramm
CEUS	Contrast-enhanced Ultrasound
CIDP	Chronisch inflammatorische demyelinisierende Polyneuropathie
CK	Creatinkinase
CK-MB	Creatinkinase, Myokardtyp
cMRT	craniale Magnetresonanztomographie
CMV	Cytomegalievirus
CO-Hb	Carboxyhämoglobin
COPD	Chronic obstructive pulmonary disease
CPAP	Continuous positive airway pressure
CPR	Cardiopulmonary reuscitation
CPU	Chest Pain Unit
CRP	C-reaktives Protein
CRPS	Chronic regional pain syndrome (M. Sudeck, Reflexdystrophie)
CSE	Cholesterin-Synthese-Enzym
CT	Computertomographie
CTA	CT-Angiographie
CTP	CT-Perfusion
D-Arzt	Durchgangsarzt
DAV	D-Arztverfahren
DD	Differenzialdiagnose
DHS	Dynamische Hüftschraube
DIC	Disseminierte intravasale Gerinnung
DNAOP	Diabetisch neuropathische Osteoarthropathie
DS	Druckschmerz
DSA	Digitale Subtraktionsangiographie
DXA	Duale Röntgen Absorptiometrie (Knochendichte-Messung)
EBV	Epstein Barr Virus
ECF	Epiphysioloysis capitis femoris
Echo	Echokardiographie
ECMO	Extrakorporale Membranoxygenierung
ECOG	Eastern Cooperative Oncology Group Index
EDH	Epidurales Hämatom
EEG	Elektroencephalogramm
E-FAST	Extended FAST Untersuchung
EHEC	Enterohämorrhagische Escherichia coli
EIEC	Enteroinvasive Escherichia coli
EK	Erythrozytenkonzentrat
EKG	Elektrokardiogramm
E'lyte	Elektrolyte

EMD	Elektromechanische Dissoziationen
EPEC	Enteropathogene Escherichia coli
ETEC	Enterotoxische Escherichia coli
EVD	Externe Ventrikeldrainage
FA	Facharzt
FAST	Fokussiertes Assessment mit Sonographie bei Trauma
FEEL	Focused Emergency Echocardiography in Life Support
FFP	Fresh Frozen Plasma
FiO_2	Inspiratorische Sauerstofffraktion
FSME	Frühsommermeningoenzephalitis
GBS	Guillain-Barré-Syndrom
GCS	Glasgow Coma Scale
GE	Gesamteiweiß im Liquor
GIT	Gastrointestinaltrakt
Glc	Glukose
GoR	Grade of Recommendation (Grad der Empfehlung)
GP IIb/IIIa	Glykoprotein IIb/IIIa
Hb	Hämoglobin
HBO	Hyperbare Sauerstofftherapie
HD	Hämodialyse
HF	Herzfrequenz
HG	Handgelenk
HGD	Hintergrunddienst
HK	Herzkatheter
HLA	Human leukocyte antigen
HLM	Herz-Lungen-Maschine
HN	Harnstoff-Stickstoff
HOCM	Hypertrophe obstruktive Kardiomyopathie
HPT	Hyperparathyreoidismus
HRST	Herzrhythmusstörungen
HS	Harnsäure
HSV	Herpes-simplex-Virus
HTIG	Humanes Tetanusimmunoglobulin
HTN	Hypertonie
HUS	Hämolytisch-urämisches Syndrom
HWI	Hinterwandinfarkt
HWI	Harnwegsinfekt
HWS	Halswirbelsäule
IABP	Intraortale Ballongegenpulsation
ICP	Intrakranieller Druck
ICU	Intensive Care Unit
IMC	Intermediate Care Station
IMF	Intermaxilläre Fixierung
INA	Interdisziplinäre Notaufnahme
ISG	Iliosakralgelenk
JC-V	John Cunningham Virus
KF	Kammerflimmern
KG	Krankengymnastik
KHK	Koronare Herzkrankheit
KI	Kontraindikation
KKT	Körperkerntemperatur
KM	Kontrastmittel
KM-CT	Kontrastmittel-CT
KOF	Körperoberfläche
KS	Kopfschmerzen
LAX	Long axis (lange Achse, Querschnitt, -Längsschnitt)
LE	Lungenembolie
LK	Lymphknoten
LL	Linker Leberlappen
LP	Lumbalpunktion
LSB	Linksschenkelblock
LSL	Linksseitenlage
LWS	Lendenwirbelsäule
M1	1. Abschnitt A. cerebri media
MB	Mikrobiologie
MI	Myokardinfarkt
MKG	Mund-Kiefer-Gesichtschirurgie
MOV	Multiorganversagen
MRA	Magnetresonanzangiografie
MRSA	Methicillin resistenter Staphylococcus aureus
MRT	Magnetresonanztomographie
MS	Multiple Sklerose
NAP	Nosokomiale Pneumonie
NC	Normalstation
NCHI	Neurochirurgie
NI	Niereninsuffizienz
NIHSS	National Institutes of Health Stroke Skala
NIV	Nicht invasive Beatmung
NMH	Niedermolekulare Heparine
NNH	Nasennebenhöhle
NNR	Nebennierenrinde
NOAK	Neue orale Antikoagulantien
NPN	Natrium-Nitroprussid
NS	Nasensonde

NSAR	Nichtsteroidale Antirheumatika
NSTEMI	Non-ST-Elevations-Myokardinfarkt
NSV	Nadelstichverletzung
NTG	Nitroglycerin
OA	Oberarm
OAK	Orale Antikoagulation
OD	Osteochondrosis dissecans
OK	Oberkörper
OSG	Oberes Sprunggelenk
pAVK	Periphere Arterielle Verschlusskrankheit
PBZ	Primär biliäre Leberzirrhose
pCO_2	Kohlendioxidpartialdruck
PCP	Pneumocystis carinii Pneumonie
PCR	Polymerase-Kettenreaktion
PCT	Procalcitonin
pDMS	periphere Durchblutung, Motorik, Sensibilität
PE	Perikarderguss
PEG	Perkutane endoskopische Gastrostomie
PEJ	Perkutane endoskopische Jejunostomie
PEP	Postexpositionsprophylaxe
PFO	Persistierendes Foramen ovale
PML	progressive multifokale Leukenzephalopathie
PN	Pyelonephritis
PNP	Periphere Polyneuropathie
pO_2	Sauerstoffpartialdruck
PPSB	Prothrombinkomplex
PsA	Psoriasisarthritis
PTA	Perkutane transluminale Angioplastie
PTCA	Perkutane transluminale coronare Angioplastie
PTH	Parathormon
PTT	Thromboplastinzeit (partial thromboplastin time)
pVT	Pulslose ventrikuläre Tachykardie
Q	Quick-Wert
RA	Rheumatoide Arthritis
RF	Rheumafaktor
Risk.Fakt	Risikofaktor
RHB	Rechtsherzbelastung
Rö-Thorax	Röntgen-Thorax
ROSC	Return of spontaneous circulation
RPGN	Rasch progressive Glomerulonephritis
RR	Blutdruck
rtPA	Recombinant tissue-type plasminogen activator
SAB	Subarachnoidalblutung
SaO_2	Art. Sauerstoffsättigung
SAV	Schwerverletztenartenverfahren
SAX	Short axis (kurze Achse, Querschnitt, -Längsschnitt)
SB	Schneller Block: Kreatinin, Natrium, Kalium, Glc
sCAP	Schwere ambulant erworbene Pneumonie
SCG	Sternoclaviculargelenk
SCIWORA	Spinal Cord Injury Without Radiographic Abnormality
SE	Status epilepticus
SGTKA	Status generalisierter tonisch-klonischer Anfälle
SHT	Schädel-Hirn-Trauma
SIRS	Systemisches inflammatorisches Response-Syndrom
SLA	Soluble liver antibody
SLAC	Scapholunate Advanced Collapse
SLE	Systemischer Lupus Erythematodes
SM	Schrittmacher
SMA	Smooth muscle antigen
SNAC	Scaphoid Nonunion Advanced Collaps
Sono	Sonographie
SpO_2	arterielle, funktionelle Sauerstoffsättigung in %
SSRI	Selektive Serotonin Wiederaufnahmehemmer
SSS	Sick Sinus Syndrom
STEMI	ST-Elevations-Myokardinfarkt
SVT	Sinusvenenthrombose
sVT	Supraventrikuläre Tachykardie
TAA	Tachyarrhythmia absoluta
TAPSE	Tricuspid annular plane systolic excursion
TBVT	Tiefe Beinvenenthrombose
TEE	Transösophageale Echokardiographie
TEP	Totalendoprothese
TFCC	Triangulärer fibrokartilaginärer Komplex
THD	Tageshöchstdosis
THG-Chir.	Thorax-, Herz- und Gefäßchirurgie
TIA	Transitorisch ischämische Attacke
TIG	Tetanusimmunoglobulin

TRAK	TSH-Rezeptor-Antikörper
TropT/TropI/ Troponin T/ Troponin I	Troponin T
TTE	Transthorakale Echokardiographie
TTP	Thrombotisch-thrombozytopenische Purpura
TVT	Tiefe Beinvenenthrombose
UA	Unterarm
UAGST	Unterarmgehstützen
UGT	Urogenitaltrakt
US	Unterschenkel
U-Stix	Urinstix
VAV	Verletzungsartenverfahren
vBGA	venöse BGA
VCI	Vena cava inferior
VES	Ventrikuläre Extrasystolen
VT	Ventrikuläre Tachykardie
VWI	Vorderwandinfarkt
VZV	Varizella zoster Virus
WG	Wegener'sche Granulomatose
ZNA	Zentrale Notaufnahme
ZPM	Zentrale pontine Myelinolyse
ZVD	Zentraler Venendruck
ZVK	Zentralvenöser Katheter
ZZ	Zellzahl im Liquor

A

Schockraumbehandlung

1 Herz-Kreislaufstillstand und kardiopulmonale Reanimation

Sabine Blaschke

Leitsymptomatik

- Bewusstlosigkeit
- Schnappatmung, Atemstillstand
- Pulslosigkeit (A. carotis/femoralis)

Differenzialdiagnose

- *primärer Herzstillstand:* akuter MI, Arrhythmien, LE
- *primärer Atemstillstand:* Verlegung der Atemwege, zentrale/periphere Atemdepression
- Herzbeuteltamponade
- Intoxikation
- Thrombembolie
- Spannungspneumothorax
- Hypoxie
- Hypovolämie
- Hypo-/Hyperkaliämie
- Hypothermie

Diagnostik

— Labor
- BB, Glc, Na, K, Ca, Krea, HN, CK, CK-MB, TropT/I
- CRP, Q, PTT, D-Dimere
- aBGA

— EKG

— Echokardiographie

Konsil

- Kardiologie (*Ind.*: primärer Herzstillstand)

➲ Therapie

— ABCD-Algorithmus nach ERC-Leitlinien 2010 (s. Abb. 1)
- Atemwege freimachen

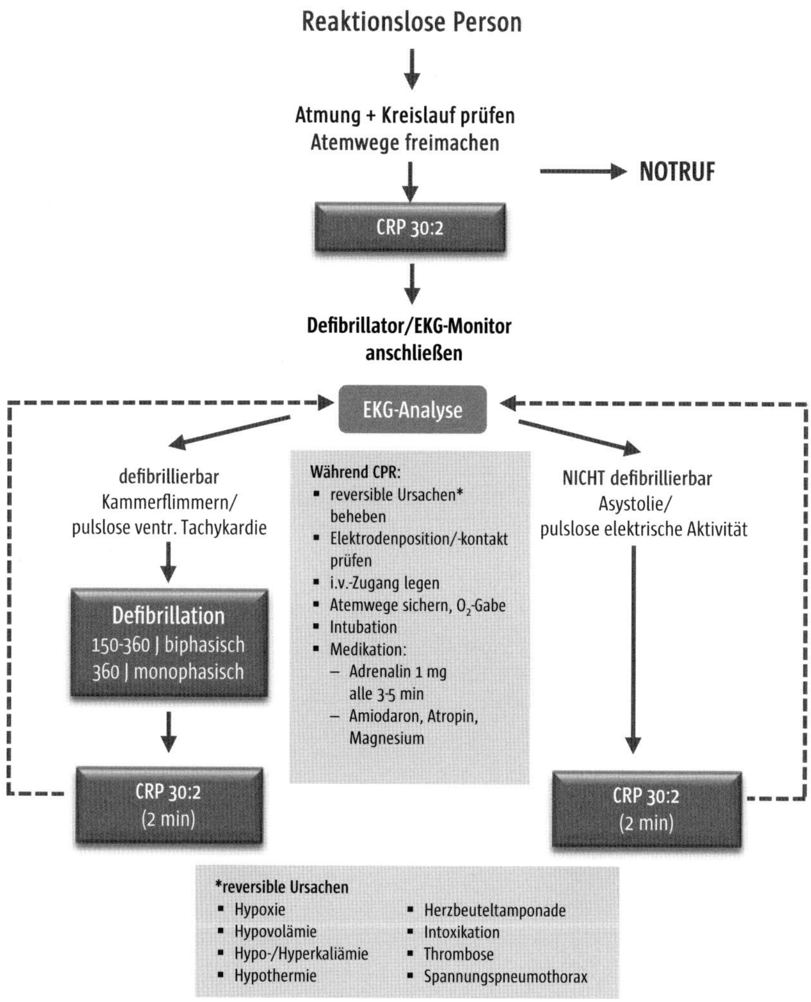

Abb. 1 ABCD-Algorithmus nach ERC-Leitlinien 2010

- Beatmen
- Circulation Herzdruckmassage 30:2, Frequenz: 100/min
- Drugs:
  - 1 mg Adrenalin 1:10 alle 3–5 min
  - 150–300 mg Amiodaron (*Ind.*: therapierefraktäres KF, i.e. nach 3. erfolglosem Schock)

– **Weitere Maßnahmen**
- **Defibrillation**: pVT, KF nach 1 CPR-Zyklus (= 5 x 30:2), jeweils 1 x 360 J
- **Natriumbikarbonat:** 50 mval (*Ind.*: Hyperkaliämie, Intoxikation mit trizykl. AD)
- Beginn: Milde therapeutische Hypothermie (32–34°C, 12–24 h)

Procedere

- ICU: (Z.n.) Reanimation
- IMC: –
- NC: –

Literatur

Nolan JP, Soar J, Zideman DA, Biarent D, Bossaert LL, Deakin C, Koster RW, Wyllie J, Böttiger B; ERC Guidelines Writing Group (2010) European Resuscitation Council Guidelines for Resuscitation 2010. Resuscitation 81, 1219–76. URL: https://www.erc.edu/index.php/doclibrary/3/209/1/ (abgerufen am 23.7.2014)

2 Schock

Sabine Blaschke

Leitsymptomatik

- Hypotonie: RR sys < 90 mmHg
- Tachykardie: HF > 100 S/min
- Zeichen der Zentralisation, periphere Zyanose
- Bewusstseinstrübung, Apathie, Koma
- *anaphylaktisch:* Bronchospasmus. Urtikaria
- *septisch:* Fieber, Hyperventilation, Petechien

— Komplikationen

- Multiorganversagen
- ANV
- ARDS
- akutes Leberversagen

Differenzialdiagnose

- *hypovolämisch:* Blutung, Erbrechen, Diarrhoe, Pankreatitis, Ileus, diabet. Koma, Trauma
- *kardiogen:* MI, Perikardtamponade, Vitium, Arrhythmie, Myokarditis, LAE
- *anaphylaktisch:*
  - Medikamente (Antibiotika, Analgetika)
  - Kontrastmittel
  - Insektenstich
- *septisch:* Endotoxinämie bei Infekt

Diagnostik

— Klinische Untersuchung

- RR, Puls
- Bewusstseinslage, Herz-Lungen Auskultation, Abdomenpalpation, Urinausscheidung

— Labor

- BB, Na, K, Glc, CK, CK-MB, TropT/I, Krea, HN, Lipase, CRP, Q, PTT
- Lactat, aBGA
- Blutgruppe, Kreuzblut

— Mikrobiologie

- Blut-, Urin-, Sputumkultur bei sept. Schock
- ggf. Stuhlkultur, Wundabstrich

- EKG
- Bildgebung
  - Echokardiografie (Perikardtamponade, Aortendissektion, Vitium, Lungenarterienembolie)
  - Sono Abdomen (Aneurysma, Blutung, Fokus)
  - Rö-Thorax (Pneumo-/Hämatothorax), Rö-Abdomenübersicht (freie Luft)

Konsil

- Kardiologie (*Ind.*: Kardiogener Schock)
- Chirurgie (*Ind:* Hypovolämischer Schock bei Blutung)

➲ Therapie

- Flache Lagerung
  - Ausnahme: kardiogener Schock, GI-Blutung
- Sicherung der Atemwege
  - O_2 per Nasensonde
  - Intubation bei resp. Insuffizienz
- Volumensubstitution (Kontrolle: ZVD)
  - Kristalloide (NaCl 0,9%, Sterofundin®) + Kolloide
  - **Cave**: kardiogener Schock
- Blutprodukte
  - EK nach Hb
  - FFP
- Katecholamine
  - **hypovolämischer** Schock: Adrenalin
  - **kardiogener** Schock: Adrenalin + Dobutamin
  - **anaphylaktischer** Schock: Adrenalin
  - **septischer** Schock: Noradrenalin + Dobutamin

Differenzialtherapie

- Anaphylaktischer Schock
  - Adrenalin 1 mg 1:10 in 0,9% NaCl i.v.
  - Methylprednisolon (Solu-Decortin®) 100–500 mg i.v.
  - Clemastin (Tavegil®) 2–4 mg i.v.
  - Theophyllin 480 mg in 250 ml 0,9% NaCl bei Bronchospastik

- Septischer Schock
  - Fokussanierung
  - Heparin 500 IE/h i.v.
  - kalkulierte Antibiotikatherapie nach Fokus
- Kardiogener Schock
  - s. SOP Kardiogener Schock (s. Sek. B, Kap. 3)

Procedere

- **ICU**: Schock
- IMC: -
- NC: -

3 Koma

Sabine Blaschke

Leitsymptomatik

- **Bewusstlosigkeit (Komagrad nach Glasgow Coma Scale s. Tab. 1)**
  - Grad I keine Reaktion auf Schmerzreize
  - Grad II Paresen, Anisokorie
  - Grad III Paresen, Anisokorie, Streckkrämpfe
  - Grad IV weite reaktionslose Pupillen, Ausfall von Hirnstamm-Reflexen (Korneal-, Ziliospinalreflex, Puppenkopfphänomen)
- **Prüfen**
  - Hautbefund
  - Foetor
  - Atmung
  - Motorik
  - Hirnstammreflexe-Beurteilung nach Glasgow Coma Scale (GCS, s. Tab. 1)
- **Zusatzsymptome und Verdachtsdiagnosen**
  - Cephalgien: Sinusvenenthrombose (SVT), Meningitis
  - Wesensveränderung: Enzephalitis
  - epileptischer Anfall: Enzephalitis, Status nonkonvulsivus
  - Babinski pos.: Basilaristhrombose
  - Fieber: Meningitis, Sepsis, Enzephalitis

Tab. 1 Komagrad nach Glasgow Coma Scale: Einteilung, Schweregrade und Kriterien

Kriterium	Reaktion	Punkte
Augen öffnen	spontan	4
	auf Ansprache	3
	auf Schmerzreiz	2
	keine Reaktion	1
verbale Antwort	orientiert	5
	verwirrt	4
	unzusammenhängende Worte	3
	unverständliche Worte	2
	keine	1

Kriterium		Reaktion	Punkte
motorische Reaktion		befolgt Aufforderungen	6
		gezielte Abwehr	5
		Zurückziehen	4
		Bewegung	3
		Streckung	2
		keine	1
Summe (GCS-Score)			3–15
GCS > 8 = Bewusstseinstrübung (Somnolenz: schläfrig, leicht erweckbar Stupor: schlafähnlich, schwer erweckbar)			
> 12		leichte Bewusstseinstrübung	
12–9		mittelschwere Bewusstseinstrübung	
GCS < 8 = Bewusstlosigkeit			
8–7	leichtes Koma	Komagrad I	
6–5	leichtes Koma	Komagrad II	
4	schweres Koma	Komagrad III	
3	schweres Koma	Komagrad IV	

Differenzialdiagnosen

- *Intoxikation*/Entzugssyndrom (Drogen, Medikamente)
- *zerebral:* Apoplex, ICB/SAB, SHT, epileptischer Anfall, Status konvulsivus/non-konvulsivus oder postiktaler Zustand, zentrale pontine Myelinolyse, Meningoenzephalitis, Basilaristhrombose
- *Schock:* hypovolämisch, kardiogen, allergisch, septisch
- *endokrin:* diabet. Koma, Hypoglykämie, Thyreotoxikose, Hypothyreose, NNR-Insuffizienz (Addison-Krise), Hypophyseninsuffizienz
- *metabolisch:* Coma hepaticum, Coma uraemicum
- Hitzschlag/Unterkühlung

Diagnostik

- Temp., RR, Pulsoxymetrie, BZ
- Hautbefund, Foetor, Atmung, Motorik, Pupillenreaktion
- Labor
  - BB, Na, K, Ca, Glc, GOT, Krea, HN, NH3, Q, PTT
  - TSH basal, Cortisol
  - aBGA
  - Drogenscreening (Alkohol, Morphin, trizykl. AD, Barbiturate)
- EKG

- bei Infektzeichen: Rö-Thorax, Urinstatus und -kultur, Blutkulturen
- bei neurologischen Herdsymptomen: CCT/CTA/CTP oder MRT/MRA, ggf. EEG, Liquorpunktion

Konsil

- Neurologie

➲ Therapie

– Primär

- Sicherung der Vitalfunktionen (ABCD Algorithmus)
- Schutzintubation bei GCS < 9 und fehlenden Schutzreflexen

– Sekundär

- nach Koma Ursache

Vorgehensweise

- s. Abb. 2

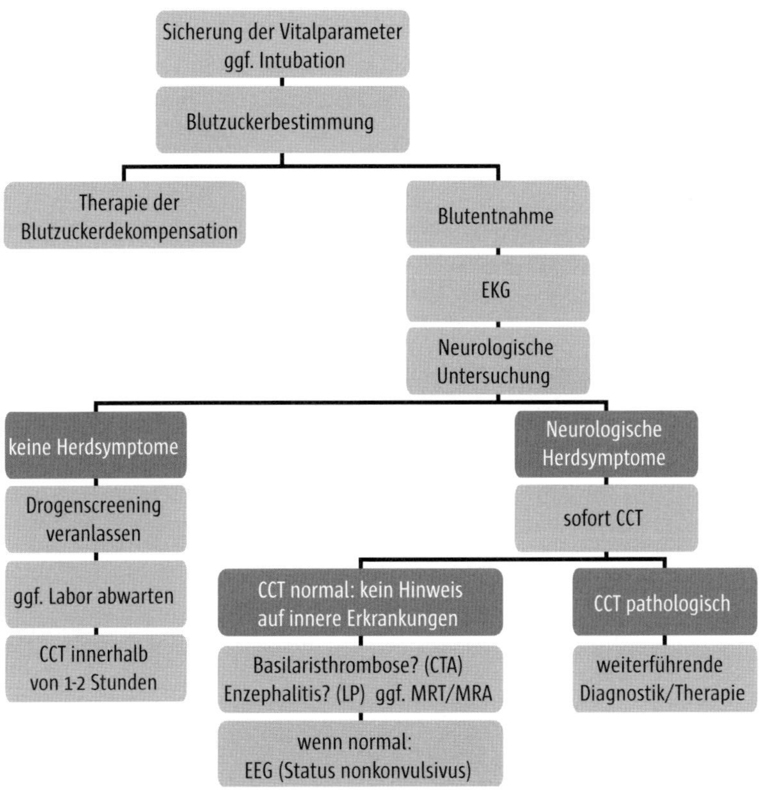

Abb. 2 Vorgehensweise bei Koma (modifiziert nach Prange u. Bitsch 2004)

Procedere

- **ICU:** Koma
- **IMC:** –
- **NC:** –

4 Akutes Abdomen

Harald Schwörer und Sarah König

Leitsymptomatik

- plötzliche starke abdominelle Schmerzen
- obligat: Abwehrspannung
- fakultativ: Erbrechen, Obstipation, Diarrhoe, Tachykardie, Hypotonie
- Unruhe, Schonhaltung

— Anamnese

- Art des Schmerzes, Lokalisation (s. Abb. 3), Zeitpunkt des Beginns, Ausstrahlung, Verlauf
- Erbrechen, Übelkeit
- veränderte Stuhlbeschaffenheit und -qualität
- zeitl. Zusammenhang mit der Nahrungsaufnahme
- Medikamente und Noxen
- Auslandaufenthalte
- bekannte abdominelle, kardiale oder pulmonale Erkrankungen
- Z.n. Bauchoperationen, Erkrankung von Familienangehörigen

Ursachen (s. Abb. 3)

— Cave: Mesenteriale Ischämie (schmerzfreies Intervall!)

- *initial:* Diskrepanz (!): Schmerzsymptomatik, klin. Untersuchungsbefund. Labor nicht wegweisend
- *Anamnese:* Herzrhythmusstörungen, Immobilisierung, etc.!

— Seltene Ursachen

- Vaskulitiden
- Mittelmeerfieber
- Porphyrie
- diabetische Pseudoperitonitis

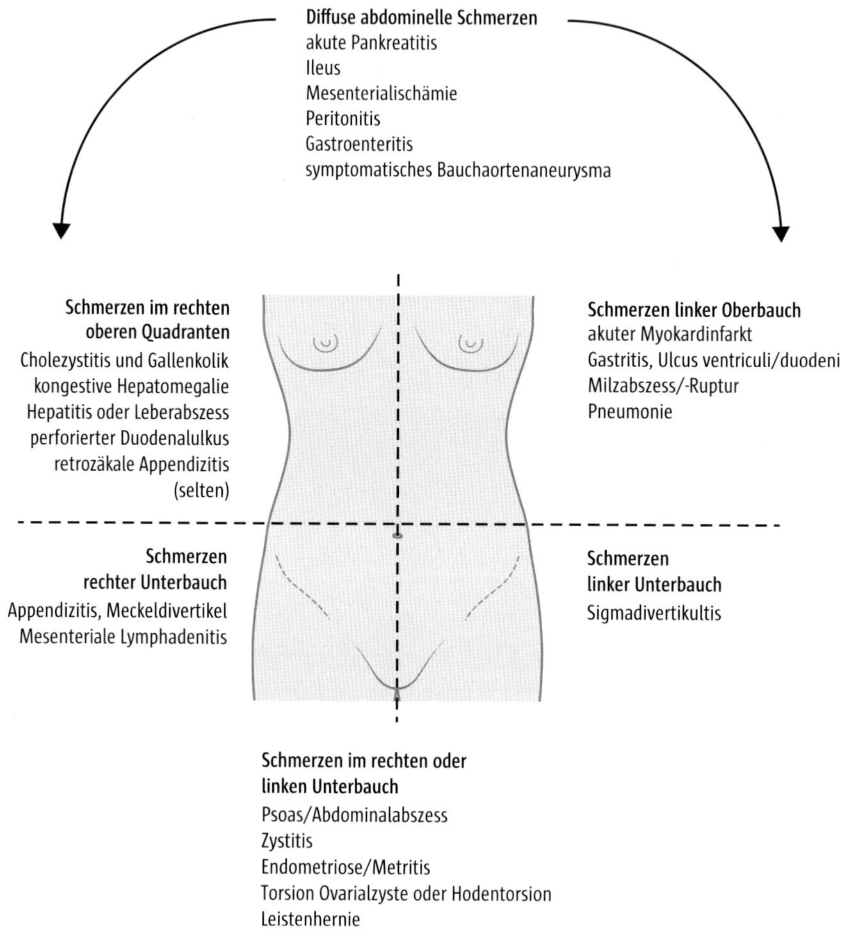

Abb. 3 Ursachen akutes Abdomen nach Lokalisation

Diagnostik

- Klinische Untersuchung
  - alle 4 Quadranten: Inspektion, Palpation, Perkussion und Auskultation
  - Bruchpforten, Flankenklopfschmerz
  - rektal-digitale, ggfs. vaginale Untersuchung
- Labor
  - BB, Glc, E'lyte, Krea, HN, CK, Trop T, Ges. Prot., Alb, LDH und TSH
  - CRP, AST, ALT, Bili, AP., γGT, Lipase
  - Q, PTT, D-Dimere
  - aBGA, Lactat
  - Blutgruppe, Kreuzblut
  - Urinstatus/sediment

- ggf. β-HCG
- ggf. Hämoccult

– Mikrobiologie
- Stuhlkulturen
- Clostridium difficile Toxin (bei Antibiotika-Vorbehandlung)

– EKG

– Bildgebung
- Sono Abdomen, ggf. Dopplersonographie der Lebergefäße
- Rö-Thorax und Abdomenübersicht (stehend od. LSL)

– Zusatzuntersuchungen (n. Primärbefund)
- Gastroskopie, Coloskopie
- CT Abdomen, Becken

Konsil

- nach klinischem und laborchemischem Befund
- Gastroenterologie
- Chirurgie: *Ind.:* V.a. Appendizitis, akute Cholezystitis, Ileus, Mesenterialinfarkt, Magen-/Darmperforation, Aortenaneurysmen
- Gynäkologie: *Ind.:* V.a. Adnexitis, stielgedrehte Ovarialzyste, Extrauteringravidität
- Urologie: *Ind.:* V.a. Nierenkolik

➲ Therapie

– Sofortmaßnahmen
- intravenöser Zugang
- ggfs. Magensonde
- Flüssigkeits- und Elektrolytersatz
- Schmerztherapie nach Dokumentation des Initialbefundes: Novaminsulfon, Piritramid, Pethidin; Butylscopolamin
- ggf. abführende Maßnahmen von rektal (Klysmen)

– Weitere Therapie: Spezifische Therapie jeweils nach Ursache

Operativ

Ursachen, die eine sofortige OP erfordern:

- akute Appendizitis
- Perforation (Ulkus, Gallenblase, Divertikel, Tumor)
- mechanischer Ileus (Hernie, Briden, Tumor, Fremdkörper)
- Mesenterialischämie
- Tubarruptur

Konservativ

Ursachen, die eine konservative Behandlung zulassen unter initial engmaschiger Reevaluation:

- Koliken bei Entzündungen von Gallenblase, -wege, Pankreas, Darm, Harnwegen
- gynäkologische Erkrankungen (z.B. Adnexitis)
- toxisches Megakolon

Procedere

- **ICU**: akutes Abdomen unklarer Genese, hämodynam. Instabilität, Ileus, akute Pankreatitis, akuter Myokardinfarkt, Aortenaneurysma
- **IMC**: akutes Abdomen, hämodynamisch und respiratorisch stabil, Pleuropneumonie, Sigmadivertikulitis, akute Cholecystitis/Cholangitis, Nierenkolik
- **NC**: –

5 Polytrauma und Schwerverletztenbehandlung

Felix Walcher, Thomas Lustenberger, Martin Kulla und Sektion NIS der DGU[1]

Leitsymptomatik

– Indikationen zur Schockraumaktivierung

Vitalparameter

- GCS < 9 [GoR A]
- RR syst. < 90 mmHg [GoR A]
- Atemstörungen/Intubationspflicht [GoR A]

Verletzungsmuster

- penetrierende Verletzungen Rumpf und Hals [GoR A]
- instabiler Thorax [GoR A]
- Beckenfrakturen [GoR A]
- Querschnittslähmung [GoR A]
- offene Schädelverletzung [GoR A]
- Frakturen > 2 körperstammnahe Röhrenknochen [GoR A]
- Amputationen proximal der Hände oder Füße [GoR A]
- Trauma und Verbrennung > 20% und Grad > 2b [GoR A]
- Atemstörung/Intubation nach Trauma [GoR A]

Unfallmechanismus

- Sturz aus über 3 Metern Höhe [GoR B]
- Verkehrsunfall
  - mit Frontalaufprall mit Intrusion von mehr als 50 cm [GoR B]
  - Fußgänger- oder Zweiradkollision [GoR B]
  - Tod eines Insassen [GoR B]
  - Ejektion eines Insassen [GoR B]

Differenzialdiagnosen

- Störung der Vitalfunktion aufgrund anderer Ursachen (s. SOPs Schockraumbehandlung in Sek. A)
- bei Unfällen ohne nachvollziehbaren Mechanismus an internistische oder neurologische Ursache denken!

Ursachen/Anamnese

- Eigen- und/oder Fremdanamnese erheben (Rettungsdienst, Dritte)

1 Der Empfehlungsgrad ist aus der S3 Leitlinie Polytrauma übernommen.

Diagnostik: Primary Survey (orientierende Erstuntersuchung)

- **Cave:** Treat first what kills first!
- **Cave:** bei Vorliegen eines lebensbedrohlichen Zustandes sofortige Therapie!

— **Klinische Diagnostik**

Airway (unter Protektion der HWS)

- Atemwege (Blut, Fremdkörper, Zunge, Weichteile) mit vergeblicher Atemexkursion
- Verletzung Hals, Kehlkopfverletzungen, gestaute Halsvenen, Trachealshift
- Mittelgesichtsfrakturen
- inspiratorischer Stridor
- Überprüfung der Maßnahmen der Atemwegssicherung
- HWS Immobilisation
- tiefe Bewusstlosigkeit

Breathing

- klinische Untersuchung des Thorax [GoR A]
- Auskultation [GoR B]
- äußere Verletzungszeichen Thorax, Hautemphysem, Instabilität
- Atemfrequenz [GoR B], Atemexkursionen (paradox, seitengleich)
- Dyspnoe
- Zyanose

Circulation

- Blutungen finden (Blood on the floor and 4 more: 1. Thorax, 2. Abdomen, 3. Becken, 4. Oberschenkel)
- daher klinische Untersuchung:
  - Thorax
  - Abdomen [GoR A] (Prellmarken, Abwehrspannung)
  - Becken [GoR A]
  - Oberschenkel

Disability

- Erfassung der Bewusstseinslage (GCS) [GoR A]
- Pupillen (Größe, Lichtreaktion, Seitendifferenz) [GoR A]
- Erhebung der orientierenden, peripheren und motorischen Funktion und Sensibilität
- Sphinktertonus

Exposure und Environment

- vollständige Entkleidung
- Vermeidung von Unterkühlung
- achsgerechte Drehung (Check the back, Log roll)

- **Apparative Diagnostik**

Airway (unter Protektion der HWS)

- endexpiratorisches CO_2 [GoR A]

Breathing

- SpO_2 [GoR A]
- Röntgen und/oder CT des Thorax mit Kontrastmittel bei V.a. Thoraxtrauma [GoR B]

Circulation

- Überwachung (Dreikanal-EKG [GoR A], RR [GoR A], Pulsfrequenz)
- FAST (Focussed Abdominal Sonography for Trauma [GoR B]) (s. Sek. X, Kap. 1 Notfallsonographie)
- Blutentnahme Notfalllabor inkl. Blutgasanalyse (Hb, Base Excess), Gerinnungsdiagnostik [GoR A], Kreuzblut und EK-Bereitstellung, Schwangerschaftsdiagnostik
- CT bei Thoraxtrauma [GoR B] und bei Abdominaltrauma [GoR A] bei stabilisierbarem Kreislauf
- Röntgen und/oder CT des Beckens [GoR A]

Disability

- CCT entsprechend SOP SHT (s. Sek. N, Kap. 1) [GoR A]
- CT-Wirbelsäule [GoR B]

Exposure und Environment

- Temperaturmessung
- Blasenkatheter

Ganzkörper-Computertomographie/Trauma-Scan

- bei entsprechendem Verletzungsmuster und Unfallmechanismus:
  - CCT nativ
  - HWS-CT
  - Thorax-, Abdomen- und Becken-CT mit Kontrastmittel

Weitere apparative Diagnostik

- Röntgendiagnostik der Extremitäten
- Dopplersonographische Untersuchung der Extremitäten
- Angiographie oder Angio-CT
- transurethrale Urethrographie bei Einblutung in Scrotum und/oder Blutung aus Meatus
- MRT
- Labordiagnostik: vBGA, BB, SB, CRP, CK, Troponin T, Q, PTT, TSH basal
- Blutgruppe ggfs. Kreuzblut
- Drogenscreening: Alkohol, Antidepressiva, Benzodiazepine, Morphine
- 12-Kanal-EKG (bei V.a. Myokardverletzung [GoR B])

Diagnostik: Secondary Survey

- fokussierte Anamnese (AMPLE History – Allergies, Medications, Past Illness/Pregnancy, Last Meal, Events)
- systematische klinische Untersuchung von Kopf bis Fuß
- an typische Missed Injuries denken und suchen

➲ Therapie

– Airway

- O_2-Gabe via Maske
- Esmarch-Manöver
- Fremdkörperentfernung, Absaugen
- manuelle In-line-Immobilisation der HWS zur Intubation unter temporärer Aufhebung der Immobilisation mittels Cervicalstütze [GoR-B]
- endotracheale Intubation (ggf. alternativer Atemweg) bei Hypoxie SpO_2 < 90% trotz O_2-Gabe und Ausschluss eines Spannungspeumothorax, schweres SHT mit GCS < 9, traumaassoziierte hämodynamische Instabilität mit RR < syst. 90 mmHg, schweres Thoraxtrauma mit resp. Insuffizienz und Atemfrequenz < 6 oder > 29 [GoR B]
- Überprüfung des Atemwegsmanagements

– Breathing

- Anstreben von Normoxie (SaO_2 > 90%) und Normokapnie [GoR A]
- bei V.a. Spannungspneumothorax als Notfallmaßnahme Dekompression [GoR A] ggf. mit Nadel im 2. ICR anschließend Drainage [GoR B]
- Anlage Thoraxdrainage bei klinisch relevantem oder progredientem Pneumothorax [GoR A] sowie Hämatothorax
- Anlage Thoraxdrainage mittels Minithorakotomie [GoR B]; großlumige Drainagen bevorzugen [GoR B]; kein Trokar [GoR B]
- Reevaluation der eingeleiteten Maßnahmen

– Circulation

- Blutung stoppen
- Notfallthorakotomie bei penetrierender Verletzung [GoR B] (insbesondere nach kurz zurückliegendem Beginn des Herzkreislaufstillstandes und initial bestehenden Lebenszeichen)
- Thorakotomie kann bei einem initialen Blutverlust von > 1,5 l oder bei einem kontinuierlichen Blutverlust > 250 ml/h über mehr als 4 Stunden aus der Thoraxdrainage erfolgen [GoR 0]
- Perikardentlastung bei Herzbeuteltamponade und sich akut verschlechterndem Vitalparameter [GoR B]
- bei Herzkreislaufstillstand sofort Beginn CPR [GoR A]

- während CPR Behandlung reversible Ursachen des Herzkreislaufstillstandes (*4H'S und HITS*) [GoR A] ausschließen
  - **Vier H's:** Hypoxie, Hypovolämie, Hypo-/Hyperkaliämie/metabolisch, Hypothermie
  - **HITS:** Herzbeuteltamponade, Intoxikation, Thrombose (Myokardinfarkt, Lungenembolie), Spannungspneumothorax
- Notfall-Laparotomie bei nicht stabilisierbarem Patienten mit einer intraabdominellen Verletzung [GoR B]
- mechanische Notfallstabilisierung bei instabilem Beckenring und hämodynamischer Instabilität [GoR B] (Beckenschlinge, Beckenzwinge, Fixateur)
- bei persistierender Blutung im Becken chirurgische Blutstillung/Packing und/oder Angiographie mit Embolisation [GoR B]
- bei Blutverlust an den Extremitäten Kompressionsverband, ggf. Tourniquet
- bei Fraktur der großen Röhrenknochen Reposition und Schienung vor operativer Stabilisierung
- großlumige Zugänge
- ggf. intraossärer Zugang oder venous cutdown
- balancierte Volumengabe (initial 1.000 ml Kristalloide, dann Blutprodukte)
- Gerinnungstherapie im Schockraum [GoR A]
  - bei Massentransfusion von FFP und EK Verhältnis von 1:2 bis 1:1 anstreben [GoR B]
  - Substitution von Fibrinogen bei Werten von < 1,5 g/l (150 mg/dl) [GoR B]
  - Gabe von Tranexamsäure
  - Azidämie vermeiden u.a. durch eine geeignete Schocktherapie [GoR B]
  - Vermeidung von Auskühlung, ggf. Erwärmung des Patienten [GoR B]
- Anstreben von Normotonie [GoR A] beim SHT
- wenn kein SHT vorliegt: permissive Hypotension erwägen [GoR 0]

– **Disability**
- bei SHT RR syst. > 90 mmHg anstreben [GoR B]
- bei GCS < 9 Intubation indiziert [GoR A]
- Anstreben der Normoxie, Normocapnie und SaO_2 > 90% [GoR A]
- bei erhöhtem Hirndruck (ICP): Mannitol, Hyperventilation, hypertone Kochsalzlösung [GoR 0]
- bei intrakranieller Blutung: Trepanation erwägen [GoR 0]

– **Environment/Sonstiges**
- Wärmemanagement
- Magensonde nach Ausschluss einer Mittelgesichtsfraktur
- Tetanusimmunisation
- ggfs. Antibiose bei offener Fraktur

Beachte

- Grundprinzipien des ATLS
  - be prepared (Schockraumteam ggf. erweitern) [GoR A]
  - Do no further harm
  - Treat first what kills first
  - Time is of the essence
  - Reassessment
  - Consider transfer (ggf. frühzeitige Verlegung in ein geeignetes Zentrum planen)
- Besonderheiten
  - Schockraumindikation auch durch die präklinische Einschätzung feststellbar
  - eine Bewusstseinsstörung kann auch durch ein C-Problem bedingt sein
  - keine Diagnose eines C-Problem ohne Ausschluß eines Spannungspneumothorax
  - persistierender ventraler Pneu auch bei liegender Thoraxdrainage möglich
  - Sonographie-Kontrollen, falls kein CT möglich [GoR B]
  - engmaschige BGA Kontrolle [GoR A]

Literatur

Deutsche Gesellschaft für Unfallchirurgie (2011) (Hrsg.) Interdisziplinäre S3 Leitlinie Polytrauma/Schwerverletzten-Behandlung. AWMF online (Register Nr. 012/019), Stand: 1.7.2011. URL: http://www.awmf.org/uploads/tx_szleitlinien/012-019l_S3_Polytrauma_Schwerverletzten-Behandlung_2015-01.pdf (abgerufen am 23.7.2014)

B

Kardiovaskuläre Notfälle

1 Thoraxschmerz und/oder Dyspnoe

Lars Maier

Leitsymptomatik

- linksthorakale/retrosternale Schmerzen
- starke Thoraxschmerzen
- Übelkeit, Erbrechen
- Dyspnoe, Zyanose

Bei Patienten mit dieser Symptomatik erfolgt die Umsetzung der SOP Chest Pain, falls folgende Diagnosen nicht primär bei Aufnahme vorliegen:

- diagnostizierter STEMI
- intensivpflichtiges Lungenödem
- intensivpflichtige Lungenembolie
- diagnostizierte Aortendissektion Typ A
- nicht-kardialer Brustschmerz bzw. primär pulmonale Luftnot (außer Lungenembolie) nach Durchführung entsprechender Untersuchungen

Diagnostik

– Anamnese

- s. Abb. 4 Aufnahmebogen bei Thoraxschmerz und/oder Dyspnoe nach AWMF S3 Leitlinie „Brustschmerz" (DEGAM 2011)

– Labor

- BB, Na, K, Glc, Krea, CK, CK-MB, TropT/I, Lipase, CRP, Q, PTT, TSH basal, D-Dimere; ggf. aBGA

– EKG

Körperliche Untersuchung

- Blutdruck, Puls
- Atemfrequenz, Lungenauskultation
- Herzauskultation
- Halsvenenstauung
- Abdominalbefund
- Wachheitszustand

Vorgehen nach Blutabnahme, EKG-Registrierung und körperlicher Untersuchung

— 1. EKG ergibt ST-Elevationsmyokardinfarkt oder neu aufgetretener LSB:
- Sofortige Veranlassung der Koronarangiographie bereits von der Notaufnahme
- Patient wird schnellstmöglich zum Herzkatheterlabor transportiert, danach
- Verlegung auf IMC oder Intensivstation

— 2. Körperliche Untersuchung ergibt folgende Befunde:
- Ausstrahlung der Thoraxschmerzen aus dem *Abdominal*raum und wahrscheinliche Zuordnung der Beschwerden zu Abdominalorganen
- klare *pulmonale* Ursache der Luftnot: Asthma bronchiale, Pneumonie, Pneumothorax (nicht Lungenembolie)
- *Muskuloskelettale* Ursache (z.B. Traumaanamnese)

— Bei Ausschluss von 1. und 2.
- Kontakt CPU und die direkte Verlegung des Patienten

Literatur

Deutsche Gesellschaft für Allgemeinmedizin und Familienmedizin (DEGAM) (2011) DEGAM-Leitlinie Nr. 15: Brustschmerz. AWMF online (Reg. Nr. 053-023), Stand: 31.1.2011. omikron publishing Düsseldorf. URL: http://www.awmf.org/uploads/tx_szleitlinien/053-023l_S3_Brustschmerz_2011-01.pdf (abgerufen am 04.08.2014)

Name: **Vorname:** **Geb.-Datum:**

Anamnese	Schmerzlokalisation:			
	Brust	☐		
	Rücken	☐		
	Ausstrahlung	☐ li Arm/Kiefer/Oberbauch		
	Luftnot	☐ nein	☐ leicht	☐ stark
	Symptombeginn			
	KHK bekannt	☐ ja	☐ nein	
	Erbrechen	☐ ja	☐ nein	
	Synkope	☐ ja	☐ nein	
	Weitere Anamnese:			
	....			
	....			
Diagnostik	**Blutabnahme:** BB, Na, K, Glc, Krea, CK, CK-MB, TropT/I, Lipase, CRP, Q, PTT, TSH basal; ggf. art. BGA, Uhrzeit			
	EKG: Ausschluss ST-Elevation/neu aufgetretener Linksschenkelblock	☐ja	☐nein	
	Körperliche Untersuchung: RR: .... mmHg Puls:......./min.			
	Lungenbefund:	Klopfschall seitengleich	☐ ja	☐ nein
		Dämpfung	☐ rechts	☐ links
	Auskultation:	feuchte RGs	☐ ja	☐ nein
		trockene RGs	☐ ja	☐ nein
	Abdominalbefund:	Abwehrspannung	☐ ja	☐ nein
		Peristaltik:	☐ ja	☐ nein
Medikation	**Heparin:**	Bolus .... i.E., Perfusor .... ml/h		
	ASS:	☐ ja	☐ nein	
	Clopidogrel/Prasugrel:	☐ ja	☐ nein	**Dosis:**
	Nitroperfusor:	☐ ja	☐ nein	**Dosis:**
	Schmerzmedikation:	☐ ja	☐ nein	
	Andere Medikamente:	1.		
		2.		
		3.		

Abb. 4 Aufnahmebogen bei Thoraxschmerz und/oder Dyspnoe (nach AWMF S3 Leitlinie Brustschmerz, DEGAM 2011)

2 Akutes Koronarsyndrom (ACS)

Lars Maier

Leitsymptomatik

- linksthorakale/retrosternale Schmerzen mit Ausstrahlung in den li. Arm, Kiefer oder Oberbauch (> 20 min Dauer)
- Übelkeit, Erbrechen
- Blässe, Kaltschweißigkeit, Synkope

— **Komplikationen**
- kardiogener Schock
- Herzkreislaufstillstand
- Arrhythmien

Diagnostik

— **Labor**
- BB, Na, K, Glc, Krea, CK, CK-MB, TropT/I, Q, PTT
- TSH basal
- Verlaufskontolle CK, CK-MB, TropT/I nach 3 und 6 h

— **EKG**
- initial und Verlauf nach 3 und 6 h
- **Cave**: neu aufgetretener LSB ist als ST-Hebungsäquivalent anzusehen!

— **Echokardiographie**
- *Ind.*: Differenzialdiagnose unklar

— **Herzkatheter**
- ggf. Intervention PTCA

Konsil

- Kardiologie
- ggf. externe interventionelle Kardiologie kontaktieren

➲ Therapie

- O_2 per Nasensonde
- Analgetika Morphin 10 mg
- 150–300 mg ASS i.v.
- STEMI: ein Preloading mit einem zweiten Plättcheninhibitor wird in der aktuellsten Leitlinie von 2014 nicht mehr empfohlen!

- Heparin 5.000 IE Bolus, 1.000 IE/h i.v. Infusion beginnen oder Niedermolekulares Heparin, z.B. Fondaprinux 2,5 mg s.c.
- Metoprolol 5 mg i.v. (bei RR sys > 90 mmHg, HF > 60/min)
- NTG 1,5–3,0 mg/h (bei Hypertonie) i.v.
- Koronarangiographie (+ Akut PCI oder Verlegung zur Akut-Bypass-OP)

– **Weitere Optionen**
  - **GP IIb/IIIa Rezeptorblocker** (Abciximab, Tirofiban, Etifibatid)
    - *Ind.*: ggf. vor oder nach PTCA
    - immer nach Rücksprache mit Interventionsdienst
  - **Fibrinolyse** (nur in Ausnahmefällen und nach Rücksprache OA Kardiologie)
    - Metalyse®-Bolus (gewichtsadaptiert, i.v., über 5–10 sec)
    - Dosierung Metalyse®-Bolus (s. Tab. 2)

Tab. 2 Dosierung Metalyse®-Bolus

Weight (kg)	Dose in mg	Dose in units	Dose in ml
< 60	30 mg	6.000 U	6 ml
≥ 60 to < 70	35 mg	7.000 U	7 ml
≥ 70 to < 80	40 mg	8.000 U	8 ml
≥ 80 to < 90	45 mg	9.000 U	9 ml
> 90	50 mg	10.000 U	10 ml

Indikation:
- STEMI
- prähospitale Lyse
- Koronarangiographie innerhalb der nächsten 60 min nicht möglich

Procedere

- **ICU**: kardiogener Schock, Herzkreislaufstillstand, nach Intervention bei hämodynamischer Instabilität
- **IMC**: ACS (STEMI oder NSTEMI), stabil, vor und nach Intervention
- **NC**: Ausschluss ACS, weitere elektive Abklärung geplant

Literatur

Hamm CW, Bassand JP, Agewall S, Bax J, Boersma E, Bueno H, Caso P, Dudek D, Gielen S, Huber K, Ohman M, Petrie MC, Sonntag F, Uva MS, Storey RF, Wijns W, Zahger D; ESC Committee for Practice Guidelines (2011) ESC Guidelines for the managment of acute coronary syndromes in patients presenting without persistent ST-segment elevation. Eur Heart J 32, 2999–3054

Steg PG et al. (2012) ESC Guidelines for the management of acute myocardial infarction in patients with presenting with ST-segment elevation. Eur Heart J 33, 2569–2619

Thygesen K et al. (2012) ESC: Third Universal Definition of Myocardial infarction. Eur Heart J 33, 2551–2567

3 Kardiogener Schock

Lars Maier

Leitsymptomatik

- hämodynamische Instabilität (RR sys < 90 mmHg, HF > 100/min)
- periphere Zyanose
- Linksherzinsuffizienz: Orthopnoe bei Lungenödem
- Rechtsherzinsuffizienz: gestaute Halsvenen

Ursachen

- akuter Myokardinfarkt
- dekompensierte Herzinsuffizienz, Myokarditis
- Arrhythmien (bradykard oder tachykard)
- Mitralklappenabriss, Papillarmuskelabriss, Ventrikelseptumruptur
- Perikardtamponade
- akute Lungenembolie (LE)
- Spannungspneumothorax

Diagnostik

— Auskultation

- Herz + Lunge

— Labor

- BB, Na, K, Glc, CK, CK-MB, TropT/I, Krea, CRP
- Q, PTT, D-Dimere, TSH basal
- Lactat, aBGA
- Blutgruppe, Kreuzblut

— EKG

— Bildgebung

- *Echokardiographie:* Kammerfunktion LV und RV, Herzklappen, regionale Wandbewegungsstörungen, Perikardtamponade, Aortendissektion
- *Sono Abdomen:* Aortenaneurysma, Blutung

Konsil

- Kardiologie Interventionsdienst
- THG-Chir. (*Ind.:* Aortendissektion, Mitralklappenabriss)

➲ Therapie

- Lagerung
  - Oberkörperhochlagerung
- Sicherung der Atemwege
  - O_2 per Nasensonde, nicht-invasive Beatmung (PEEP)
  - Intubation bei resp. Insuffizienz
- Volumensubstitution
  - Kontrolle: ZVD
  - Kristalloide (NaCl 0,9%, Sterofundin®)
- Katecholamine
  - Nordrenalin + ggf. Dobutamin 5–15 g/kg KG/min
- Differenzialtherapie
  - **akuter MI**: schnellstmöglich Koronarangiographie, ggf. Implantation eines Assist Devices (Impella, ECMO etc)
  - **Arrhythmien**: Kardioversion, Antiarrhythmika (s. Sek. B, Kap. 5 u. 6)
  - **Perikardtamponade**: Punktion
  - **Ventrikelseptumruptur, Papillarmuskelabriss**: sofortige OP-Indikation
  - **akute LE**: Lyse, altern. operative Embolektomie

Procedere

- **ICU**: kardiogener Schock
- **IMC**: -
- **NC**: -

Literatur

Deutsche Gesellschaft für Kardiologie Herz- und Kreislaufforschung (DKG) (2010) S3 Leitlinie Infarktbedingter kardiogener Schock - Diagnose, Monitoring und Therapie. AWMF online (Reg. Nr. 019-013), Stand: 1.5.2010. URL: http://www.awmf.org/uploads/tx_szleitlinien/019-013_S3_Infarkt-bedingter_kardiogener_Schock_-_Diagnose__Monitoring_und_Therapie_lang_05-2010_05-2015.pdf (abgerufen am 04.08.2014)

4 Lungenödem

Lars Maier

Leitsymptomatik

- Dyspnoe, Zyanose
- Distanzrasseln
- Stauung der Halsvenen
- Angst, Unruhe

Ursachen

- hypertensive Krise
- kardial: akuter Myokardinfarkt, Myokarditis, Arrhythmien, dekompensierte Klappenvitien (Mitralinsuffizienz, Aortenstenose)
- toxisch
- zerebral (nach SHT)

Diagnostik

- Labor
  - BB, Na, K, Krea, CK, CK-MB, Trop T, CRP
  - aBGA
- EKG
- Bildgebung
  - Rö-Thorax
  - Echo

Konsil

- Kardiologie (*Ind.*: kardiales Lungenödem)

➲ Therapie

- Lagerung
  - Oberkörper hochlagern, Beine tief (Herzbett)
- O_2-Sonde
- Medikamente
  - NTG: 1,5–3 mg/h i.v. (**Cave**: RR)
  - Furosemid: Bolus 80–125 mg i.v., 10–40 mg/h i.v.
  - Heparin: 1.000 IE/h i.v.

- Dobutamin: 5–15 µg/kg KG/min (bei Hypotonie)

— **Beatmung**

- **nicht-invasive** CPAP Beatmung
  - Indikation: $paO_2 < 50$ mmHg od. $pCO_2 > 70$ mmHg oder AF > 35/min oder zunehmende Erschöpfung, Bewusstseinsverlust
- falls erfolglos: **Intubation** und maschinelle Beatmung

Procedere

- **ICU**: hämodynamische Instabilität, invasive Beatmung
- **IMC**: nicht-invasive Beatmung, hypertensive Krise
- **NC**: –

5 Bradykarde Arrhythmie

Lars Maier

Leitsymptomatik

- HF < 50/min
- Schwindel
- Synkope
- Angina pectoris; Dyspnoe

Ursachen

- akuter Myokardinfarkt, KHK, Myokarditis, Kardiomyopathie
- Hyperkaliämie (Niereninsuffizienz, medikamentös bedingt, z.B. durch ACE-Hemmer, AT1-Blocker, Aldosteronantagonisten)
- Bradyarrhythmie
- Medikamente: β-Blocker
- akute LE
- Hypothyreose

Diagnostik

— Labor
- BB, Krea, Na, K, LDH, CK, CK-MB, TropT/I
- TSH basal

— EKG
- Sinusbradykardie
- Sick Sinus Syndrom
- Karotissinus Syndrom
- Bradyarrhythmia absoluta
- SA Block II°-III°
- AV Block II°-III°

— Echo
- V.a. akute Myokarderkrankung als Ursache

— Bildgebung
- Rö-Thorax

Konsil

- Kardiologie

➲ Therapie

- Absetzen bradykardisierender Medikamente
- primärer ABCD Algorithmus
- O_2 per Nasensonde
- Atropin 0,5–1 mg i.v.

– Transkutaner/Transvenöser SM

- Indikation
  - AV-Block III°
  - symptomat. AV-Block II° (Typ Mobitz 2:1 od. 3:1)
  - symptomat. SA-Block II°-III°, Sick Sinus-, Karotis-Sinus-Syndrom, BAA

Procedere

- **ICU**: hämodynamische Instabilität
- **IMC**: transvenöser SM bis zur OP
- **NC**: –

6 Tachykarde Arrhythmie

Lars Maier

Leitsymptomatik

- HF > 100/min
- Palpitationen
- Schwindel, Synkope
- Angina pectoris

Ursachen

- akuter MI, KHK, Myokarditis, Kardiomyopathie, Vitium
- Elektrolytstörungen, z.B. Hypokaliämie
- Medikamente
- akute LE
- Hyperthyreose
- Präexzitationssyndrome
- Bedarfstachykardie (Sinustachykardie) bei Hypovolämie/Blutung, dekompensierte Herzinsuffizienz, Sepsis

Diagnostik

— Labor

- BB, Krea, Na, K, LDH
- CK, CK-MB, TropT/I
- Q, PTT, D-Dimere

— EKG

- ggf. nach Adenosin-Bolusgabe

Supraventrikulär

- Sinustachykardie
- Paroxysmale SVT
- Vorhoftachykardie mit Block
- Vorhofflattern, Vorhofflimmern
- Präexzitationssyndrome (WPW-Syndrom)

Ventrikulär

- ventrikuläre Tachykardie
- Torsade-de-pointes-Tachykardie
- Kammerflattern, Kammerflimmern

– **Bildgebung**
- Echo, ggf. TEE
- **Cave:** kein TEE vor Kardioversion erforderlich, wenn Patient instabil/stark symptomatisch, TAA gesichert innerhalb der letzten 48 h neu aufgetreten oder in den letzten 4 Wochen ausreichend antikoaguliert!
- Rö-Thorax

Konsil

- Kardiologie

➲ Therapie

– **Basistherapie**
- primärer ABCD Algorithmus
- O_2 per Nasensonde

– **Effektive Antikoagulation**
- Heparin i.v. (n. PTT) oder niedermolekulares Heparin

– **Supraventrikuläre Tachykardien**

Sinustachykardie
- Ursachenbehandlung, ggf. β-Blocker

Paroxysmale SVT
- Adenosin, β-Blocker, Verapamil

Vorhoftachykardie mit Block
- β-Blocker

Vorhofflattern, Vorhofflimmern
- Frequenzkontrolle: β-Blocker (od. Verapamil, **Cave:** nicht bei Herzinsuffizienz mit eingeschränkter LV-Pumpfunktion)
- med. Kardioversion: Flecainid 1–2 mg/kg i.v., Ajmalin, Amiodaron (**Cave:** Schilddrüse)

Präexzitationssyndrome (WPW-Syndrom)
- Ajmalin 50–100 mg i.v.
- Flecainid 1–2 mg/kg i.v.

– **Ventrikuläre Tachykardien**
- Magnesiumsulfat 2–3 g i.v., dann 12 g/12 h
- Amiodaron 150–300 mg i.v., dann 450 g/d (über ZVK)

– **Rezidivprophylaxe**
- β-Blocker, Amiodaron (**Cave:** Schilddrüse)

- **EKG-getriggerte Kardioversion in Kurznarkose bei**
  - HF > 150/min und
  - hämodynamischer Instabilität
  - **Cave:** Bei Beginn > 48 h TEE und fehlender vorausgehender effektiver Antikoagulation in den letzten 4 Wochen zum Ausschluss intrakardialer Thromben!
  - **Cave:** Nicht bei instabilen Patienten!

Procedere

- **ICU:** Z.n. Reanimation, hämodynamische Instabilität
- **IMC:** ventrikuläre Tachykardien, Präexzitationssyndrom, Rez. Synkopen, *Ind.:* AICD
- **NC:** supraventrikuläre Tachykardien

Literatur

Camm AJ (2012) Guidelines for the management of atrial fibrillation. Eur Heart J 33, 2719–2747

7 Aneurysma dissecans

Lars Maier

Leitsymptomatik

- heftiger retrosternaler Schmerz od. „Rückenschmerz"
- RR-Differenz rechter/linker Arm > 20 mmHg
- evtl. vorausgehende Synkope

— Komplikationen
- Ruptur mit hämorrhagischem Schock
- Perikardtamponade, kardiogener Schock, akuter MI
- Hämatothorax
- Organischämie: ZNS, Niere, Leber, Darm

Diagnostik

— Labor
- BB, Na, K, Krea, Glc, CK, Q, PTT, D-Dimere
- Blutgruppe, Kreuzblut

— EKG

— Bildgebung
- Echokardiographie, in der Regel auch TEE
- Rö-Thorax
- Angio-CT Thorax bzw. Abdomen

— Klassifikation nach Stanford
- s. Abb. 5

Konsil

- THG-Chir. Konsil

➲ Therapie

— Absolute Bettruhe

— Analgesie
- Morphin 10 mg od. Dipidolor 7,5–15 mg

— Kontrollierte RR-Senkung
- NTG- *plus* Betablocker (Esmolol®)-Infusion
- oder Urapidil-Infusion (Ziel RRsys ≤ 120 mmHg)

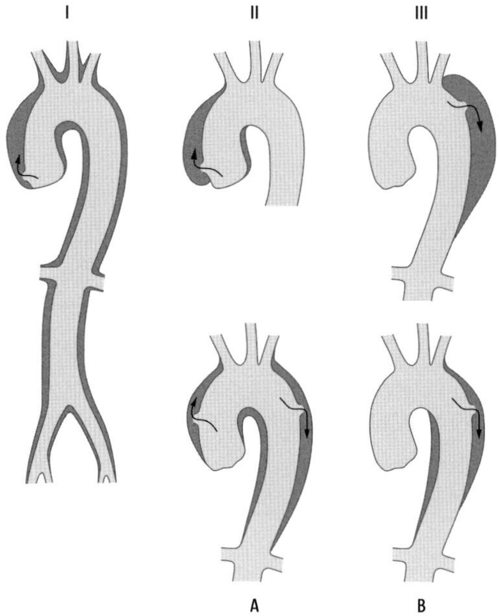

Abb. 5 Klassifikation nach Stanford

- **Not-OP bei Ruptur**
  - Typ A sofort
  - Typ B in der Regel konservativ

Procedere

- **ICU:** Typ A präoperativ, Typ B, bis RR mit oraler Medikation adäquat eingestellt
- **IMC:** –
- **NC:** –

8 Akute Lungenembolie

Lars Maier

Leitsymptomatik

- akute Dyspnoe, Zyanose
- atemabhängige Thoraxschmerzen
- Tachykardie, Hypotonie
- obere Einflussstauung

— Komplikationen

- Hämoptoe. Lungeninfarkt, Infarktpneumonie
- Synkope
- Schock
- Herz-Kreislaufstillstand

Risikofaktoren

- Phlebothrombose, Anamnese einer Venenthrombose oder LE, Immobilisation, OP, Trauma, Krebserkrankung
- orale Kontrazeptiva, Hormonsubstitution, Schwangerschaft, APC Resistenz, AT III Mangel, Protein C-, S-Mangel

Klinische Wahrscheinlichkeit für Lungenembolie – Wells Score

- s. Tab. 3

Tab. 3 Klinische Wahrscheinlichkeit für Lungenembolie – Wells Score

Klinische Charakteristik	Score
klinische Zeichen TVT	3,0
LAE wahrscheinlicher als andere Diagnose	3,0
Herzfrequenz > 100/min	1,5
Immobilisation od. OP < 4 Wo	1,5
frühere TVT oder LAE	1,5
Hämoptyse	1,0
Krebserkrankung (aktuell od. < 6 Mon)	1,0
Klinische Wahrscheinlichkeit	
hoch	> 6,0
mittel	2,0–6,0
gering	< 2,0

Diagnostik

- Labor
  - BB, Na, K, CK, LDH, Q, PTT, D-Dimere
  - aBGA (pO_2 ↓, pCO_2 ↓)
  - Troponin T oder I (Risikostratifizierung)
- EKG
  - SI-QIII-Typ, (inkompl.) RSB
- Bildgebung
  - Echokardiographie zur
    a) Differenzialdiagnose (Patient im Schock/unter Reanimation) und
    b) Risikostratifizierung (Patient normotensiv): Nachweis der RV Dysfunktion: TI und geschätzte pulmonale Hypertonie, paradoxe Septumbewegung, Dilatation re Ventrikel
  - Rö-Thorax: Ind.: Differenzialdiagnose
  - Spiral CT der Lunge (CT-Pulmonalisangiographie)
    - *alternativ:* Ventilations-/Perfusionszintigraphie (*Ind.:* Chron. Niereninsuffizienz)
  - Dopplersonographie tiefe Beinvenen
- Risikostratifikation und diagnostischer Algorithmus
  - s. Abb. 6

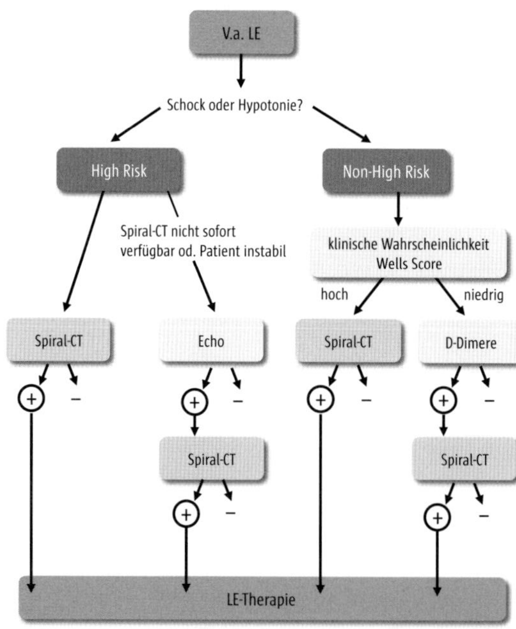

Abb. 6 Diagnostischer Algorithmus bei V.a. Lungenembolie

Konsil

- Kardiologie (*Ind.*: hämodynamische Instabilität, RV-Dysfunktion)

➲ Therapie

– Basismaßnahmen

- Oberkörper hochlagern
- O_2-Sonde 4 l/min

– Analgesie

- Pethidin (Dolantin®) 50 mg, Morphin 5–10 mg

– Sedation

- Diazepam 5–10 mg

– Katecholamine

- *Ind.*: Schock
- Adrenalin 0,01–4 µg/kg/min

– ggf. Intubation u. maschinelle Beatmung

- *Ind.*: resp. Insuffizienz

– Spezifische Therapie

Antikoagulation

- Heparin Bolus 5.000 IE, dann ca. 1.000 IE/h nach PTT (1,5–2,5-fach ↑)
- alternativ:
  - Niedermolekulares Heparin (z.B. Enoxaparin, Fondaparinux)
  - *oder* NOAK (z.B. Dabigatran, Rivaroxaban oder Apixaban)

Lysetherapie

- Indikation:
  - hämodynamische Instabilität
  - in ausgewählten Fällen: normotensive Patienten mit RV-Dysfunktion
- Kontraindikationen:
  - *absolut:* Koagulopathie, GI-Blutung < 4 Wochen, Trauma od. OP < 4 Wochen Z.n. ICB, Z.n. Apoplex < 6 Mon., ZNS-Erkrankung, zerebrale Risikofaktoren
  - *relativ:* TIA < 6 Mon., OAK, Schwangerschaft, 1. Wo nach Geburt, Z.n. Punktion (nicht komprimierbar), refraktäre art. HTN, Leberzirrhose, Endokarditis, Ulcus

Medikamente

- rt-PA: 100 mg über 2 h + Vollheparinisierung
- *alternativ*
  - Urokinase: 4.400 IU/kg initial über 10 min, dann 4.400 IU/kg/h über 12–24 h oder
  - Streptokinase: 250.000 IU initial über 30 min, dann 1,5 Mio IE über 2 h

Procedere

- **ICU**: hohes Risiko, katecholaminpflichtige Hypotension, Schock, Lysetherapie Beatmungspflichtige respiratorische Insuffizienz
- **IMC**: mittleres Risiko RV Dysfunktion ohne Hypotension oder Schock
- **NC**: niedriges Risiko, stabil, normales Echo

Literatur

Deutsche Gesellschaft für Angiologie (2010) S2 Leitlinie Venenthrombose und Lungenembolie: Diagnostik und Therapie. AWMF online (Reg. Nr. 065-002), Stand: 1.6.2010. URL: http://www.awmf.org/uploads/tx_szleitlinien/065-002_S2_Diagnostik_und_Therapie_der_Venenthrombose_und_der_Lungenembolie_06-2010_2_.pdf (abgerufen am 18.09.2014)

Torbicki A, Perrier A, Konstantinides S, Agnelli G, Galiè N, Pruszczyk P, Bengel F, Brady AJ, Ferreira D, Janssens U, Klepetko W, Mayer E, Remy-Jardin M, Bassand JP; ESC Committee for Practice Guidelines (CPG) (2008) Guidelines on the Diagnosis and Management of Acute Pulmonary Embolism, Eur Heart J 29, 2276–2315

9 Tiefe Venenthrombose

Lars Maier und Markus Baacke

Leitsymptomatik

- schmerzhafte Schwellung des US/OS
  - *Lok.*: distal (US), prox. (OS), stammnah (Beckenvenen)
- Umfangsdifferenz
- prominente Venenzeichnung
- **Cave**: TVT bei immobilen Patient häufig asymptomatisch
- Thrombosezeichen:
  - Fußsohlendruckschmerz (Payr)
  - Dorsalflexionsschmerz (Homanns)
  - Wadendruckschmerz (Meyer)

– Komplikationen

- akute LE
- Phlegmasia coerulea dolens

Klinische Wahrscheinlichkeit für TVT

- s. Tab. 4

Tab. 4 Klinische Wahrscheinlichkeit für eine tiefe Venenthrombose

Klinische Charakteristik	Score
aktive Tumorerkrankung	1,0
Immobilisation	1,0
OP < 12 Wochen	1,0
Schwellung ganzes Bein oder US > 3 cm	1,0
Ödem am symptomatischen Bein	1,0
frühere TVT	1,0
Kollateralvenen	1,0
Klinische Wahrscheinlichkeit	
hoch	≥ 3,0
gering	< 2,0

Differenzialdiagnose

- *einseitig:* Thrombophlebitis, venöse Abflussbehinderung (Bakerzyste u.a.), Lymphödem, (post-)ischämische Schwellung, Erysipel
- *beidseitig:* Herzinsuffizienz, Niereninsuffizienz, Hypoproteinämie

Risikofaktoren

– Stase und Immobilisation
  - OP, Schwangerschaft, Reise

– Gerinnungsstörung (Thrombophilie)
  - AT III-, Protein C-, S-Mangel, APC Resistenz, Antiphospholipid-Antikörper-Syndrom, Prothrombin-, Faktor-V-Leiden-Mutation
  - paraneoplastisch
  - Medikamente: Kontrazeptiva (+ Nikotin), Corticoide
  - Schwangerschaft/Stillzeit

– Lokale Wandveränderungen
  - Trauma
  - Kompression
  - chron. venöse Insuffizienz

Diagnostik

– Inspektion
  - Beinumfangsdifferenz, prominente Venenzeichnung

– Palpation
  - s.o. Thrombosezeichen

– Labor
  - BB, Na, K, Krea, Glc, CK, D-Dimere, Q, PTT

– EKG

– Bildgebung
  - Dopplersonographie: Etagenlokalisation
  - Phlebographie (*Ind.*: nur unklare Fälle)
  - Spiral CT (*Ind.*: V.a. V. iliaca-, od. V. cava Thrombose)

➲ Therapie

– Allgemeinmaßnahmen
  - lokale Kompression
  - **Cave**: keine Immobilisation!

- Antikoagulation
  - niedermolekulares Heparin, z.B. Enoxaparin (Clexane®) 1 mg/kg 2 x täglich oder Fondaparinux s.c.; alternativ: NOAK (z.B. Dabigatran , Rivaroxaban oder Apixaban)
  - *Ausnahme:* unfraktioniertes Heparin bei chron. Niereninsuffizienz mit Krea-Clearance < 30 (Ziel-PTT 1,5–2-fach ↑)
- Systemische Fibrinolyse oder lokale Thrombolyse (nur in seltenen Fällen!)
  - *Indikation:* junge Patienten mit erster und ausgedehnter iliofemoraler Thrombose und kurzer Anamnese
- Operative Thrombektomie
  - *Indikation:*
    - Beckenvenenthrombose mit KI für Lysetherapie
    - Phlegmasia coerulea dolens (möglichst Notfall-OP innerhalb von 2 h)

Procedere

- **ICU:** hämodynamische Instabilität
- **IMC:** Phlegmasie
- **NC:** Lysetherapie

Literatur

Deutsche Gesellschaft für Angiologie (2010) S2 Leitlinie Venenthrombose und Lungenembolie: Diagnostik und Therapie. AWMF online (Reg. Nr. 065-002), Stand: 1.6.2010. URL: http://www.awmf.org/uploads/tx_szleitlinien/065-002_S2_Diagnostik_und_Therapie_der_Venenthrombose_und_der_Lungenembolie_06-2010_2_.pdf (abgerufen am 18.09.2014)

10 Akuter arterieller Verschluss

Lars Maier

Leitsymptomatik: „6 x P"

- Pain: Schmerz
- Paleness: Blässe
- Pulselessness: Pulslosigkeit
- Paraesthesia: Sensibilitätsstörung
- Paralysis: Lähmung
- Prostration: Schock

Ursachen

- *90% kardiale Embolie* (Risk.fakt: VHF, nach MI o. Endokarditis)
- paradoxe Embolie
- *10% extrakardial*
  - arteriosklerotische Plaques
  - Aneurysma
  - Trauma

Differenzialdiagnose

- pAVK
- Phlebothrombose
- Diskusprolaps
- Posttraumat. Gefäßspasmen
- Phlegmasia coerulea dolens
- Kompartmentsyndrom bei Trauma
- Rhabdomyolyse

Diagnostik

— Labor

- BB, Na, K, Krea, CK, Myoglobin, Q, PTT
- Blutgruppe, Kreuzblut für EK

— EKG

— Bildgebung

- Dopplersonographie
- ggf. Angiographie

Konsil

- THG-Chir. Konsil op. Embolektomie innerhalb von 6 h

➲ Therapie

– Allgemein
  - Extremität tief lagern
  - keine Wärme!
– Analgesie
  - Morphin 5–10 mg i.v. od. Piritramid 7,5–15 mg i.v.
– Heparin
  - 5.000 IE Bolus, 1.000 IE/h kontinuierlich (Ziel PTT: 60–80 sec)
– Systemische Lyse
  - *Ind.:* Op-KI, periphere Embolie, art. Thrombose
– THG-Chir.
  - Embolektomie

Procedere

- **ICU:** Lysetherapie, hämodynamische Instabilität
- **IMC:** –
- **NC:** –

Literatur

European Stroke Organisation, Tendera M, Aboyans V, Bartelink ML, Baumgartner I, Clément D, Collet JP, Cremonesi A, De Carlo M, Erbel R, Fowkes FG, Heras M, Kownator S, Minar E, Ostergren J, Poldermans D, Riambau V, Roffi M, Röther J, Sievert H, van Sambeek M, Zeller T; ESC Committee for Practice Guidelines (2011) ESC Guidelines on the diagnosis and treatment of peripheral artery diseases, Eur Heart J 32, 2851–2906

11 Synkope

Lars Maier

Leitsymptomatik

- plötzlich auftretender, passagerer Bewusstseinsverlust

Ursachen

- neurogen-reflektorisch
  - vasovagal, situativ (Miktion, Defäkation ...), Karotissinusyndrom
- orthostatisch
  - Hypovolämie, Arzneimittel
- kardial
  - *strukturelle Herzerkrankung* (Aortenstenose, HOCM, LE, Vorhofmyxom, Myokardinfarkt, Aortendissektion, Herzbeuteltamponade)
  - *Arrhythmie* (SSS, AV-Block II°–III°, SM-Dysfunktion, Medikamente, VT, Torsade-de-pointes-Tachykardie
- neurologisch
  - TIA, Apoplex, SHT, vertebrobasiläre Insuffizienz, Epilepsie
- psychogen

Diagnostik

– Anamnese
- Häufigkeit
- auslösende Faktoren (z.B. beim Wasser lassen)
- Art und Verlauf des Erwachens
- Begleitsymptome

– Körperliche Untersuchung
- RR, Puls, Herzauskultation, Hydratationszustand
- Orthostasetest

– Labor
- BB, BZ, Na, K, Ca, Krea, HN, CK, CK-MB, Trop T/I
- aBGA

– EKG
- mit langem Streifen

– Bildgebung
- ggf. Echo: *Ind.:* V.a. strukturelle Herzerkrankung
- ggf. CCT: *Ind.:* V.a. neurologische Ursache

Konsil

- Kardiologie
- Neurologie

➲ Therapie

- nach Ursache

Procedere

- **ICU**: hämodynamische Instabilität
- **IMC**: kardiale Synkope
- **NC**: häufige Synkope

Indikationen zur stationären Aufnahme

- V.a. kardiale oder neurologische Genese
- häufige Synkopen
- Synkope mit Verletzung
- orthostatische Synkope mit klinischer Dehydratation

Literatur

Deutsche Gesellschaft für Neurologie (DGN/DGK) (2012) S1 Leitlinie „Synkope" AWMF online (Reg. Nr. 030-072). Stand: 30.9.2012. URL: http://www.awmf.org/uploads/tx_szleitlinien/030-072l_S1_Synkopen_2012_1.pdf (abgerufen am 18.09.2014)

Task Force for the Diagnosis and Management of Syncope; European Society of Cardiology (ESC); European Heart Rhythm Association (EHRA); Heart Failure Association (HFA); Heart Rhythm Society (HRS), Moya A, Sutton R, Ammirati F, Blanc JJ, Brignole M, Dahm JB, Deharo JC, Gajek J, Gjesdal K, Krahn A, Massin M, Pepi M, Pezawas T, Ruiz Granell R, Sarasin F, Ungar A, van Dijk JG, Walma EP, Wieling W (2009) ESC Guidelines for the Diagnosis and Management of Syncope Eur Heart J 30, 2631–2671

C

Pulmonale Notfälle

1 Respiratorische Insuffizienz

Cordula Buck und Sabine Blaschke

Leitsymptomatik

- Tachypnoe, Dyspnoe
- Tachykardie
- Unruhe, Verwirrtheit
- *später:* Somnolenz, Bradykardie, Zyanose, Bewusstseinsverlust

— Komplikationen

- Arrhythmien, Schock, MOV

Ursachen

- akute Linksherzdekompensation
- Exazerbation bei COPD od. Asthma bronchiale
- akute LE
- Pneumonie
- seltener:
  - Pneumothorax
  - Aspiration
  - Laryngospasmus, Epiglottitis
  - Intoxikation (Opiate, Benzodiazepine, ...), Rauchgasinhalation
  - neuromuskuläre Erkrankungen, ALS

Diagnostik

— Labor

- BB, Glc, Krea, Na, K, CK, CK-MB, TropT/I, CRP
- Q, PTT, D-Dimere
- aBGA

— Mikrobiologie

- Sputum-, Blutkultur

— Bronchoskopie

- *Ind.:* Aspiration, Hämoptoe, V.a. Verlegung des Tracheobronchialsystems

— EKG

— Bildgebung

- Rö-Thorax

Konsil

- HNO (*Ind.:* Verlegung der oberen Atemwege)

➲ Therapie

- Freimachen der Atemwege
- O_2-Sonde > 1 l/min (**Cave**: CO_2-Narkose)
- nichtinvasive Beatmung
- Intubation und maschinelle Beatmung
  - *Ind.:* pH < 7,35 und pCO_2 > 50 mmHg *oder* zunehmende Erschöpfung, Bewusstseinsverlust

Procedere

- **ICU**: invasive Beatmung
- **IMC**: nichtinvasive Beatmung
- **NC**: –

2 Pneumonie

Cordula Buck und Sabine Blaschke

Leitsymptomatik

- (produktiver) Husten, Dyspnoe
- Fieber
- Thoraxschmerz (Begleitpleuritis)

– **Komplikationen**

- septischer Schock
- respiratorische Insuffizienz

Einteilung

– **Ambulant erworbene Pneumonie (CAP)**

- Risikofaktoren: COPD, Aspiration, Steroidtherapie, stat. Aufenthalt vor Pneumonie, Malnutrition, Antibiotika-Vortherapie
- Erregerspektrum ohne Risk.Fakt: Pneumokokken, H. infl., atyp. Erreger (Mykoplasmen, Legionellen)
- Erregerspektrum mit Risk.Fakt: zusätzlich V.a. S. aureus u. Ps. aeruginosa

– **Nosokomiale Pneumonie**

- Erregerspektrum:
  - gramneg. Keime, z.B. Ps. Aeruginosa
  - Staphylokokken, Klebsiellen
  - Pneumokokken, H. infl.

Prognosescore CRB-65

- **C** = Confusion (Bewusstseinstrübung)
- **R** = RR < 90/60 mmHg
- **B** = Breathing rate Af > 30/min
- **65** = Alter > 65

– **Konsequenzen aus Prognosescore CRB-65**

- **CRB-65 = 0**: ambulante Behandlung
- **CRB-65 = 1**: Normalstation
- **CRB-65 > 1**: IMC/Intensivstation

Diagnostik

- Labor
  - BB, Glc, Krea, Na, K, LDH, CRP, Q, PTT
  - aBGA oder O_2-Sättigung (innerhalb der ersten 8 h!)
- Mikrobiologie
  - Bei hospitalisierter CAP und nosokomialer Pneumonie:
    - Sputum-, Blutkultur
    - Legionellentest im Urin
    - Serologie (Mykoplasmen-, Legionellen-, Chlamydien-, Influenza-, HSV-, VZV-, Candida-, Aspergillus) bei V.a. atyp. Pneumonie oder Immundefizienz
  - Bei Vorliegen eines Pleuraergusses:
    - diagnostische Pleuraergusspunktion
- EKG
- Bildgebung
  - Rö-Thorax
  - CT-Thorax (*Ind.*: V.a. abszedierende Pneumonie, Retentionspneumonie)
- Bronchoskopie + BAL
  - *Ind.*: Rezidiv, Aspirationspneumonie, Immundefizienz

Therapie Basismaßnahmen

- Allgemeine Maßnahmen
  - Bettruhe
  - Flüssigkeitssubstitution
- Thromboembolieprophylaxe
  - Heparin low dose oder niedermolekulares Heparin
- Intubation und maschinelle Beatmung bei respiratorischer Insuffizienz
  - *Indikation:*
    - $pCO_2 > 50$ mmHg und $pH < 7{,}35$
    - zunehmende Erschöpfung, Bewusstseinsverlust

Empirische Antibiotika-Therapie

- CAP (ambulant erworbene Pneumonie)
  - ambulant behandelbare CAP ohne Risk.Fakt:
    - Amoxycillin, alternativ: Makrolid od. Doxycyclin
  - ambulant behandelbare CAP mit Risk. Fakt:
    - Betalaktam (z.B. Amoxcillin/Clavulansäure)
    - alternativ: Moxifloxacin/Levofloxacin

- stationär behandelbare CAP auf Normalstation:
  - Amoxcillin/Clavulansäure
  - oder Cefuroxim mit/ohne Makrolid
  - oder Moxifloxacin/Levofloxacin allein
- intensivstationär behandelbare CAP ohne Risk. Fakt für Ps. aerug.:
  - Piperacillin/Tazobactam + Makrolid
  - oder Moxifloxacin/Levofloxacin Monotherapie
- intensivstationär behandelbare CAP mit Risk. Fakt für Ps. aerug.:
  - Piperacillin/Tazobactam + Ciprofloxacin oder Levofloxacin
  - alternativ: Imipinem oder Meropenem + Ciprofloxacin oder Levofloxacin
- sCAP (schwere ambulant erworbene Pneumonie):
  - mit invasiver Beatmung od. septischem Schock: kein Fluorchinolon allein, sondern Initialtherapie mit Betalaktam

— **Aspirationspneumonie**
- Betalaktam + Inhibitor
- *oder* Cephalosporin III. Generation + Clindamycin
- *oder* Moxifloxacin

— **Pneumocystis carinii Pneumonie (PCP)**
- Cotrimoxazol

— **Nosokomiale Pneumonie**
- Antibiotikavortherapie beachten!

— **Klinische Stabilitätskriterien (Dokumentation vor Entlassung!)**
- syst. RR ≥ 90 mmHg
- HF ≤ 100/min
- spontane AF ≤ 24/min
- SaO_2 ≥ 90%
- Temperatur ≤ 37,2 °C
- stabile orale und/oder enterale Nahrungsaufnahme
- keine Pneumonie-bedingte Desorientiertheit

Procedere

- **ICU**: beatmungspflichtige Pneumonie
- **IMC**: Pneumonie bei Risikofaktoren (Immunsuppression, Alter, COPD/Asthma bronchiale)
- **NC**: amb. erworbene Pneumonie ohne Komplikationen

Literatur

Deutsche Gesellschaft für Pneumologie und Beatmungsmedizin (2012) S3-Leitlinie Nosokomiale Pneumonie – Epidemiologie, Diagnostik und Therapie erwachsener Patienten. AWMF online (Reg. Nr. 020-013). Stand: 1.10.2012. URL: http://www.awmf.org/uploads/tx_szleitlinien/020-013l_S3_Nosokomiale_Pneumonie_Epidemiologie_Diagnostik_Therapie_2012-10_01.pdf (abgerufen am 18.09.2014)

Paul-Ehrlich Gesellschaft für Chemotherapie (2009) S3-Leitlinie Tiefe Atemwegsinfektionen und Pneumonie bei Erwachsenen, ambulant erworben: Epidemiologie, Diagnostik, antimikrobielle Therapie, Management. AWMF online (Reg. Nr. 082-001) Stand: 1.7.2009. URL: http://www.awmf.org/leitlinien (in Überarbeitung) (abgerufen am 18.09.2014)

3 Akutes Asthma bronchiale/Asthmaanfall

Cordula Buck und Sabine Blaschke

Leitsymptomatik

- Dyspnoe (exspiratorisch, Einsatz der Atemhilfsmuskulatur), trockene RG's, verlängertes Exspirium, Tachykardie
- Zyanose
- bedrohlicher Zustand: „silent chest"
- Rechtsherzinsuffizienz (obere Einflussstauung, Tachykardie)
- Unruhe

— Komplikationen

- respiratorische Insuffizienz

Auslöser

- Infekt
- Allergenexposition
- Therapiereduktion (u.a. Steroide)
- β-Blocker

Diagnostik

— Labor

- BB, Krea, Na, K, CRP, CK
- aBGA

— Mikrobiologie

- Sputum-, Blutkultur bei Fieber

— EKG

— Rö-Thorax

➲ Therapie

- O_2-Sonde 2–4 l/min

— **Antiobstruktive Therapie**

- β_2 Sympathomimetikum:
  - Salbutamol (Sultanol®) od. Fenoterol (Berotec®) 2–4 Hub (ggf. über Vernebler), ggf. Wiederholung
  - 0,5 mg Terbutalin (Bricanyl®) s.c.
- Parasympatholytikum
  - IpraTropT/Ipratropium (Atrovent®) (ggf. über Vernebler)
- Theophyllin
  - **Cave**: bei Theophyllinvormedikation erst Spiegelbestimmung!
  - wenn kein Theophyllin in Vormed.: 5 mg/kg KG iv. als Kurzinfusion
  - Erhaltungsdosis 0,5–0,7 mg/kg/h iv.
- Prednisolon (Solu-Decortin®)
  - 100 mg i.v. alle 4–6 h

— **Nichtinvasive Beatmung/invasive Beatmung**

- Indikation:
  - respiratorische Globalinsuffizienz mit $pCO_2 > 50$ mmHg und pH < 7,35
  - zunehmende Erschöpfung

— **Sedation bei schwerer Agitation**

- Promethazin (Atosil®)
- Diazepam (vorsichtig mit 2,5 mg beginnen, **Cave**: Ateminsuffizienz)

— **Antibiotika bei Infekt**

- z.B. Aminopenicillin, Makrolid od. Moxifloxacin

— **Ausreichende Flüssigkeitszufuhr**

Procedere

- **ICU**: invasive Beatmung bei respiratorischer Insuffizienz, status asthmaticus
- **IMC**: nichtinvasive Beatmung bei respiratorischer Insuffizienz
- **NC**: rasche Rekompensation

Literatur

BÄK, KBV (2006) Nationale S3 Versorgungsleitlinie COPD. AWMF online (Reg. Nr. nvl-003). Stand: 28.2.2006. URL: http://www.awmf.org/leitlinien (in Überarbeitung) (abgerufen am 18.09.2014)

BÄK, KBV (2011) Nationale S3 Versorgungsleitlinie Asthma. AWMF online (Reg. Nr. nvl-002). Stand: 1.7.2011. URL: http://www.awmf.org/uploads/tx_szleitlinien/nvl-002k_S3_Asthma_2013-09.pdf (abgerufen am 18.09.2014)

Deutsche Gesellschaft für Pneumologie und Beatmungsmedizin (DGP) (2008) S3 Leitlinie Nichtinvasive Beatmung als Therapie der akuten respiratorischen Insuffizienz. AWMF online (Reg. Nr. 020-004). Stand: 1.5.2008. URL: http://www.awmf.org/leitlinien (in Überarbeitung) (abgerufen am 18.09.2014)

4 Pneumothorax

Cordula Buck und Sabine Blaschke

Leitsymptomatik

- plötzlich einsetzende Dyspnoe, Tachypnoe
- einseitiger Thoraxschmerz
- hypersonorer Klopfschall und fehlendes Atemgeräusch

– Komplikationen
- Schock (Spannungspneumothorax)

Einteilung

– Spontanpneumothorax
- durch Ruptur subpleurale Emphysemblase

– Spannungspneumothorax
- durch Ventilmechanismus: Kompression der gr. Gefäße, Mediastinalverlagerung

– Risikofaktoren
- Asthma bronchiale
- Pneumonie, Abszess
- Rippenfraktur
- Iatrogen (Pleuradrainage, Biopsie, Reanimation, ZVK)
- ARDS

Diagnostik

– Labor
- BB, aBGA

– EKG

– Rö-Thorax
- im Stehen

Konsil

- Thoraxchirurgie (*Ind.:* Anlage Bülaudrainage)

➲ Therapie

- **O_2-Sonde** 4–8 l/min
- **Analgesie**: 50 mg Pethidin od. Pentazocin (Fortral®)

— Differenzialtherapie

Spontanpneumothorax

- Mantel- oder Spitzenpneumothorax *konservativ*

Pneumothorax mit Ateminsuffizienz

- *Bülaudrainage* (vordere Axillarlinie, 4./5. ICR), tgl. Rö Kontrolle!

Spannungspneumothorax

- *initial Notfalldrainage* mit großer Braunüle (14 G), Oberrand 2. Rippe in Medioklavikularlinie (Monaldi-Zugang)
- *dann Bülaudrainage*

Procedere

- **ICU**: beatmungspflichtige respiratorische Insuffizienz
- **IMC**: Pneumothorax nach Anlage einer Bülaudrainage
- **NC**: Mantel- oder Spitzenpneumothorax

D

Nephrologisch-rheumatologische Notfälle

1 Akutes Nierenversagen

Sabine Blaschke

Leitsymptomatik

- Oligurie (< 500 ml/d), Anurie (< 100 ml/d)
- Anstieg des Serum-Krea > 0,5 mg/dl oder > 50% des Ausgangswerts
- pulmonale Stauung/Lungenödem
- periphere Ödeme

– Komplikationen

- Arrhythmien
- Perikarderguss
- Lungenödem
- Koma
- Sepsis

Ursachen

– Prärenal

- Hypovolämie, Hypotonie, Schock
- hepatorenales Syndrom bei Leberzirrhose

– Renal

- ischämisch:
  - Nierenarterien-/Venenverschluss
  - Sepsis, MOV
- toxisch:
  - Rö-KM
  - Rhabdomyolyse, Hämolyse
  - Med.: NSAR, ACE-Hemmer, Ampho B, Antibiotika, Cisplatin, Narkotika
- intrinsisch:
  - akute interstitielle Nephritis durch Medikamente (u.a. NSAR, Antibiotika)
- Infektionen:
  - akute PN od. Reaktion auf system. Infektionen, insbes. Legionellose, Leptospirose, Hantavirus Infektion)
- Immunolog. Erkrankung: SLE, RPGN bei systemischer Vaskulitis
  - HUS/TTP
  - akute Transplantatabstoßung
  - Präeklampsie

– Postrenal

- Obstruktion der ableitenden Harnwege

Diagnostik

- Labor
  - BB, Krea, HN, Na, K, Ca, CK, GOT, GPT, LDH, CRP
  - aBGA
  - Diff BB, Ery-Morphologie (Fragmentozyten?)
  - Urinstatus, -sediment, mikroskopischer Urinbefund: Akanthozyten? Erytrozyten-Zylinder?
  - ANA, ANCA, anti-GBM-AK
- Mikrobiologie
  - *bei V.a. Infektion:* BK, Stuhlkulturen
  - Hantavirus-, Leptospirenserologie
  - Hepatitis-B, -C, HIV-Serologie
- Bildgebung
  - Sonographie
    - Nierengröße, -struktur, Harnstau?
    - Dopplersono Nierenarterien
    - *Ind.:* V.a. Nierenarterienverschluss
  - Echokardiographie
    - *Ind.:* V.a. Perikarderguss
  - Rö-Thorax
- EKG

Konsil

- Nephrologie
- Urologie (*Ind.:* postrenales ANV)

➲ Therapie

- Allgemein
  - DK zur Überwachung der Diurese
  - Absetzen nephrotox. Medikamente, kein KM
  - Flüssigkeits- und Elektrolytkorrektur (Hyperkaliämie!)
- Furosemid
  - 80–250 mg i.v., Fortsetzung mit 20–40 mg/h
  - *nur* initial oder bei Beginn der Ausscheidung mit 10–20 ml/min
  - *Kontraind:* prä-/postrenales ANV
- HD Indikation
  - Hyperkaliämie ($K^+ > 6{,}5$ mmol/l)
  - Lungenödem
  - Urämie Sy. (u.a. Perikarderguss, Koma, Gastritis)
  - met. Azidose ($pH < 7{,}2$)

– Maßnahmen nach Ursachen
  - **Prärenal:** Volumenersatz (0,9% NaCl, kolloidale Lsg., EK)
  - **Renal:** Antibiotika bei Sepsis
  - **Postrenal:** urolog. Intervention

Procedere

- **ICU:** *Ind.* Akutdialyse, Schock, Sepsis, Rhabdomyolyse, system. Vaskulitis
- **IMC:** ANV ohne ind. Akutdialyse
- **NC:** postrenales ANV

2 Dekompensierte chronische Niereninsuffizienz

Sabine Blaschke

Leitsymptomatik

- Urämie
  - Haut: Café-au-lait Farbe der Haut, Pruritus, Ödeme
  - ZNS: motor. Unruhe, ton.-klon. Krämpfe, Koma
  - PNS: Polyneuropathie
  - Lunge: Lungenödem
  - Herz: urämische Perikarditis, Perikarderguss
  - Gastrointestinaltrakt: Übelkeit, Erbrechen, Diarrhoe

Ursachen

- Glomerulopathie
  - primär (membranöse GN, fokal-segmentale GN, ...)
  - sekundär (Diab. mell., SLE, WG, Amyloidose, HUS, ...)
- tubulointerstitielle Erkrankungen
  - Analgetika-Nephropathie, Plasmozytom)
- angeboren (Zystennieren, Alport-Syndrom)
- art. HTN
- obstruktive Uropathie

Diagnostik

— Labor

- BB, Glc, Krea, HN, E'lyte (Na, K, Ca), HS
- Phosphat
- aBGA
- Urinstatus, -sediment

— Mikrobiologie

- Hepatitis-B, -C, HIV-Serologie (Vorbereitung bei geplanter HD)

— EKG

— Bildgebung

- Sono Abdomen
- Rö-Thorax

Konsil

- Nephrologie

➲ Therapie

– Allgemein

- E/A Bilanz
- Flüssigkeitsrestriktion (Einfuhr: Urinvolumen + 500 ml/d)
- Furosemid (Gabe abh. von Diurese)
- K^+ und phosphatarme Diät, strenge BZ-Einstellung bei diabet. NP
- antihypertensive Therapie (Ziel RR < 120/80 mmHg)
- keine nephrotox. Medikamente

– Kausal

- Immunsuppressive Therapie bei RPGN
- Behandlung von HWI
- Behandlung einer Harnabflussstörung

Procedere

- **ICU**: hämodynam. Instabilität, respirator. Insuffizienz, HD Indikation (s. ANV in Sek. D, Kap. 1)
- **IMC**: dekompensierte chron. NI ohne hämodynam. oder respiratorische Insuffizienz
- **NC**: keine akute HD *Indikation*

3 Akuter Harnwegsinfekt und Akute Pyelonephritis

Sabine Blaschke

Leitsymptomatik

- akuter HWI: Dysurie, Pollakisurie
- akute PN: Fieber, Schüttelfrost, Flankenschmerz

— Komplikationen

- Urosepsis

Diagnostik

— Labor

- BB, Glc, Krea, HN, E'lyte (Na, K, Ca), CRP
- Urinstatus, -sediment

— Mikrobiologie

- Urin- und Blutkultur

— Sono Abdomen

Konsil

- Urologie (*Ind.*: supravesikale Obstruktion [Urolithiasis], infravesikale Obstruktion [BPH, Ca, Harnröhrenenge])

➲ Therapie

— Allgemein

- Flüssigkeitsumsatz
- antibiotische Therapie

— Akuter HWI

- oral: Cotrimoxazol (2 x 180/800 mg), Ciprofloxacin (2 x 500 mg)

— Komplizierter HWI und akute PN

- i.v.: Ciprofloxacin 2 x 400 mg, Amoxcillin/Clavulansäure 3 x 2,2 g

Procedere

- **ICU**: septischer Schock
- **IMC**: Urosepsis
- **NC**: bei erhebl. Komorbidität und/oder Risikofaktoren: IDDM, supra-/infravesikale Obstruktion
- **Entlassung/ambulante Versorgung**: HWI ohne Komplikationen und Risikofaktoren

Literatur

Deutsche Gesellschaft für Urologie S3 Leitlinie Harnwegsinfektionen bei Erwachsenen, unkompliziert, bakteriell ambulant erworben: Epidemiologie, Diagnostik, Therapie und Management. AWMF online (Reg. Nr. 043-044). Stand: 1.6.2010. URL: http://www.awmf.org/uploads/tx_szleitlinien/043-044k_S3_Harnwegsinfektionen.pdf (abgerufen am 18.09.2014)

4 Urolithiasis

Sabine Blaschke

Leitsymptomatik

- Koliken
  - Nierenkolik: Flankenschmerz
  - Ureterkolik: Unterbauchschmerz
  - Blasenstein: Pollakisurie
- Unruhe
- Übelkeit, Erbrechen

— Komplikationen

- Urosepsis

Diagnostik

— Labor

- BB, Krea, HN, E'lyte (Na, K), CRP
- Urinstatus, -sediment

— Bildgebung

- Sono Abdomen
- Rö Abdomenleeraufnahme
- ggf. Spiral CT

Konsil

- Urologie (*Ind.*: persistierende Schmerzen)

➲ Therapie

— Analgesie

- Metamizol 500–1.000 mg i.v.
- Butylscopolamin 2–3 A in 500 ml 0,9% NaCl

— Antibiotika

- *Ind.*: Fieber
- Ciprofloxacin 2 x 400 mg i.v.

— Urolog. Intervention

- Doppel-J-Katheter
- Steinextraktion

Procedere

- **ICU:** Urosepsis
- **IMC:** Urolithiasis vor Intervention
- **NC:** –

Literatur

Deutsche Gesellschaft für Urologie (2009) S2k Leitlinie Diagnose, Therapie und Metaphylaxe der Urolithiasis. AWMF online (Reg. Nr. 043-025). Stand: 1.2.2009. URL: http://www.awmf.org/leitlinien/ (in Überarbeitung) (abgerufen am 18.09.2014)

5 Hypertensive Krise

Sabine Blaschke

Leitsymptomatik

- akuter RR Anstieg mit RR sys > 220 mmHg und RR diast > 120 mmHg

Organkomplikationen

- ZNS: Kopfschmerzen, Schwindel, neurolog. Defizit, Apoplex
- Herz: ACS, Lungenödem, Aneurysma dissecans
- Niere: ANV

Ursachen

- primäre oder sekundäre Hypertonie
- Unterbrechung einer antihypertensiven Therapie
- (Prä)Eklampsie

Diagnostik

— Labor
- BB, Gluc, Krea, HN, E'lyte (Na, K), CK, TropT/I
- Urinstatus, -sediment

— EKG

— Rö-Thorax

Konsil

- Nephrologie (*Ind.:* akute od. chron. NI)
- Neurologie (*Ind.:* ZNS-Organkomplikation)

➲ Therapie

- **Cave:** RR-Senkung nur um ca. 25%/min und auf Normwert innerhalb eines Tages

— 1. Wahl
- Nitroglycerin 2 H., dann 1,5–3 mg/h i.v.
- Urapidil (Ebrantil®) 25 mg i.v., dann 2–10 mg/h i.v.

— 2. Wahl
- Clonidin 0,075–0,15 mg i.v., dann 10–40 µg/h
- Dihydralazin 25 mg i.v.

— Ultima ratio
- NPN Natrium-Nitroprussid 0,2–0,5 µg/kg/min

- Bei Lungenödem
  - zusätzl. Furosemid 10–40 mg/h
- Bei term. NI
  - Hämodialyse
- Bei Schwangerschaft und V.a. Eklampsie
  - Magnesiumsulfat, Metoprolol oder Dihydralazin (25 mg)

Procedere

- **ICU:** hypertensive Krise mit schweren Organkomplikationen
- **IMC:** hypertensive Krise ohne Organkomplikationen
- **NC:** -

Literatur

Deutsche Gesellschaft für Hypertonie und Prävention – Deutsche Hochdruckliga (2008) S2 Leitlinie Behandlung der arteriellen Hypertonie. AWMF online (Reg. Nr. 046-001). Stand: 1.6.2008. URL: http://www.awmf.org/leitlinien (in Überarbeitung) (abgerufen am 06.10.2014)

Mancia G, Fagard R, Narkiewicz K, Redón J, Zanchetti A, Böhm M, Christiaens T, Cifkova R, De Backer G, Dominiczak A, Galderisi M, Grobbee DE, Jaarsma T, Kirchhof P, Kjeldsen SE, Laurent S, Manolis AJ, Nilsson PM, Ruilope LM, Schmieder RE, Sirnes PA, Sleight P, Viigimaa M, Waeber B, Zannad F; Task Force Members (2013) ESH/ESC Guidelines for the management of arterial hypertension. Eur Heart J 34, 2159-2219

6 Hyperkaliämie

Sabine Blaschke

Leitsymptomatik

- *kardial:* Arrhythmien (Bradykardie, AV-Block, VT)
- *neuromuskulär:* Muskelschwäche, Hyporeflexie

Ursachen

- Medikamente (K^+ sparende Diuretika)
- Niereninsuffizienz
- metabol. Azidose
- Hämolyse

Diagnostik

— Labor

- E'lyte (Na, K), Glc, Krea, HN, CK, LDH

— EKG

Konsil

- Nephrologie (*Ind.*: $K^+ > 6{,}5$ mmol/l, Niereninsuffizienz)

➲ Therapie

— $K^+ > 6$ mmol/l

- Kationenaustauscher (Resonium®) alle 6 h
- Salbutamol (Berotec®) 2 H.
- Furosemid 40–250 mg i.v. (Gabe abh. von Diurese)

— $K^+ > 7$ mmol/l

- 200 ml Glc 20% + 20 IE Actrapid über 20 min
- Hämodialyse

Procedere

- **ICU:** schwere Arrhythmien, hämodynamische Instabilität, Hämodialyse-Ind.
- **IMC:** symptomatische Hyperkaliämie
- **NC:** bei Normokaliämie

7 Hyponatriämie

Sabine Blaschke

Leitsymptomatik

- generalisierte Krampfanfälle, Somnolenz, Koma
- Muskelschwäche
- Übelkeit

Ursachen

- Medikamente (Diuretika, Infusion elektrolytarmer Lösungen)
- Niereninsuffizienz
- Leberzirrhose
- M. Addison
- SIADH-Syndrom
- Polydipsie
- Pseudohyponatriämie bei Hyperlipidämie/Hyperproteinämie

Diagnostik

– Labor
- BB, Glc, E'lyte (Na, K), Krea, HN
- Serum- und Urin-Osmolarität
- Urinvolumen

Konsil

- Neurologie (*Ind.:* neurolog. Defizit)

➲ Therapie

– Substitution bei Na < 125 mmol/l
- *Ziel:* Anheben des Na Spiegels um 1–2 mmol/l/h mit
  - 5,85% NaCl 1–5 mval/h (stdl. Na Kontrolle!)

– Wasserrestriktion bei Verdünnungshyponatriämie

Procedere

- **ICU**: Hyponatriämie mit neurolog. Manifestation
- **IMC**: symptomatische Hyponatriämie
- **NC**: –

8 Hyperkalzämie

Sabine Blaschke

Leitsymptomatik

- *renal:* Oligo-Anurie, metabol. Alkalose
- *gastrointestinal:* Erbrechen, Obstipation, Ileus, Pankreatitis
- *kardial:* QT-Zeit ↓, Bradykardie, Asystolie
- *neurol./psych.:* Adynamie, Verwirrtheit, Koma

Ursachen

- Neoplasie (Bronchial-, Mamma Ca)
- Plasmozytom
- Vit. D-Intoxikation
- HPT
- Sarkoidose

Diagnostik

— Labor

- Na, K, Ca, Krea, HN, Protein, Glc, LDH, aBGA
- *Zur Differenzialdiagnose:* Phosphat, Mg, aP, PTH, Eiweißelektrophorese

— EKG

Konsil

- Nephrologie *Ind.:* Oligo/Anurie: HD Indikation

➲ Therapie

- Rehydratation 100–200 ml/h 0,9% NaCl
- Furosemid 10–40 mg/h n. Bilanz
- Pantozol 40 mg i.v.
- Prednisolon 100 mg i.v.
- Bisphosphonate (z.B. Pamidronat 15–60 mg über 4 h i.v.)
- *ggf.* Hämodialyse mit Ca-freiem Dialysat
  - *Ind.:* Oligo/Anurie, Ileus, Bradykardie, Koma

Procedere

- **ICU:** hyperkalzäm. Krise mit HD Ind.
- **IMC:** Hyperkalzämie ohne HD Ind.
- **NC:** –

9 Rhabdomyolyse

Sabine Blaschke

Leitsymptomatik

- Symptome des ANV (< Tubulustoxizität des Myoglobins)
- Myalgien, ggf. Kompartmentsyndrom
- Myoglobinurie (rot-brauner Urin)

– Komplikationen

- ANV („Crush Niere")
- Schock
- Arrhythmien

Ursachen

- Muskelischämie: Polytrauma, Verbrennung, Schock, pAVK
- toxisch: Medikamente (Alkohol, Barbiturate, CSE Hemmer, Narkotika, Opiate)
- Sepsis
- *selten:* Hypokaliämie, Hypothyreose

Diagnostik

– Labor

- BB, Glc, Krea, HN, E'lyte (Na, K, Ca), CK, CK-MB
- TropT/I, CRP, Myoglobin

– Nephrolog.-immunolog. Labor

- Urinstatus, -sediment
- ANA, ANCA, anti-GBM

– Bildgebung

- Sono Abdomen
- Rö-Thorax

Konsil

- Nephrologie

➲ Therapie

- hochdosierte Flüssigkeitssubstitution (0,9% NaCl)
- Harnalkalisierung: Bei Urin pH < 6,0 Na-Bikarbonat oder Hexakalium-hexanatrium-trihydrogen-pentacitrat (1MB Uralyt U® Granulat)
- primäre oder sekundäre Giftelimination
- Hämodialyse bei ANV

Procedere

- **ICU**: Rhabdomyolyse mit Komplikation, Hämodialyse
- **IMC**: Rhabdomyolyse ohne Komplikation
- **NC**: –

10 Akute Notfälle nach Nierentransplantation

Sabine Blaschke

Akute Notfälle

1. opportunistische Infektion
   - bakterielle Infektionen; PCP; Tbc; CMV-Infektion; Pilzinfektion
2. akute Abstoßung: Symptome des ANV
3. Immunsuppressiva Überdosierung
   - **Cave:** Mögliche Veränderung der Wirkkonzentration der Immunsuppressiva durch Interaktion mit Antibiotika oder Antikonvulsiva beachten!

Diagnostik

– Labor
  - BB, Glc, Krea, HN, E'lyte (Na, K, Ca), CRP, Q, PTT
  - Urinstatus, -sediment
  - Drug Monitoring: Immunsuppressivum

– Nephrolog.-immunolog. Labor
  - Urinstatus, -sediment
  - ANA, ANCA, anti-GBM

– Mikrobiologie
  - Blut-, Urin-, Sputumkulturen
  - CMV Serologie, CMV PCR, pp65

– Bildgebung
  - Sono Abdomen, ggf. Dopplersono Transplantatniere
  - Rö-Thorax

Konsil

- Nephrologie (Notfall!)
- Transplantationschirurgie

➲ Therapie

- Flüssigkeitssubstitution (0,9% NaCl)
- **Ad 1.** kalkulierte Antibiotika Therapie (Konsil Nephrologie)
- **Ad 2.** intensivierte Immunsuppression (Konsil Nephrologie)
- **Ad 3.** Dosisanpassung Immunsuppression (Konsil Nephrologie)

Procedere

- **ICU**: ANV, septischer Schock
- **IMC**: Sepsis, akute Abstoßung
- **NC**: Immunsuppressiva Überdosierung

11 Pulmorenales Syndrom

Sabine Blaschke

Leitsymptomatik

- *HNO:* Epistaxis
- *Lunge:* Hämoptysen
- *Niere:* akute/chron. Niereninsuffizienz
- *Haut:* Purpura
- körperliche Abgeschlagenheit, Fieber, Arthralgien, Myalgien

Diagnostik

– Labor

- BB, Glc, Krea, HN, E'lyte (Na, K, Ca), CRP, Q, PTT
- aBGA

– Nephrolog.-immunolog. Labor

- Urinstatus, -sediment
- ANA, ANCA, anti-GBM

– Bildgebung

- Sono Abdomen
- Rö-Thorax

Konsil

- Nephrologie (Notfall!)

➲ Therapie

- Flüssigkeitssubstitution (0,9% NaCl)
- Glucocorticoide, ggfs. Cyclophosphamid
- Antibiotika

Procedere

- **ICU:** Verdachtsdiagnose und hämodynam. u./od. respiratorische Insuffizienz u./od. ANV
- **IMC:** hämodynamisch und respiratorisch stabil
- **NC:** –

12 Akuter Gichtanfall

Sabine Blaschke

Leitsymptomatik

- akute Arthritis (meist monoartikulär)
- Gelenkbeteiligung nach Häufigkeit: Großzehengrundgelenk > Sprunggelenk > Kniegelenk > Tarsalgelenke > Schulter-, Ellenbogen-, Hand-, Fingergelenke

Ursachen

- metabolisches Syndrom
- Alkoholexzess
- Kohlenhydrate-Mangelernährung
- *Medikamente:*
  - Thiazid-Diuretika, Pyrafat (Pyrazinamid)
  - Chemotherapie

Diagnostik

– Labor

- BB, Glc, Krea, Harnstoff N, Harnsäure, CRP
- Urinstatus

– Röntgen

- betroffenes Gelenk

Konsil

- Rheumatologie (*Ind.*: unklare Arthritis)

➲ Therapie

- kalte Umschläge
- Ruhigstellung und Hochlagerung des betroffenen Gelenkes
- purinarme Diät
- Harnalkalisierung: 1 MB Hexakalium-hexanatrium-trihydrogen-pentacitrat (Uralyt U® Granulat) bei Urin pH < 6,0
- NSAR: Diclofenac 75 mg
- Allopurinol 150–300 mg/d
- Colchicin 1–2 mg alle 2 h (bis zu 6 mg pro Tag; **Cave**: KI Niereninsuffizienz)
- *ggf.* Prednisolon
- *ggf.* Rasburicase (Fasturtec®) 0,2 mg/kg i.v. bei akuter Hyperurikämie

Procedere

- **ICU:** –
- **IMC:** –
- **NC:** akuter Gichtanfall

E

Gastrointestinale Notfälle

1 Obere gastrointestinale Blutung

Harald Schwörer, Dirk Raddatz und Sabine Blaschke

Leitsymptomatik

- Hämatemesis („sichtbare erhebliche Blutung“)
- Meläna

– Komplikationen
  - hypovolämischer Schock
  - Aspirationspneumonie

Ursachen

- Ösophagusvarizenblutung, Ösophagitis, Mallory-Weiss-Syndrom
- akute erosive Gastritis
- Ulcus ventriculi oder duodeni
- Magen/Ösophagus Ca
- Blutungen aus dem HNO-Bereich
- Blutungen aus dem Bronchial-/Lungensystem
- Medikamentenanamnese (Antikoagulantien, NSAR etc.)

Diagnostik

– Labor
  - BB, Elektrolyte, Glc, Krea, Prot., Alb, γ-GT, AP
  - AST, ALT, Bilirubin ges.
  - Q, PTT
  - aBGA, Ammoniak, Lactat
  - ggf. Ethanolspiegel
  - Blutgruppe, Kreuzblut

– Gastroskopie, ggf. Enteroskopie od. Kapselendoskopie

– Sono Abdomen mit Doppler

Konsil

- Gastroenterologie
- ggf. HNO
- ggf. Pneumologie

➲ Therapie

— **Volumensubstitution**
  - Kolloide, H-Albumin 20%, EK, FFP

— **Pantoprazol**
  - 80 mg i.v.
  - dann 8 mg/h i.v. bei GIT-Blutung

— **Interventionelle Gastroskopie**
  - Unterspritzung, Clips, Varizenbanding, Gewebekleber

Bei Ösophagusvarizenblutung zusätzlich
  - Terlipressin 2 mg i.v. (abh. V. RR) (alternativ zu Terlipressin bei KI)
  - Sandostatin: Bolus 50 µg i.v., dann 50–100 µg/h
  - Lactulose (Bifiteral®) 20 ml p.S. od. Einlauf (Ziel: 2–3 weiche Stühle/d)
  - Obligate Antibiose (z.B. Ciprofloxacin i.v., Ceftriaxon i.v.)
  - Humanalbumin, FFP, Eks
  - ggf. Sengstaken-Sonde, Linton-Nachlas-Sonde
  - ggf. Notfall-TIPS
  - Antibiose

Bei Ulcus ventriculi/duodeni zusätzlich
  - Eradikationstherapie Clarithromycin (Klacid®) 2 x 500 mg + Amoxicillin 2 x 1 g
  - *oder* 2 x PPI + Clarithromycin + Amoxicillin oder 2 x PPI + Clarithromycin + Metronidazol

Procedere

- **ICU**: Ösophagusvarizenblutung, Ulcus ventriculi/duodeni (Forrest I), hämodynamische Instabilität, Mallory Weiss-Syndrom
- **IMC**: Hb-instabile Ulcusblutung (Forrest II)
- **NC**: Z.n. Blutung, hämodynamisch stabil

2 Untere gastrointestinale Blutung

Harald Schwörer, Dirk Raddatz und Sabine Blaschke

Leitsymptomatik

- Hämatochezie

– Komplikationen
- hypovolämischer Schock

Ursachen

- Divertikel, Meckel'sches Divertikel
- Tumor, Polyp
- Angiodysplasie
- Ischämie
- chron. entz. Darmerkrankung
- akute infektiöse Colitis
- Hämorrhoiden

Diagnostik

– Labor
- BB, E'lyte, Glc, Krea, Prot, Alb, CRP
- AST, ALT
- Q, PTT
- aBGA, Lactat
- Blutgruppe, Kreuzblut

– Mikrobiologie
- Stuhlkulturen, Clostridium diff. Toxin

– Sono Abdomen mit Doppler

– Coloskopie
- ggf. Gastroskopie/Enteroskopie/Kapselendoskopie zur Lokalisation der Blutungsquelle, ggf. Intervention

falls erfolglos
- (CT)-Angiographie

Konsil

- Gastroenterologie
- Chirurgie

➲ Therapie

- Volumensubstitution (Kolloide, Humanalbumin, EK, FFP)
- interventionelle Coloskopie

Procedere

- **ICU**: hämodynamische Instabilität mit Multiorganversagen
- **IMC**: Hb-instabile UGI-Blutung
- **NC**: Hb-stabile UGI-Blutung

3 Akute Pankreatitis

Harald Schwörer, Dirk Raddatz und Sabine Blaschke

Leitsymptomatik

- gürtelförmige Oberbauchschmerzen
- Übelkeit, Erbrechen, Exsikkose
- Meteorismus, Subileus

– Komplikationen

- Schock, Multiorganversagen, Ileus

Ursachen

- *toxisch:* Alkoholabusus
- *biliär:* Choledocholithiasis/Cholecystolithiasis
- *medikamentös:* (Steroide, Thiazide, Azathioprin, ACE Hemmer, ...)
- *viral* (z.B. Mumps)
- *selten:* HPT, Hyperkalzämie, genetische Ursache, autoimmun

Diagnostik

– Labor

- BB, E'lyte (Ca2+!), Glc, Krea, Lipase, CRP, ggf. Procalcitonin
- AST, ALT, AP., γGT, Bili
- Q, PTT, Ethanolspiegel
- aBGA, Lactat
- Urinstatus
- Blutkultur

– EKG

– Bildgebung

- Sono Abdomen
- Rö-Thorax

Konsil

- Gastroenterologie

➲ Therapie

- Nahrungskarenz, evtl. Magensonde
- Flüssigkeitssubstitution 100–200 ml/h Kristalloide (unter ZVD Kontrolle, in den ersten 24 h 3–6 l)
- prophylaktische Heparinisierung (Thromboseprophylaxe)
- Pantoprazol 40 mg i.v.
- keine prophylaktische Antibiose
- Analgesie: Novaminsulfon (Novalgin®), Buprenorphin (Temgesic®), Pethidin (Dolantin®)
- ERCP (*Ind.*: biliäre Genese) mit Cholangitis

Procedere

- **ICU**: schwere akute Pankreatitis mit Organkomplikationen
- **IMC**: akute Pankreatitis ohne Organkomplikationen, jedoch ausgeprägte Schmerzen, Volumenmangel
- **NC**: milde akute Pankreatitis

4 Akutes Leberversagen

Harald Schwörer, Dirk Raddatz und Sabine Blaschke

Leitsymptomatik

- Foetor hepaticus
- hepatische Enzephalopathie, Hirnödem
- Ikterus
- evtl. Zeichen der portalen Hypertension

Ursachen

- *viral:* fulminante Hepatitis
- *toxisch:*
  - Medikamente (NSAR, Paracetamol, Naturheilmittel/Homöopathica u.a.)
  - Knollenblätterpilz, etc.
  - äthyltoxisch
- Budd-Chiari-Syndrom
- M. Wilson etc.

Diagnostik

– Labor
  - BB, E'lyte, Glc, Krea, Prot, Alb, CK, LDH, AST, ALT
  - AP, γGT, Bili ges., Lipase
  - Q, PTT, INR
  - aBGA, Ammoniak, Lactat
  - Blutkultur, Urinstatus
  - Haptoglobin, Fe, Transferrin, Ferritin, Cu, Coeruloplasmin
  - ANA, AMA, SLA, SMA AK
  - Hepatitis A-, B-, C-, D-, E-, EBV-, CMV-Serologie
  - Paracetamolspiegel, Drogenscreening im Urin

– Neurologie
  - Schriftprobe
  - engmaschige neurologische Statuskontrolle (**Cave**: Hirnödem)

– EKG

– Bildgebung
  - Sono Abdomen und Dopplersono Lebergefäße
  - evtl. CT

Konsil

- Gastroenterologie
- Transplantationschirurgie
- Neurologie (Hirndruckzeichen?)
- Psychiatrie
- Augenheilkunde (M. Wilson?)
- Giftinformationszentrale (Medikamente, Pilze)

➲ Therapie

- Lactulose (Bifiteral®) 3 x 1 MB; ggf. Lactulose Einlauf (Ziel: 2–3 Stühle/d)
- ggfs. parenterale Ernährung: G40% + AS Hepar + 1A Multibionta
- evtl. Thiamin
- Pantoprazol, Folsäure
- restriktiver Medikamentengebrauch!
- HD bei ANV (hepatorenales Syndrom)
- zunächst keine Substitution von Albumin, Vitamin K, Gerinnungsfaktoren (falls keine lebensbedrohlichen Blutungen bestehen)

Procedere

- **ICU**: hepatisches Koma mit respiratorischer Insuffizienz, Hirnödem
- **IMC**: akutes Leberversagen ohne respiratorische Insuffizienz
- **NC**: –

5 Gallenkolik

Harald Schwörer, Dirk Raddatz und Sabine Blaschke

Leitsymptomatik

- krampfartiger Schmerz im re Oberbauch (ggf. mit Ausstrahlung in die re Schulter)
- Übelkeit, Erbrechen
- heller Stuhl, dunkler Urin

– Komplikationen

- akute Cholezystitis, Cholangitis, biliäre Pankreatitis

Diagnostik

– Labor

- BB, E'lyte, Krea, Glc, Harnsäure, Lipase, CRP
- AST, ALT, AP, γGT, Bili
- Q, PTT
- Urinstatus

– Bildgebung

- Sono Abdomen, ggf. Endosonographie
- Rö-Thorax und Rö-Abdomenübersicht

– Interventionell

- Gastroskopie (Ausschluss Ulcus)
- ERCP

Konsil

- Gastroenterologie
- Chirurgie

➲ Therapie

- Nahrungskarenz
- Flüssigkeitssubstitution: Kristalloide
- Spasmolytika: Butylscopolamin (Buscopan®)
- Analgetika: Novaminsulfon (Novalgin®), Diclofenac, Paracetamol (i.v.), Indometacin, Buprenorphin (Temgesic®), Pethidin (Dolantin®)
- Antibiotika: bei Cholecystitis/Cholangitis
- Ceftriaxon + Metronidazol
- Ciprofloxacin + Metronidazol, ggf. Carbapeneme. Bei biliärer Kolik bei Cholezystitis: Piperacillin + Tazobactam oder Ampicillin + Sulbactam

Procedere

- **ICU**: hämodynamische oder respiratorische Insuffizienz
- **IMC**: –
- **NC**: akute Cholecystitis, Cholangitis

Literatur

Deutsche Gesellschaft für Gastroenterologie, Verdauungs- und Stoffwechselkrankheiten (2007) S3 Leitlinie Gallensteine, Diagnostik und Therapie. AWMF online (Reg. Nr. 021-008). Stand: 1.7.2007. URL: http://www.awmf.org/leitlinien (in Überarbeitung) (abgerufen am 18.09.2014)

6 Ileus

Harald Schwörer, Dirk Raddatz und Sabine Blaschke

Leitsymptomatik

- mechanischer Ileus: krampfartige abdominelle Schmerzen
- paralytischer Ileus: fehlende Darmgeräusche
- Stuhl- und Windverhalt
- Meteorismus
- Erbrechen

– Komplikationen

- akute Peritonitis, Schock, Multiorganversagen

Ursachen

- mechanischer Ileus
  - G-Tumoren
  - Invagination, Strangulation
  - Bridenileus
- paralytischer Ileus
  - abdominelle Entzündungen
  - postoperativ
  - Mesenterialgefäßverschluss
  - Erkrankungen von Pankreas, Gallenwegen
  - Medikamente (u.a. Analgetika)

Diagnostik

– Labor

- BB, Krea, E'lyte (Na, K, Ca), Glc, AST, ALT
- Bili, Lipase, CK, TropT/I, CRP, art. BGA, Lactat, TSH
- PTT, Q
- Blutgruppe, Kreuzblut
- Urinstatus, Blutkulturen

– EKG (Rhythmus)

– Bildgebung

- Sono Abdomen mit Doppler
- Rö-Thorax und Abdomenübersicht
- ggf. CT Abdomen/Becken
- Endoskopie

Konsil

- Gastroenterologie/Endokrinologie
- Chirurgie

➲ Therapie

– Paralytischer Ileus

- Magensonde
- Nahrungskarenz, parenterale Ernährung
- Flüssigkeits- und Elektrolytersatz
- Prophylaktische Antikoagulation
- Antibiotika:
  - Cetriaxon + Metronidazol od. Imipenem oder Meropenem
- Darmstimulation: Distigmin, ggf. mit Metoclopramid
- Bei paralytischem Ileus: kein Butylscopolamin, keine Opioide, kein Metamizol
- Schmerzmedikation nach int. + chirurg. Abdominalbeurteilung

– Mechanischer Ileus

- operativ

Procedere

- **ICU**: Ileus mit Komplikationen und Beatmungspflichtigkeit
- **IMC**: Ileus mit Komplikationen ohne Beatmungspflichtigkeit
- **NC**: paralytischer Ileus ohne Komplikationen

F

Endokrin-metabolische Notfälle

1 Akute diabetische Stoffwechsel-entgleisung

Dirk Raddatz und Sabine Blaschke

Leitsymptomatik

- Exsikkose
- Bewusstseinstrübung (Somnolenz, Koma)
- Ketoazidose (Azetongeruch, Kussmaul-Atmung)
- Hyporeflexie
- Übelkeit, Erbrechen, Pseudoperitonitis

— Komplikationen

- Hirnödem, Hypovoläm. Schock, Thromboembolie, Sepsis, Arrhythmien

Ursachen

- Infekte
- Therapiefehler
- Stress (posttraumatisch, postoperativ)
- Erstmanifestation Diab. mell.

Diagnostik

— Labor

- BB, Glc, Krea, Na, K, CRP, aBGA, Lactat
- Urinstatus
- HbA1C (mit Ketonkörpern)

— EKG

— Bildgebung

- Sono Abdomen
- Rö-Thorax (bei klin. V.a. Pneumonie ggf. erst nach ZVK Anlage)

Konsil

- Gastroenterologie/Endokrinologie/Diabetologie

➲ Therapie

- Rehydrieren:
  - 0,9% NaCl
  - 1. Std.: 1.000 ml/h, 2. – 7. Std.: 500 ml/h, nach 8. Std.: 200 ml/h i.v.
- Kaliumsubstitution: 10–20 mval/h
- Insulin
  - initialer Bolus 10–20 I.E. i.v.
  - dann 6 IE/h i.v.
  - **Cave**: Senkung des BZ nur ≤ 50 mg/dl/h)
- Azidosekorrektur:
  - Na Bikarbonat (mmol/l) = Be x KG x 0,3 (fakultativ bei pH < 7,0)
- Antibiotika
- low dose Heparin
- Magensonde: fakultativ bei Magenatonie
- Dauerkatheter: fakultativ bei Blasenentleerungsstörungen

Procedere

- **ICU**: diabet. Koma
- **IMC**: –
- **NC**: diabetische Stoffwechselentgleisung, ohne Komplikationen

2 Hypoglykämie

Dirk Raddatz und Sabine Blaschke

Leitsymptomatik

- Heißhunger
- Kaltschweißigkeit
- Tachykardie, Hypotonie
- Verwirrtheit, Schwindel, Krampfanfälle

— Komplikationen

- hypoglykäm. Koma

Ursachen

- Insulinüberdosierung
- orale Antidiabetika
- Insulinom
- schwere Leberfunktionsstörung
- Alkohol
- Nebennieren- oder Hypophyseninsuffizienz
- Hypoglycaemia factitia (Berufsanamnese?)

Diagnostik

— Labor

- BB, Glc, Krea, Na, K, aBGAProben asservieren für: Insulin, C-Peptid, Urin auf Sulfonylharnstoffe

— EKG

— Sono Abdomen

Konsil

- Gastoenterologie/Endokrinologie/Diabetologie

➲ Therapie

- nicht komatöser Patient:
  - 30 g Glukose p.o. z.B. 300 ml Fruchtsaft
- komatöser Patient:
  - 100–200 ml 20% Glukose langsam i.v.
- engmaschige BZ Kontrolle
- falls nicht möglich: Glucagon 1 mg i.m.
  Cave: Emesis, Aspiration!

Procedere

- **ICU**: hypoglykäm. Koma
- **IMC**: –
- **NC**: protrahierte Hypoglykämie

3 Thyreotoxische Krise

Dirk Raddatz und Sabine Blaschke

Leitsymptomatik

- Tachykardie, Hypertonie
- Fieber (39–41 ° C), Exsikkose, Diarrhoe, Haarausfall
- psychomotor. Erregungszustände, Tremor
- Bewusstseinstrübung (Sopor bis Koma)
- Muskelschwäche im Alter: oligo-symptomatisch

— Komplikationen

- Koma, ANV, Psychose

Ursachen

- Struma, M. Basedow, autonomes Adenom
- Stress (Infekte, OP)
- Jodexposition durch Kontrastmittel
- Medikamente: Amiodaron (Coradrex®)

Diagnostik

— Labor

- BB, Na, K, Glc, Krea, CRP, CK, AST, γ-GT
- TSH basal, FT_4, FT_3, TRAK

— EKG

- hohe P-Zacken, abgeflachtes T mit ST-Senkung
- Sinustachykardie, (Tachy-)Arrhythmien

— Sonographie

- Schilddrüse mit Doppler (im Intervall)

Konsil

- Gastroenterologie/Endokrinologie
- Chirurgie

➲ Therapie

- Flüssigkeitssubstitution 2–6 l/d (nach ZVD)
- Hochkalorische Ernährung (3.000 kcal/d)
- Propanolol (Dociton®) 3-4 x 40–80 mg
- Thiamazol (Favistan®) 40–80 mg i.v.
- Perchlorat (Irenat®) 3 x 20° p.o.
- Prednisolon 100–250 mg i.v.
- Heparin low dose oder NMH
- Kühlung
- O_2-Gabe p. Nasensonde
- ggf. Operation
- Sedierung (z.B. 10 mg Diazepam)

Procedere

- **ICU**: thyreotox. Krise mit Komplikationen
- **IMC**: thyreotox. Krise
- **NC**: –

4 Hypothyreose/Myxödem

Dirk Raddatz und Sabine Blaschke

Leitsymptomatik

- Bradykardie, Hypotonie
- Somnolenz: Koma, Ataxie
- Hypoventilation (respirator. Azidose bei Hyperkapnie)
- Hypothermie
- Myxödem der Haut (prätibial), „*wächserne*" *Blässe*

— Komplikationen

- Pneumonie, hämodynam. od. respirator. Insuffizienz, Koma

Ursachen

- Thyreoiditis
- thyreostatische Therapie, Z.n. Radiojodtherapie
- Z.n. Thyreoidektomie
- Stress (Infekte, OP, Kälte)
- Medikamente: Sedativa (Barbiturate), Phenothiazin, Kinaseinhibitoren (Sunitinib etc.), Interferon

Diagnostik

— Labor

- BB, Glc, Na ↓, K ↓, Cl ↓, Ca, AST, ALT, Glc, CK
- aBGA, Ammoniak
- TSH basal, FT4, FT3
- Asservierung von Proben für weitere Hormonbestimmungen (mit Zeitangabe der Abnahme!)

— EKG

- Bradykardie, Niedervoltage, negative T- und ST-Senkung, QT-Verlängerung

— Sonographie

- Schilddrüse (im Intervall)

Konsil

- Gastronterologie/Endokrinologie

➲ Therapie

- Hydrocortison 100–200 mg/d i.v.
- L-Thyroxin
  - 300–500 µg
  - dann 50–150 g/d über 24 h i.v.
  - **Cave**: KHK!
- Flüssigkeitszufuhr (**Cave**: nach ZVD):
  - 0,9% NaCl oder 5% Glukose
  - Elektrolyt-Substitution
- Wärmezufuhr: max. 1°C/h
- ggf. passagerer Schrittmacher

Procedere

- **ICU**: Myxödemkoma, hämodyn. o. Resp. Insuff.
- **IMC**: Hypothyreose m. sonst. Komplikationen
- **NC**: –

5 Akute Nebennierenrinden-Insuffizienz

Dirk Raddatz und Sabine Blaschke

Leitsymptomatik

- **Cave**: Diskrepanz zw. Aussehen und psychomotorischer Aktivität!
- Exsikkose, Oligurie, Hyperpigmentation der Haut, Schleimhäute
- Hypotonie, Schock
- Graues Hautkolorit, Fieber, Hypothermie (!)
- Diarrhoen, Koliken (Pseudoperitonitis), Erbrechen
- Adynamie, Apathie, Verwirrtheit, Koma

— Komplikationen

- Koma, Schock

Ursachen

- Corticoidentzug
- Chron. NNR Insuffizienz + Stress (OP, Infekte. Trauma)
- NNR Blutung, Sepsis, Waterhouse-Friderichsen-Syndrom
- HVL-Insuffizienz

Diagnostik

— Labor

- BB (Diff-BB: Eosinophilie), Na ↓, K ↑, Ca, Glc, Krea
- Harnstoff N, CRP, BZ
- Asservierung von Proben für TSH, T3, T4
- ACTH, Cortisol, Aldosteron, Renin (m. Zeitangabe der Abnahme)
- aBGA, Ammoniak, Lactat

— Bei Diarrhoe

- Stuhlkultur

— Im Intervall

- Sono Abdomen mit Doppler
- CT Abdomen

Konsil

- Gastroenterologie
- Endokrinologie (bei Verdacht auf sek. NNR-Insuffizienz [Hypophysenerkrankung])
- Neurochirurgie
- Ophthalmologe (Gesichtsfeld)

➲ Therapie

- Hydrocortison
  - 100–200 mg als Bolus i.v.
  - anschl. 200 mg/d i.v. bis klin. Besserung
- Flüssigkeitszufuhr:
  - 0,9% NaCl + Glc 10% (1:1), 2–4 l in ca. 4 h i.v.
  - ZVD-Kontrolle!
- Katecholamine bei Schock
- Antibiotika bei auslösender Infektion
- Heparinisierung (1.000 IE/h i.v. initial)

Procedere

- **ICU**: akute NNR-Insuffizienz m. Komplikationen (Koma, Schock)
- **IMC**: -
- **NC**: akute NNR Insuffizienz ohne Komplikationen

Literatur

Deutsche Gesellschaft für Endokrinologie (2010) S1 Leitlinie Nebennierenrindeninsuffizienz. AWMF online (Reg. Nr. 027-034). Stand: 1.1.2010. URL: http://www.awmf.org/uploads/tx_szleitlinien/027-034_S1_Nebennierenrinden-Insuffizienz_01-2010_01-2015.pdf (abgerufen am 18.09.2014)

G

Infektionen

1 Sepsis

Harald Schwörer und Sabine Blaschke

Leitsymptomatik

- SIRS
  - Hyperthermie (T > 38,0°C) od. Hypothermie (T < 36,0°C)
  - Hyperventilation (AF > 20/min)
  - Tachykardie (HF > 90/min)
  - Leukozytose > 12.000/µl, Leukopenie < 4.000/µl
- Sepsis = SIRS + Fokus
- schwere Sepsis = Sepsis + Organdysfunktion (Oligurie, met. Azidose, TA-Erhöhung, Somnolenz)
- septischer Schock = schwere Sepsis + Hypotonie

— Komplikationen

- septischer Schock (m. MOV)
- Verbrauchskoagulaopathie (DIC)

Diagnostik

— Labor

- BB, Diff BB, BZ, Na, K, Krea, HN, GOT, Bili ges.
- CRP, Q, PTT
- aBGA

— Mikrobiologie

- Blut-, Sputum-, Stuhl-, Urin-Kultur
- ggf. Abstrich od. Punktion von Abszessen
- Aszites, Pleuraerguss

— EKG

— Bildgebung

- Rö-Thorax
- Sono Abdomen
- Echo, ggf. TEE

Konsil

- *Fokussuche:* Neurologie, HNO, Chirurgie, Gynäkologie, Urologie

➲ Therapie

– **Volumen**
  - Kristalloide (z.B. 0,9% NaCl) 3–5 l/24 h
  - Kolloide bei hämodynam. Instabilität
  - FFP bei DIC

– **Heparin low dose 200–500 IE/h**

– **Antibiotika**
  - empirisch (s. Sek. H, Empirische Antibiotika-Therapie)

– **Novaminsulfon**
  - max. 5 g/d i.v.

– **Katecholamin**
  - *Ind.:* septischer Schock
  - Noradrenalin (Arterenol®) + Dobutamin (Dobutrex®)

Procedere

- **ICU:** septischer Schock
- **IMC:** Sepsis
- **NC:** –

Literatur

Dellinger RP, Levy MM, Rhodes A, Annane D, Gerlach H, Opal SM, Sevransky JE, Sprung CL, Douglas IS, Jaeschke R, Osborn TM, Nunnally ME, Townsend SR, Reinhart K, Kleinpell RM, Angus DC, Deutschman CS, Machado FR, Rubenfeld GD, Webb SA, Beale RJ, Vincent JL, Moreno R; Surviving Sepsis Campaign Guidelines Committee including the Pediatric Subgroup (2013) Surviving Sepsis Campaign: International Guidelines for Management of Severe Sepsis and Septic Shock: 2012, Crit Care Med 41, 580–637

DIVI (2010) S2 Leitlinie Sepsis – Prävention, Diagnose, Therapie und Nachsorge. AWMF online (Reg. Nr. 079–001). Stand: 1.2.2010. URL: http://www.awmf.org/uploads/tx_szleitlinien/079-001l_S2k_Sepsis_Leitlinientext_01.pdf (abgerufen am 18.09.2014)

2 Akute Gastroenteritis

Harald Schwörer, Helmut Eiffert und Sabine Blaschke

Leitsymptomatik

- plötzliches Auftreten von ≥ 3 Stühlen pro d, Nausea, Erbrechen
- inflammatorische Diarrhoe (= Dysenterie-Syndrom):
  - blutig-eitrige Diarrhoen
  - Tenesmen
  - Fieber
- nicht-inflammatorische Diarrhoe (= Cholera-Syndrom):
  - wässrige Diarrhoen
  - voluminöse Stühle, **Cave**: Elektrolytstörungen

— Komplikationen
- Hypovolämie od. septischer Schock

Erreger

- inflammatorische Diarrhoe:
  - Shigellen, Salmonellen, Campylobacter, E. histolytica, EIEC, EHEC, Yers. enterocolitica, Clostridium difficile
- nicht-inflammatorische Diarrhoe:
  - Vibrio cholerae, ETEC, EPEC
  - Viren (Norovirus, Rotavirus u.a.)
  - St. aureus, Bacillus cereus
  - Giardia lamblia
  - Cryptosporidium parvum
  - Isospora belli

Diagnostik

— Anamnese
- Fieber, Stuhlbeschaffenheit, Auslandsaufenthalt, kontaminierte Nahrungsmittel, Beruf, Tierkontakt
- Immunstatus! Gruppenerkrankung!

— Labor
- BB, Diff BB, E'lyte, Krea, Glc, CRP, AP
- Lipase, Albumin, Bilirubin, AST, γGT

— Mikrobiologie
- Stuhlkulturen, Blutkulturen
- ggf. Urinuntersuchung

- Cl. diff. Toxin (Z.n. Antibiotika Therapie)
- peripherer Blutausstrich (dicker Tropfen bei V.a. Malaria)
- ggf. virolog. Diagnostik (Norovirus, Rotavirus, etc.)
- ggf. Parasiten, Würmer (Auslandsaufenthalte)

– **Sonographie**
- Abdomen

Konsil

- Gastroenterologie/Endokrinologie
- Mikrobiologie

➲ Therapie

– **Leichter Verlauf**
- Rehydratation, Motilitätshemmer (Loperamid – 16 mg/d)

– **Schwerer Verlauf**
- Rehydratation, Elektrolytausgleich
- Kristalloide (z.B. Sterofundin®)
- Wasserdefizit (l) = (Serum Na-140): 140 x kg KG x 0,6

– **Antibiotika**

Nicht-inflammatorische Diarrhoe
- 2 x 500 mg Ciprofloxacin 5 d

Inflammatorische Diarrhoe
- 2 x 500 mg Ciprofloxacin p.o. 5 d
- 2 x 160/800 mg Cotrimoxazol p.o. 5 d

Cl. Difficile Infektion
- 3 x 400 mg p.o. oder 3 x 500 mg Metronidazol i.v.
- 4 x 500 mg Vancomycin p.o.

– **Thromboseprophylaxe**
- Indikation: fieberhafte Diarrhoe, Bakterien

– **Spezifische Therapie**
- nach mikrobiologischer Diagnostik auf Infektionsstation

Procedere

- **ICU**: septischer Schock
- **IMC**: schwere Gastroenteritis, Dehydratation
- **NC**: leichte Gastroenteritis Risikofaktoren

3 Infektionen der oberen Luftwege und des HNO-Traktes

Harald Schwörer, Helmut Eiffert und Sabine Blaschke

Leitsymptomatik

- *Sinusitis:* Fieber, eitrige Rhinorrhoe, Kopfschmerzen
  - Kompl.: Meningitis, Abszess, Sinusvenenthrombose
- *Tonsillitis:* Fieber, Halsschmerzen
- *Retropharyngealabszess:* Fieber, Halsschmerzen, Dysphagie
- *akute Epiglottitis:* Fieber, Stridor, Dyspnoe
- *Diphtherie:* Einschleppung (osteuropäische Länder), Husten, Heiserkeit, inspirat. Stridor, weiße Membranen auf weichem Gaumen (festhaftend), Rachenhinterwand, häufig kein Fieber
- **Cave**: Bei Verdacht auf Diphtherie sofortige Kontaktaufnahme mit Mikrobiologie (Impfanamnese!)!

Diagnostik

– Inspektion

– Labor
- BB, Diff-BB, E'lyte, Krea, HN, CRP

– Mikrobiologie
- Blutkulturen, Abstrich (mit kultureller und mikroskopischer Untersuchung)

– Bildgebung
- Rö-NNH, CT NNH, MRT (nach RS HNO) (V.a. Sinusitis)
- CT Hals (V.a. Retropharyngealabszess)
- Rö-Thorax

– EKG

– evtl. Liquorpunktion (V.a. Meningitis)

Konsil

- HNO
- Neurologie

➲ Therapie

- Flüssigkeitssubstitution
- Antipyretika
- Sicherung der Atemwege
- antibiotische Therapie
  - Sinusitis: Ceftriaxon 2 x 2 g/d (liquorgängig!)
  - Tonsillitis: Amoxicillin 2 x 1 g
  - Retropharyngealabszess: Penicillin G 4 x 5 Mio IU/d und Clindamycin 3 x 0,9–1,2 g/d i.v.
  - akute Epiglottitis: Ceftriaxon 1 x 2 g/d
  - Diphtherie: humanes Anti-Diphtherie Toxin + Penicillin G (RS mit: Mikrobiologie, HNO, Impfanamnese erheben)

Procedere

- **ICU**: septischer Schock
- **IMC**: schwere Infektion, Risikofaktoren (Alter > 60 J, Immundefizienz)
- **NC**: leichte Infektion, Risikofaktoren

4 Hautinfektionen

Harald Schwörer, Helmut Eiffert und Sabine Blaschke

Leitsymptomatik

- *Impetigo:* lokale, eitrige Hautinfektion
- *Erysipel:* schmerzhafte, druckdolente, rote, scharf begrenzte Hautinfektion, system. Infektzeichen

– Hautmanifestationen von systemischen Infektionen

- *Endokarditis:* Osler Knoten (Finger-/Zehenkuppen), Janeway-Läsionen (Fußsohlen), Splinterhämorrhagien (Nagelpfalz)
- *DIC:* Petechien
- *Candidiasis* derbe Knoten der Haut
- *toxisches Exanthem* (= diffuse feinfleckige Erythrodermie): bei Scharlach, Toxic Shock Syndrome

Erreger

- *Impetigo:* St. aureus, Streptokokken
- *Erysipel:* Streptokokken der Gr. A
- *DIC:* gramneg. und grampos. Bakterien
- *Candidiasis:* Candida alb.
- *toxisches Exanthem:* St. aureus, Streptokokken Gr. A

Diagnostik

– Untersuchung

- Inspektion
- Auskultation

– Labor

- BB, Diff-BB, E'lyte, Krea, HN, AST, ALT, CRP
- Q, PTT

– Mikrobiologie

- Abstrich, Blutkultur

– Bildgebung

- Echo
- TEE (V.a. Endokarditis)
- Sono Abdomen

Konsil

- Dermatologie (unklarer Befund)

➲ Therapie

– Maßnahmen

- Flüssigkeitssubstitution
- Antipyretika
- Antibiotika
- DIC (s. Sek. G, Kap. 1, Sepsis)

– Antibiotikawahl

- Impetigo
  - Flucloxacillin 4 x 1 g i.v.
  - *oder* Amoxicillin + Clavulansäure (Augmentan®) 3 x 2,2 g i.v., bei Allergie Clindamycin 3 x 600 mg i.v.
- Erysipel
  - Penicillin G 3 x 5 Mio IU/d i.v.
  - oder Amoxicillin 3 x 2,2 g i.v.
- tox. Exanthem
  - Flucloxacillin 4 x 2 g i.v. ggf. + Clindamycin 3 x 600 mg i.v.
- Endokarditis (s. Sek. B)
- Candidiasis
  - Fluconazol 400 mg i.v.

Procedere

- **ICU**: sept. Schock
- **IMC**: schwere Infektion, Risikofaktoren (Alter > 60 J, Immundefizienz)
- **NC**: leichte Infektion, Risikofaktoren

Literatur

Deutsche Dermatologische Gesellschaft (2011) S2 Leitlinie Staphylococcus aureus bedingte Infektionen der Haut und Schleimhäute, Diagnostik und Therapie. AWMF online (Reg. Nr. 013-038). Stand: 1.4.2011. URL: http://www.awmf.org/uploads/tx_szleitlinien/013-038l_S2k_Staphyococcus_aureus_2011-09.pdf (abgerufen am 18.09.2014)

5 Weichteilinfektionen

Harald Schwörer, Helmut Eiffert und Sabine Blaschke

Leitsymptomatik

- nekrotisierende Fasziitis:
  - Fieber, Rötung, Überwärmung, scharf begrenzte Weichteilinfektion, Blasen, Hautnekrosen, Knistern
- Gangrän:
  - Hautulzera mit putridem bräunl. Exsudat, stark schmerzhaft

Diagnostik

— Inspektion

— Labor
- BB, Diff-BB, E'lyte, Krea, HN, CK, LDH, CRP
- Q, PTT

— Mikrobiologie
- Abstrich, Blutkultur

— Bildgebung
- CT, MRT (Tiefe der Infektion)

Konsil

- Chirurgie

➲ Therapie

- Flüssigkeitssubstitution
- Antipyretika
- chirurg. Procedere (Fasziotomie, Lavage, Debridement)
- Antibiotika
  - Imipenem: 3 x 1 g oder Piperacillin/Tazobactam 3 x 4,5 g i.v.
  - Moxifloxacin 1 x 400 mg i.v.
- bei Streptokokkennachweis (nekrotisierende Fasziitis)
  - Meropenem 3 x 1 g i.v. + Clindamycin 3 x 600 mg/d i.v.

Procedere

- **ICU**: septischer Schock, nekrotisierende Fasziitis
- **IMC**: schwere Infektion, Riskofaktoren: Alter > 60 J, Immundefizienz
- **NC**: –

6 Infektionen nach Zeckenstichverletzung

Harald Schwörer, Helmut Eiffert und Sabine Blaschke

Leitsymptomatik

- Lyme Borreliose (Erreger: Borrelia burgdorferi)
  - Stadium 1: (nach 1–4 Wo) Erythema migrans
  - Stadium 2: (nach 2–3 Mon) Facialisparese, Meningitis, Myokarditis, Mono-/Oligoarthritis
  - Stadium 3: (nach Mon-J) Acrodermatitis chronica atrophica, Arthritis
- Frühsommermeningoenzephalitis (Erreger: FSME Virus)
  - Inkubationszeit 3–30 d, Fieber, Myalgien, Kopfschmerzen, Somnolenz

Diagnostik

– Anamnese

- Reiseanamnese (Endemiegebiete), wann?
- Hautreaktion nach Zeckenstich?
- FSME: Impfanamnese

– Serologie

- Lyme Borreliose: IgG, IgM – ELISA und Westernblot, ggf. PCR aus Liquor oder Gelenkerguß
- FSME (IgG, IgM)

Konsil

- Neurologie
- Dermatologie
- Rheumatologie

➲ Therapie

- Entfernung der Zecke!

Lyme Borreliose

- Erythema migrans: Doxycyclin 2 x 100 mg f. 2–3 Wochen oder Amoxicillin 3 x 500 mg f. 2–3 Wochen per os
- Arthritis, Doxycyclin 2 x 100 mg p.o. über 4 Wochen
- Meningitis: Ceftriaxon 2 g i.v. über 2–3 Wochen
- Myokarditis: Ceftriaxon 2 g i.v. über 2–3 Wochen

FSME

- symptomatische Therapie

Procedere

- **ICU**: Meningitis
- **IMC**: Myokarditis
- **NC**: Arthritis

7 Tetanuserkrankung

Harald Schwörer, Helmut Eiffert und Sabine Blaschke

Leitsymptomatik

- lokale Form:
  - persistierende Muskelspasmen an Inokulationsstelle
- generalisierte Form:
  - Muskelrigidität (Trismus, Risus sardonicus, Opisthotonus)
  - Reflexspasmen durch Lärm, Licht, Berührung
  - zerebrale Krämpfe, respiratorische Insuffizienz

Erreger

- Clostridium tetani (Toxin: Tetanospasmin)
- Übertragung durch kontaminierte Instrumente (Drogenkonsum) oder Verletzung mit Schmutzeintritt (Gartenarbeit, Landwirtschaft, Unfall)

Diagnostik

— Anamnese

- Impfstatus
- *Verletzung:* Art. Lokalisation, Zeitpunkt
- Drogenabhängigkeit?

— Mikrobiologie

- Wundabstrich
- Serologie
- **Cave**: Der kulturelle und serologische Nachweis ist nicht beweisend! Die Diagnose ist klinisch zu stellen!

Konsil

- Neurologie

➲ Therapie

- Sicherung der Vitalfunktionen
- Sedation (Diazepam), Muskelrelaxation, Analgesie
- Wundversorgung (Débridement)
- Antitoxin innerhalb der ersten 24 h (Dosierung lt. Herstellerangaben)
- aktive Immunisierung 1 ml i.m. sofort
- Penicillin G 4 x 5 Mio IU/d f. 10 d i.v.

Procedere

- **ICU:** V.a. Tetanus
- **IMC:** –
- **NC.** –

Literatur

Deutsche Gesellschaft für Neurologie (DGN) (2012) S1 Leitlinie Tetanus. AWMF online (Reg. Nr. 030-104). Stand: 30.9.2012. URL: http://www.awmf.org/uploads/tx_szleitlinien/030-104l_S1_Tetanus_2012-1_1.pdf (abgerufen am 18.09.2014)

8 Tollwut

Harald Schwörer, Helmut Eiffert und Sabine Blaschke

Leitsymptomatik

- Inkubationszeit 3 Wo–3 Mon.
- Prodromalstadium: 2–10 d Fieber, Nausea, Erbrechen, Parästhesien, Unruhe
- Exzitationsstadium: (2–7 d): Hyperventilation, -aktivität, Pharynx-, Larynxspasmus, erhöhter Speichelfluß
- Lähmungsstadium: (0–14 d) Aphonie, schlaffe Paresen, Hypotonie, Ateminsuffizienz, Koma
- (Zeitangaben nach Inkubationszeit bei auftretender klin. Symptomatik)

Erreger

- Lyssavirus
- Übertragung durch infizierten Speichel eines Säugetiers

Diagnostik

– Anamnese
  - Bissverletzung durch unprovoziert aggressives Tier, als Überträger gelten Fuchs, Hund, Katze, Fledermäuse (keine Bedeutung Mäuse, Ratten, Eichhörnchen)

– Impfanamnese
  - Tier

– Labor
  - BB, E'lyte, Krea, HN, Glc, CRP

– Mikrobiologie
  - Virusnachweis im Speichel, Serum
  - Liquor asservieren für PCR

– Serologie
  - AK ab 10. Krankheitstag

– Tier in Quarantäne (Amtstierarzt informieren)

Konsil

- Chirurgie
- Mikrobiologie
- Neurologie

➲ Therapie

- Wundversorgung
- Impfung
  - *aktiv:* Tollwutimpfstoff Tag 0, 3, 7, 14, 28 und 90
  - *passiv:* Humanes Anti-Tollwut-Immunglobulin (Dosierung lt. Hersteller)
- i.m. Injektion um die Wunde; i.m. Injektion intragluteal (passiv) und kontragluteal (Aktivimpfung)

Procedere

- **ICU:** manifeste Tollwut
- **IMC:** –
- **NC:** –

9 Tuberkulose

Harald Schwörer, Helmut Eiffert und Sabine Blaschke

Leitsymptomatik

- Fieber, Nachtschweiß, Inappetenz, Gewichtsverlust
- Organmanifestation:
  - Lunge: produktiver Husten
  - LK: schmerzhafte LK Schwellung (zervikal, supraklavikulär)
  - Knochen: Rückenschmerzen, inguinale Schwellung (Psoas-Senkungsabszess), Paraplegie; Fistel (bes. Rippen)
  - NN: NNR Insuffizienz (Hypotonie, Hyperpigmentation)
  - Miliar: Fieber, Nachtschweiß, Hepatosplenomegalie
  - ZNS: Meningitis

Erreger

- Mycobacterium tuberculosis und bovis
- Differenzialdiagnose atypische Mycobacterien

Diagnostik

— Labor

- BB, Diff-BB, E'lyte, Krea, Glc, LDH
- AST, ALT, Bili ges., Q, PTT

— Mikrobiologie

- Quantiferon®-Test
- Direktpräparat und Kultur, (PCR)
  - 3 x Urin, Sputum, Magensaft (Urinuntersuchung nur bei V.a. Urogenital-Tbc)
  - Citratblut (bei HIV-Infektion)
  - BAL

— Bildgebung

- Rö-Thorax
- CT (*Ind.:* Lungen-, NN-, Urogenital-Tbc), ggf. Bronchoskopie bei unklarem Befund
- Sono Abdomen

Konsil

- *bei Verdacht auf Tuberkulose* Verlegung auf Infektionsstation

➲ Therapie

- Isolation
- Meldepflicht beim Gesundheitsamt bei Erkrankung!
- Beginn der Therapie nach Diagnostik auf Infektionsstation

Procedere

- **ICU**: hämodynamische oder respiratorische Insuffizienz
- **IMC**: –
- **NC (Infektions-NC)**: offene Tuberkulose (Iso!)

10 Malaria

Harald Schwörer, Helmut Eiffert und Sabine Blaschke

Leitsymptomatik

- Fieber!
- (evtl. Schüttelfrost), Kopfschmerzen
- Übelkeit, Erbrechen
- Diarrhoe
- Urinfarbe („Schwarzwasserfieber")

– Komplikationen

- ZNS: Krämpfe, Somnolenz, Koma
- ANV (ggf. „Schwarzwasserfieber", Hämoglobinurie bei Hämolyse)
- Lungenödem (capillary leak)
- Schock

Erreger

- Plasmodium falciparum: Malaria TropT/Ica
- Plasmodium vivax u. ovale: Malaria tertiana
- Plasmodium malariae: Malaria quartana

Diagnostik

– Anamnese

- Reiseanamnese (Endemiegebiete: www.who.org)
- Chemoprophylaxe?
- Bluttransfusion

– Labor

- BB, Diff-BB, E'lyte, Krea, Glc, CK, CRP
- AST, ALT, AP, γGT, Bili ges., LDH, freies Hb, Haptoglobin
- Lactat
- Urinstatus, -sediment

– Mikrobiologie

- dicker Tropfen und peripherer Blutausstrich (EDTA-Blut), am besten im Fieberschub, mind. 3
- Blutkulturen (zur Differenzialdiagnose)
- Stuhlkulturen bei Diarrhoe

– Sonographie

- Abdomen (Milzgröße)

Konsil

- Gastroenterologie
- Mikrobiologie

➲ Therapie

Empirisch bei hochgradigem Verdacht und lebensbedrohlicher Situation sowie bei nachgewiesener schwerer Malaria:

- **Alternative zu Chinindihydrochlorid:** Artesunate 2, 4 mg/kg KG als Bolus, nach 12 h und nach 24 h; Erhaltungsdosis: 1 x täglich
- **Schwere Malaria** (Parasitämie > 5% oder zerebr., pulm., renale Komplik.)
  - loading Dose 20mg Chinidinhydrochlorid/kg KG (entsprechend 16,4 mg Chinin-Base /kg KG) über 4 Stunden per infusionem, nach einer 4-stündigen Pause gefolgt von Erhaltungsdosis: 8-stündlich 10mg Chinidinhydrochlrid /kg KG (entsprechend 8 stündlich 8,2mg Chinin-Base /kg KG über jeweils 4 Stunden bis zum Umsetzen auf eine orale Anschlusstherapie in Kombination mit Doxycyclin
- **Bei anderen Formen:**
  - Atovaquon/Proguanil (Malarone®): 1 x 4 Tbl/d über 4 d
  - Mefloquin (Lariam®): 0 h: 3 Tbl./6 h: 2 Tbl./12 h: 1 Tbl.
  - Artemether/Lumefantrin (Riamet®): Dosierung lt. Herstellerangaben
  - Dihydroartemissinin/Piperaquin (Euartesim®)
- Chloroquin bei Malaria quartana: 0,6 g Base, gefolgt von 0,3 g Base nach 6-, 24- und 48 Stunden
- Nachbehandlung bei Malaria tertiana mit Primaquin über 14 Tage, vorher G6PD-Mangel ausschließen

Procedere

- **ICU:** schwere Malaria mit Multiorganversagen
- **IMC:** schwere Malaria
- **NC:** Malaria ohne Komplikation

11 HIV-Infektion

Harald Schwörer und Sabine Blaschke

Leitsymptomatik

- akute HIV-Infektion: (2–8 Wo nach Infektion)
  - „grippale" Symptome mit Fieber, Lymphadenopathie, makulopapulöses Exanthem, Pharyngitis
- AIDS-definierende Erkrankungen:
- Kachexie: Gewichtsverlust > 10% u. Diarrhoe od. Fieber > 3 Wo
- Lymphome: immunoblastisch, Burkitt-, ZNS- Lymphome
- Kaposi Sarkom
- HIV-assoz. Enzephalopathie, PML
- opportunistische Infektionen
  - *viral:* HSV (> 1 Mon), CMV-Retinitis
  - *bakteriell:* Tbc, atyp. Mykobakteriose, Isospora belli, Salmonellensepsis
  - *Pilze:* Candidaösphagitis, diss. Koccidioidomykose, Kryptosporidiose, Kryptokokkose Meningitis
  - *Protozoen:* Pneumocystis jiroveci, Toxoplasmose (zerebral)

Diagnostik

– Anamnese
- Risikoverhalten (ungeschützter Geschlechtsverkehr, häufiger Partnerwechsel, i.v. Drogen)
- Bluttransfusion

– Labor
- BB, Diff BB, E'lyte, Krea, Glc, LDH, CK, CRP
- AST, ALT, Bili ges.
- CD4 Zellzahl, CD4/CD8 Quotient

– Mikrobiologie
- HIV-AK, ggfs. p24 AG

– Sonographie
- Abdomen

Konsil

- Gastroenterologie

➲ Therapie

- s. Sek. G, Kap. 12–15

12 Pneumonie bei HIV-Infektion

Harald Schwörer, Sabine Blaschke, Cordula Buck und Helmut Eiffert

Leitsymptomatik

- alveoläres Infiltrat
  - *Erreger:* Str. pneumoniae, H. influenzae, S. aureus, Legionellen
- nicht-alveoläres Infiltrat
  - *Erreger:* M. tuberculosis
- interstitielles Infiltrat
  - *Erreger:* Pneumocystis jiroveci, Kryptokokkose, Kokzidiomykose, Histoplamose

Diagnostik

— Labor
- BB, Diff-BB, E'lyte, Krea, HN, Glc, LDH, CRP
- aBGA

— Mikrobiologie
- Blut-, Sputumkultur, BAL
- BAL: V.a. Tbc, Pneumocystis jiroveci

— Rö-Thorax

➲ Therapie

— Bakterielle Pneumonie
- empirisch: Amoxicillin/Clavulansäure
- nach Erreger: (s. Sek. C, Kap. 2 Pneumonie)

— PCP (Pneumocystis jiroveci Pneumonie)
- Cotrimoxazol (TMP 5 mg/kg + 25 mg/kg SMX) 3 x /d für 21 d (s. www.hivbuch.de)

— Tuberkulose
- s. Sek. G, Kap. 9 Tuberkulose

Procedere

- **ICU**: respiratorische Insuffizienz, sept. Schock
- **IMC**: schwere Pneumonie
- **NC**: -

Literatur

Deutsche AIDS Gesellschaft (2011) S2 Leitlinie Therapie und Prophylaxe opportunistischer Infektionen bei HIV-infizierten Patienten. AWMF online (Reg. Nr. 055-006). Stand: 31.3.2011. URL: http://www.awmf.org/uploads/tx_szleitlinien/055-006l_S2k_Opportunistische_Infektionen_bei_HIV_infizierten_Patienten_2011-11.pdf (abgerufen am 18.09.2014)

Hoffmann C, Rockstroh JK (2014) HIV 2014/15. Medizin Fokus Verlag Hamburgh. URL: www.hivbuch.de (abgerufen am 22.102014)

13 Dysphagie, Diarrhoe bei HIV-Infektion

Harald Schwörer, Helmut Eiffert und Sabine Blaschke

Leitsymptomatik

- Ursachen: Dysphagie
  - Soorstomatitis
  - HSV Stomatitis
- Ursachen: Diarrhoen
  - Bakterien: Campylobacter, Salmonellen, Shigellen
  - Clostridien, Mykobakterien
  - Viren: CMV, Adenoviren, HSV
  - Protozoen: Kryptosporidien, Entamoeba histolytica, Giardia lamblia, Isospora belli
  - Helminthen: Strongyloides stercoralis
  - Pilze: Histoplasma capsulatum
  - Medikamente: Zalcitabin, Diadanosin, 3 TC, Stavudin, Indinavir, Cotrimoxazol, u.a.

Diagnostik

- Labor
- BB, Diff-BB, E'lyte, Krea, LDH, AST, ALT, CRP
- CD4 Zellzahl
- Stuhlkultur, Warmstuhl auf Parasiten

– Dysphagie

- Inspektion, Endoskopie

– Diarrhoen

- Sigmoidoskopie

– Sonographie

- Abdomen

Konsil

- Gastroenterologie

➲ Therapie

– **Soorstomatitis**
  - Fluconazol

– **HSV Stomatitis**
  - Famciclovir od. Valaciclovir

– **Diarrhoen**
  - symptomatisch: Loperamid, Opiumtinktur, ggf. Octreotid s.c.
  - antibiotisch: nach Erreger
  - Ciprofloxacin empirisch bei blutigen Diarrhoen

Procedere

- **ICU:** sept. Schock
- **IMC:** –
- **NC:** –

Literatur

Deutsche AIDS Gesellschaft (2011) S2 Leitlinie Therapie und Prophylaxe opportunistischer Infektionen bei HIV-infizierten Patienten. AWMF online (Reg. Nr. 055-006). Stand: 31.3.2011. URL: http://www.awmf.org/uploads/tx_szleitlinien/055-006l_S2k_Opportunistische_Infektionen_bei_HIV_infizierten_Patienten_2011-11.pdf (abgerufem am 18.09.2014)

Hoffmann C, Rockstroh JK (2014) HIV 2014/15. Medizin Fokus Verlag Hamburgh. URL: www.hivbuch.de (abgerufen am 22.102014)

14 Sehstörungen bei HIV-Infektion

Harald Schwörer, Helmut Eiffert und Sabine Blaschke

Leitsymptomatik

- Gesichtsfeldausfälle
- Sehunschärfe (Visusminderung)

Ursachen

- CMV Retinitis
- Toxoplasma-Retinitis

Diagnostik

– Labor
  - BB, Diff-BB, E'lyte, Krea, HN, Glc, LDH, CRP
  - aBGA

– Mikrobiologie
  - CMV-DNA PCR

– Ophthalmologische Untersuchung
  - Fundoskopie
  - Kammerwasserpunktion

Konsil

- Ophthalmologie

➲ Therapie

– CMV Retinitis
  - Ganciclovir 2 x 5 mg/kg KG i.v. f. 2–3 Wo (s. www.hivbuch.de)

– Toxoplasma-Retinitis
  - Pyrimethamin 1 x 75 mg/d + Sulfadiazin* 4 x 1.000 mg/d + Folinsäure (1 x 5 mg/d p.o. f. 6 Wo) (s. www.hivbuch.de)
    (* alternativ: Clindamycin 4 x 600 mg/d)

Procedere

- **ICU:** –
- **IMC:** systemische CMV Infektion
- **NC 4022:** CMV Retinitis

Literatur

Deutsche AIDS Gesellschaft (2011) S2 Leitlinie Therapie und Prophylaxe opportunistischer Infektionen bei HIV-infizierten Patienten. AWMF online (Reg. Nr. 055-006). Stand: 31.3.2011. URL: http://www.awmf.org/uploads/tx_szleitlinien/055-006l_S2k_Opportunistische_Infektionen_bei_HIV_infizierten_Patienten_2011-11.pdf (abgerufem am 18.09.2014)

Hoffmann C, Rockstroh JK (2014) HIV 2014/15. Medizin Fokus Verlag Hamburgh. URL: www.hivbuch.de (abgerufen am 22.102014)

15 Meningitis, Enzephalitis, Enzephalopathie bei HIV-Infektion

Harald Schwörer, Helmut Eiffert und Sabine Blaschke

Leitsymptomatik

- Kopfschmerzen
- Bewusstseinsstörung (insbes. kognitive Störungen)
- epileptische Anfälle, fokal-neurolog. Ausfälle

Ursachen

- zerebrale Toxoplasmose
- Kryptokokkenmeningitis
- HSV Enzephalitis
- prim. ZNS Lymphom
- progressive multifokale Leukenzephalopathie
- HIV Enzephalopathie

Diagnostik

— Labor

- BB, Diff-BB, E'lyte, Krea, HN, Glc, LDH, CRP

— Mikrobiologie

- Blut-, Liquor Kultur
- Toxoplasmoseserologie

— Liquorpunktion

- EBV-, HSV-, Luesserologie
- Zellzahl, Glc, Lactat, Gesamteiweiß, oligoklonale Banden, spezifische Antigenindizes
- Bakterienkultur, Kryptokokkenantigen
- PCR (Toxoplasma, VZV, HSV, EBV, JC-V)

— Bildgebung

- MRT od. KM-CCT

Konsil

- Neurologie

➲ Therapie

– **Zerebrale Toxoplasmose**
  - Pyrimethamin 1 x 75 mg/d + Sulfadiazin* 4 x 1.000 mg/d + Folinsäure (1 x 15 mg/d p.o. f. 6 Wo) (s. www.hivbuch.de)
    (* alternativ: Clindamycin 4 x 600 mg/d)

– **Kryptokokkenmeningitis**
  - Amphotericin B 1 mg/kg KG i.v. f. 14 d (s. www.hivbuch.de)

– **HSV Enzephalitis**
  - Aciclovir 3 x 10 mg/kg KG i.v. f. 10 d (s. www.hivbuch.de)

Procedere

- **ICU:** Koma
- **IMC:** -
- **NC:** -

Literatur

Deutsche AIDS Gesellschaft (2011) S2 Leitlinie Therapie und Prophylaxe opportunistischer Infektionen bei HIV-infizierten Patienten. AWMF online (Reg. Nr. 055-006). Stand: 31.3.2011. URL: http://www.awmf.org/uploads/tx_szleitlinien/055-006l_S2k_Opportunistische_Infektionen_bei_HIV_infizierten_Patienten_2011-11.pdf (abgerufem am 18.09.2014)

Hoffmann C, Rockstroh JK (2014) HIV 2014/15. Medizin Fokus Verlag Hamburgh. URL: www.hivbuch.de (abgerufen am 22.102014)

H

Empirische Antibiotika-Therapie

1 Antibiotika-Therapie bei Sepsis

Cordula Buck, Harald Schwörer, Helmut Eiffert und Sabine Blaschke

Tab. 5 Antibiotika-Therapie bei Sepsis

Infektionsfokus	Therapie 1. Wahl	Alternative
Unbekannt Erreger: St. aureus, Streptokokken, E. coli, Enterokokken, Klebsiellen, Pseudomonaden	Piperacillin/Tazobactam 3 x 4,5 g i.v. *plus* Ciprofloxacin (3 x 400 mg i.v.) *oder* Fosfomycin (3 x 5g i.v.)	Ceftazidim 2–3 x 1–2 g/d i.v. *plus* Tobramycin 2–3 x 3–4 mg/kg/d i.v.
Haut und Weichteile Erreger: St. aureus, Str. pyogenes, Anaerobier, Enterobakterien, Pseudomonaden	Cefuroxim 2–3 x 1,5 g/d i.v. *oder* Amoxicillin/Clavulansäure 3 x 500 + 125 mg/d p.o.	Clindamycin 3 x 0,9–1,2 g/d i.v. *oder* Ceftazidim (3 x 2g i.v.) *plus* Clindamycin (3–4 x 600 mg i.v.)
Atemwege Erreger: St. aureus, Str. pneumoniae, H. influenzae, Enterobakterien, Anaerobier, Pseudomonaden	s. Therapie schwere CAP	s. Therapie schwere CAP
Harntrakt Erreger: E. coli, Proteus mirabilis, Enterobakterien, Pseudomonaden	Ciprofloxacin 2 x 500 mg/d p.o. *oder* Ciprofloxacin 2 x 400 mg/d i.v.	Piperacillin/Tazobactam 3 x 4,5 g/d i.v. *plus* Gentamicin 1 x 5 mg/kg/d i.v.
Darm, gynäkolog. Organe Erreger: Enterobakterien, Anaerobier, Enterokokken, Pseudomonaden	Imipenem 3 x 500 mg/d i.v.	Cefotaxim 2–3 x 2 g/d i.v. *plus* Metronidazol 3 x 500 mg/d i.v.
Gallenwege Erreger: Enterobakterien, Enterokokken, Anaerobier, Pseudomonaden	Piperacillin/Tazobactam 3 x 4,5 g/d i.v. Ciprofloxacin 2 x 500 mg/d p.o. 2 x 400 mg/d i.v. *oder* Imipenem 3 x 1 g/d i.v., alternativ Meropenem 3 x 1 g/d i.v.	Ciprofloxacin (2 x 500 mg/d p.o., 2 x 400 mg/d i.v.) *plus* Metronidazol 3 x 500 mg/d i.v. *oder* Cefotaxim (2–3 x 2 g/d i.v.) *plus* Aminopenicillin (Ampicillin, 3 x 2 g/d i.v.)

2 Ambulant erworbene Pneumonien

Cordula Buck, Harald Schwörer und Sabine Blaschke

Tab. 6 Antibiotika-Therapie bei ambulant erworbenen Pneumonien

Häufigste Erreger: Str. pneumoniae, Mykoplasmen, H. influenzae, (Legionella pneumoniae), Influenza A		
Erkrankung	**Therapie 1. Wahl**	**Alternativen**
ambulante Patienten ohne Risikofaktoren	Amoxicillin 3 x 1 g p.o. (< 70 kg 3 x 0,75 g p.o.)	Clarithromycin 2 x 500 mg p.o. *oder* Doxycyclin (1 x 200 mg p.o. initial, weiter mit 1 x 200 mg/d bei ≥ 70 kg und 1 x 100 mg bei < 70 kg)
ambulante Patienten mit Risikofaktoren (Krankenhaus-vorbehandlung, Antibiotika-vortherapie, chron. Internist. dd. Neurolog. Vorerkrankungen, Bewohner von Pflegeheimen)	Amoxicillin/Clavulansäure 2 x 875/125 mg p.o.	Moxifloxacin 1 x 400 mg p.o. *oder* Levofloxacin 2 x 500 mg p.o.
hospitalisierte Patienten auf Normalstation	Amoxicillin/Clavulansäure 3 x 2,2 g i.v. *mit/ohne* Clarithromycin 2 x 500 mg i.v. oder p.o.	Cefuroxim 3 x 1,5 g i.v. *mit/ohne* Clarithromycin 2 x 500 mg i.v./p.o. oder Moxifloxacin 1 x 400 mg i.v. oder Levofloxacin 2 x 500 mg i.v.
schwere CAP (Intensivstation) klinisches Bild einer Sepsis ohne Risiko für Pseud. aerog.	Piperacillin/Tazobactam 3 x 4,5 g i.v. *plus* Clarithromycin 2 x 500 mg i.v.	Ceftriaxon 1 x 2 g i.v. *plus* Clarithromycin 2 x 500 mg i.v oder Moxifloxacin 1 x 400 mg i.v. oder Levofloxacin 2 x 500 mg i.v.
schwere CAP (Intensivstation) klinisches Bild einer Sepsis mit Risiko für Pseud. aerog.	Piperacillin/Tazobactam 3 x 4,5 g i.v. *plus* Levofloxacin 2 x 500 mg i.v. oder Ciprofloxacin 3 x 400 mg i.v.	Imipinem 3 x 1 g i.v. oder Meropenem 3 x 1 g i.v. *plus* Levofloxacin 2 x 500 mg i.v. oder Ciprofloxacin 3 x 400 mg i.v.

3 Nosokomiale Pneumonie

Cordula Buck, Harald Schwörer und Sabine Blaschke

Tab. 7 Nosokomiale Pneumonie: Risikofaktoren

Risikofaktoren	Punktwert
Alter > 65 J	1
strukturelle Lungenerkrankung	2
antiinfektive Vorbehandlung	2
Beginn ab dem 5. Krankenhaustag	3
schwere respiratorische Insuffizienz mit oder ohne Beatmung	3
extrapulmonales Organversagen (ANV, ALV, DIC, Schock)	4

Tab. 8 Antibiotika-Therapie der Nosokomiale Pneumonie (NAP) nach Risikogruppe

Risikogruppe	Therapie 1. Wahl	Alternativen
Gruppe I (bis 2 Punkte)	Amoxicillin/Clavulansäure 3 x 2,2 g i.v.	Ceftriaxon 1 x 2 g i.v. *oder* Moxifloxacin 1 x 400 mg i.v.
Gruppe II (3–5 Punkte)	Piperacillin/Tazobactam 3 x 4,5 g i.v.	Levofloxacin 2 x 500 mg i.v. *oder* Meropenem 3 x 1 g i.v.
Gruppe III (> 6 Punkte)	Piperacillin/Tazobactam 3 x 4,5 g i.v. *plus* Levofloxacin 2 x 500 mg i.v. *oder* Ciprofloxacin 3 x 400 mg i.v.	Meropenem 3 x 1 g i.v. *plus* Levofloxacin 2 x 500 mg i.v. *oder* Ciprofloxacin 3 x 400 mg i.v. *oder* Fosfomycin 3 x 5 g i.v.

Literatur

Deutsche Gesellschaft für Pneumologie und Beatmungsmedizin (2012) S3-Leitlinie Nosokomiale Pneumonie – Epidemiologie, Diagnostik und Therapie erwachsener Patienten. AWMF online (Reg. Nr. 020-013). Stand: 1.10.2012. URL: http://www.awmf.org/uploads/tx_szleitlinien/020-013l_S3_Nosokomiale_Pneumonie_Epidemiologie_Diagnostik_Therapie_2012-10.pdf (abgerufen am 18.09.2014)

Paul-Ehrlich Gesellschaft für Chemotherapie (2009) S3-Leitlinie Tiefe Atemwegsinfektionen und Pneumonie bei Erwachsenen, ambulant erworben: Epidemiologie, Diagnostik, antimikrobielle Therapie, Management. AWMF online (Reg. Nr. 082-001) Stand: 1.7.2009. URL: http://www.awmf.org/leitlinien (in Überarbeitung) (abgerufen am 18.09.2014)

4 Intraabdominelle Infektionen

Cordula Buck, Harald Schwörer, Helmut Eiffert und Sabine Blaschke

Tab. 9 Antibiotika-Therapie der Intraabdominellen Infektionen

Infektionsfokus	Therapie 1. Wahl	Alternative
Primäre Peritonitis		
Juvenile Peritonitis *Erreger:* Streptokokken Typ A, Pneumokokken, seltener: H. influenzae	Cefuroxim 3 x 1,5 g i.v.	Amoxicillin/Clavulansäure 3 x 1,2–2,2 g i.v.
Spontan bakterielle Peritonitis *Erreger:* E. coli, Enterokokken, Klebsiellen	Ceftriaxon 1 x 2 g i.v. *plus* Metronidazol 3 x 500 mg i.v. *oder* Meropenem 3 x 1 g i.v.	Piperacillin/Tazobactam 3 x 4,5 g i.v.
Sekundäre Peritonitis		
Lokal begrenzt z.B. bei Magenperforation < 6 h, akuter Chlolecystitis, Appendizitis, perforiert *Erreger:* meist Mischinfektionen, Enterobakterien, Enterokokken, Anaerobier	Ceftriaxon 1 x 2 g i.v. *plus* Metronidazol 3 x 500 mg i.v.	Amoxicillin/Clavulansäure 3 x 1,2–2,2 g i.v.
Diffuse Peritonitis *Erreger:* meist Mischinfektionen, Enterobakterien, Enterokokken, Anaerobier	Ceftriaxon 1 x 2 g i.v. *plus* Metronidazol 3 x 500 mg i.v. *oder* Ciprofloxacin 2 x 400 mgi.v. *plus* Metronidazol 3 x 500 mg i.v.	Meropenem 3 x 1 g/d i.v.
Postoperative Peritonitis		
Erreger: Enterokokken, gramnegative Problemkeinme, Anaerobier, Candida spp.	Ceftriaxon 1 x 2 g i.v. *plus* Metronidazol 3 x 500 mg i.v.	Piperacillin/Tazobactam 3 x 4,5 g/d i.v.
CAPD Peritonitis		
Erreger: Staphylokokken, E.coli, Streptokokken (u.a. Enterokokken, ...), Acinetobacter, Enterobakterien, Pseudomonaden	Cefuroxim 3 x 1,5 g i.p. Rasche Umstellung der Antibiotikatherapie nach Antibiogramm	

I

Hämatologische und onkologische Notfälle

1 Fieber bei Neutropenie

Silke Neumann und Sabine Blaschke

Leitsymptomatik

- Fieber
  - Temperatur ≥ 38,4°C bzw. 2 x oder öfter innerhalb von 12 h
  - Temperatur ≥ 38,0°C ohne Hinweis auf nichtinfektiöse Ursache
- Neutropenie
  - neutrophile Granulozyten < 500/µl oder < 1.000/µl mit erwartetem Abfall < 500/µl innerhalb der nächsten 2 Tage
  - „Niedrigrisiko“: Neutropenie-Dauer ≤ 5 Tage
  - „Standardrisiko“: Neutropenie 6–9 Tage
  - „Hochrisiko“: Neutropenie ≥ 10 Tage, allogene Stammzell-Transplantation

Diagnostik

— Labor

- BB, Diff-BB, Na, K, Krea, LDH, AP, γGT
- Bili, AST, ALT, CRP, Quick, PTT
- V.a. Sepsis: Laktat

— Mikrobiologie

- 2 x Blutkultur (aerob/anaerob)
- Urin-, ggf. Sputum-oder Stuhlkultur
- ggf. Abstrich Infektionsherd
- ggf. Aspergillus-Antigen

— Bildgebung

- Rö-Thorax

Weitere Diagnostik nach Symptomatik und Risikosituation

- Sono Abdomen
- Rö-NNH
- CT-Thorax
- Echo

Konsil

- Hämatologie/Onkologie

➲ Primär-Therapie

– **„Niedrigrisiko"**
  - Amoxicillin-Clavulansäure 2 x 1 g p.o.
  - *plus* Ciprofloxacin 2 x 500 mg p.o.

– **„Standardrisiko und Hochrisiko"**

  Kein pulmonales Infiltrat
  - Piperacillin/Tazobactam 3 x 4,5 g
  - *oder* Meropenem 3 x 1 g oder Imipenem 4 x 0,5 g

  Bei pulmonalem Infiltrat
  - s.o. *plus* Antimykose, z.B.: Voriconazol 2 x 4 mg/kg KG (Tag 1 2 x 6 mg/kg KG) (**Cave**: Leberfunktionsstörung)
  - *oder* Liposomales Ampho B 3 mg/kg KG (**Cave**: NI)
  - *oder* Caspofungin 1 x 50 mg/d (Tag 1 70 mg)

Procedere

- **ICU**: septischer Schock
- **IMC**: Sepsis, SIRS
- **NC**: Niedrigrisiko ohne Compliance und häusl. Überwachung, Entfernung Klinik > 1 h, WHO Grad 0–2

2 Hämorrhagische Diathesen

Silke Neumann und Sabine Blaschke

Leitsymptomatik

- Blutungsneigung durch
  - Störung der primären Hämostase
  - Thrombopathie/-penie
  - Vasopathie

Diagnostik

– **Labor**
- BB, Na, K, Krea, LDH
- Q, PTT, Fibrinogen, AT III
- ggf. Diff-BB, D-Dimere, Leberwerte

– **Weitere Bestimmungen wie z.B.**
- Blutungszeit, PFA-100, Faktorenbestimmungen, Thrombozytenfunktion etc. in Absprache mit Gerinnungslabor bzw. hämatolog. Hintergrund

Konsil

- Hämatologie/Onkologie

➲ Therapie

– **Koagulopathie**
- Substitution je nach vorliegender Störung:
  - FFP
  - PPSB
  - Einzelfaktoren

– **Thrombopathie**
- Therapie der Grundkrankheit

– **Vasopathie**
- Therapie der Grundkrankheit

– **Thrombopenie**
- TK (*Ind.*: Thr < 10.000/µl < 20.000/µl bei Sepsis u. Hb-wirksamer Blutung)

Procedere

- **ICU**: hämodynamische Instabilität
- **IMC**: Hb-wirksame Blutung
- **NC**: –

3 Disseminierte intravasale Gerinnung

Silke Neumann und Sabine Blaschke

Leitsymptomatik

- Organversagen (Lunge, Niere, Leber) durch Mikrothrombenbildung
- hämorrhagische Diathese durch reaktive Hyperfibrinolyse

— Komplikationen

- ARDS, ANV, MOV, schwere Blutung

Ursachen

- Schock
- Sepsis, schwere Infektionen
- geburtshilfliche Komplikationen (z.B. Fruchtwasserembolie, Abruptio placentae, septischer Abort)
- Trauma, OP an thrombokinasereichen Organen (Prostata, Pankreas, Lunge)
- solide Tumoren oder hämatologische Neoplasien
- Hämolyse (Fehltransfusionen, Toxine)

Diagnostik

— Labor

- BB, Na, K, Krea, LDH, Leberwerte
- Q, PTT, Fibrinogen, AT III, D-Dimere, FSP
- ggf. Diff-BB und Hämolyseparameter

Konsil

- Hämatologie/Onkologie

➲ Therapie

- Therapie der Grundkrankheit!

Procedere

- ICU: DIC
- IMC: –
- NC: –

4 Obere Einflussstauung

Silke Neumann und Sabine Blaschke

Leitsymptomatik

- Halsvenenstau
- Gesichtsödem
- Dyspnoe/Tachypnoe

Ursachen

- Verschluss oder Kompression der V. cava superior durch maligne Tumoren im oberen Mediastinum (z.B. Bronchialkarzinome, maligne Lymphome)
- intrathorakale Struma
- Thrombose, z.B. nach ZVK, Schrittmacher

Diagnostik

– Labor

- BB, Krea, Na, K, Ca, Glucose, LDH
- Q, PTT, TSH basal

– Bildgebung

- Rö-Thorax
- CT-Thorax

– Bei V.a. maligne Erkrankung

- histolog. Sicherung, z.B. durch Bronchoskopie, CT-gesteuerte Punktion oder Probeexzision

Konsil

- Hämatologie/Onkologie
- Strahlentherapie

➲ Therapie

- O_2-Zufuhr
- Lagerung mit erhöhtem Oberkörper
- nach Histologiegewinnung (!):
  - Glukokortikoide (Prednisolon 100 mg/d *oder* Dexamethason 3 x 8 mg/d p.o.)
- anschließend, in Abhängigkeit von der Grunderkrankung, Entscheidung über
  - Chemotherapie (z.B. kleinzelliges Bronchialkarzinom, maligne Lymphome)
  - oder Strahlentherapie (z.B. vital bedrohliche Obstruktion der Atemwege, nicht-kleinzelliges Bronchialkarzinom)
- Antikoagulation (z.B. bei V. cava Thrombose)

Procedere

- **ICU**: respiratorische Globalinsuffizienz
- **IMC**: obere Einflussstauung ohne respiratorische Insuffizienz
- **NC**: –

5 Tumorlyse-Syndrom

Silke Neumann und Sabine Blaschke

Leitsymptomatik

- spontan bei hoher Tumorlast oder nach Einleitung einer Chemo- oder Strahlentherapie auftretende metabolische Veränderungen mit klinischen Symptomen, wie
  - Vigilanzstörungen
  - Oligurie, Flüssigkeitsretention (Niereninsuffizienz)
  - Krampfanfällen
  - Herzrhythmusstörungen
- *Urs.*: Leukämie, aggressive Lymphome, rasch proliferierende solide Tumoren (kleinzelliges Bronchial CA, Keimzelltumor, CA)

Diagnostik

- Labor
  - BB, Na, K, Ca, Phosphat, Krea, Harnstoff, Harnsäure
  - Glucose, LDH, Q, PTT, Fibrinogen
- EKG

Konsil

- Hämatologie/Onkologie

➲ Therapie

- forcierte Diurese: 3.000 ml/m² 0,9% NaCl im Wechsel mit Glukose 5% mit Urinausscheidung > 100 ml/h
- Senkung der Harnsäure: Rasburicase (Fasturtec®) 0,2 mg/kg/d oder evtl. Allopurinol prophylaktisch
- Elektrolytkorrektur
- Gewichtskontrolle oder E/A-Bilanz, ggf. Hämodialyse

Procedere

- **ICU**: klinisch relevante Tumorlyse mit schwerer metabolischer Entgleisung
- **IMC**: Tumorlysesyndrom mit geringen Laborveränderungen
- **NC**: –

6 Vorgehen bei Zytostatika-Paravasat

Silke Neumann und Sabine Blaschke

Sofortmaßnahmen

- Injektion/Infusion sofort stoppen
- Paravasate-Set holen
- (sterile) Handschuhe anziehen
- Infusionsleitung bzw. Spritze durch eine 5 ml Einmalspritze ersetzen und soviel wie möglich vom Paravasat aspirieren (keinen Druck auf Paravasat-Stelle ausüben!)
- Entfernung des i.v. Zugang unter Aspiration
- bei Blasen: mit 1 ml Spritze und s.c. Kanüle aspirireren, dabei für jeden Aspirationsversuch neues Besteck verwenden
- Ruhigstellung der betroffenen Extremität
- Einleitung substanzspezifischer Maßnahmen
- Paravasate Dokumentationsbogen ausfüllen (Ausdehnung des Paravasates!)
- Aufklärung und Instruktion des/der Patienten/in sowie der Angehörigen
- regelmäßige Kontrollen (Nachsorge)
- Konsil eines plastischen Chirurgen innerhalb von 72 h

K

Intoxikationen

1 Vorgehen bei Intoxikationen

Sabine Blaschke

Leitsymptomatik

- ZNS
  - Vigilanzminderung bis Koma, Krampfanfälle, Delirium
  - extrapyramidale Symptome, Serotoninsyndrom (Verwirrung, Hyperthermie, Agitation, Myoklonien, Krampfanfälle)
  - motorische Störungen, Dysarthrie, Ataxie
- ANS
  - anticholinerges Syndrom: Mydriasis, Mundtrockenheit
  - Obstipation, Harnverhalt, Tachykardie, Hyperthermie
  - cholinerges Syndrom: Miosis, Salivation, Bronchialsekretion, Diarrhoe, Harninkontinenz, Bradykardie
- Affekt:
  - labil, gesteigerte Impulsivität und Aggressivität
- Lunge: Atemdepression
- Herz: Arrhythmien

Diagnostik

– Eigen- oder Fremd-Anamnese

- Wer, Was, Wann, Wie, Wie viel?

– Labor

- BB, E'lyte, Krea, HN, CK, LDH
- GOT, GPT, AP, γGT, Bili ges.
- Q, PTT
- aBGA, Lactat

– Toxikologie

- Serum, Urin

Konsil

- Giftzentrale (s. Liste im Appendix)
- Innere Medizin
- Psychiatrie

➲ Therapie

- 1. **Sicherung der Vitalfunktionen**
  - Atmung und Kreislauf
- 2. **Prim. Giftelimination**
  - Magenspülung (nur innerhalb 1 h nach Ingestion)
  - Adsorbenzien (Aktivkohle 30–100 g)
- 3. **Sek. Giftelimination**
  - forcierte Diurese
  - Dialyse, Hämoperfusion
  - Unterbrechung des enterohepatischen Kreislaufs
- 4. **Antidot**

Procedere

- **ICU**: Koma, hämodynamische oder respiratorische Instabilität
- **IMC**: Intoxikation
- **NC**: –

2 Sedativa

Sabine Blaschke

Leitsymptomatik

- Benzodiazepine:
  - Somnolenz, Koma
  - Ataxie, Nystagmus, Sprachstörungen
  - Hyporeflexie
- Barbiturate:
  - Somnolenz, Koma
  - Atemdepression
  - Schock, Hautblasen

Diagnostik

– Anamnese

- Wer, Was, Wann, Wie, Wie viel?

– Labor

- BB, E'lyte, Krea, HN, CK, LDH
- GOT, GPT, AP, γGT, Bili ges.
- Q, PTT
- aBGA, Lactat
- Drogenscreening Urin

– Toxikologie

- Serum, Urin

Konsil

- Giftzentrale
- Innere Medizin
- Psychiatrie

➲ Therapie

- 1. Sicherung der Vitalfunktionen
- 2. Primäre Giftelimination
  - Magenspülung (Zeitintervall < 1 h)
  - Kohle
- 3. Sek. Giftelimination
  - forcierte Diurese (Benzodiazepine)
  - Hämodialyse (Barbiturate)
- 4. Antidot
  - *Benzodiazepine:* Flumazenil (Anexate®) 0,5 mg langsam i.v.
  - *Barbiturate:* kein Anditot vorhanden

Procedere

- **ICU**: Koma, hämodynamische od. respiratorische Instabilität
- **IMC**: Intoxikation
- **NC**: –

3 Neuroleptika

Sabine Blaschke

Leitsymptomatik

- Parkinson-Syndrom
- anticholinerges Syndrom, malignes Neuroleptikasyndrom

Diagnostik

– Anamnese
  - Wer, Was, Wann, Wie, Wie viel?

– Labor
  - BB, E'lyte, Krea, HN, CK, LDH
  - GOT, GPT, AP, γGT, Bili ges., Q, PTT
  - aBGA, Lactat
  - Drogenscreening im Urin

– Toxikologie
  - Serum, Urin

Konsil

- Giftzentrale
- Innere Medizin
- Psychiatrie

➲ Therapie

– 1. Sicherung der Vitalfunktionen

– 2. Primäre Giftelimination
  - Magenspülung (Zeitintervall < 1 h)
  - Kohle

– 2. Sek. Giftelimination
  - forcierte Diurese

– 4. Antidot
  - Parkinson-Syndrom: Biperiden (Akineton®) 2,5–5 mg i.v. (s. a. Sek. L, Kap. 13)
  - anticholinerges Syndrom: Physostigmin (Anticholium®) 2 mg i.v.

Procedere

- **ICU**: Koma, hämodynamische od. respiratorische Instabilität
- **IMC**: Intoxikation
- **NC**: –

4 Antidepressiva

Sabine Blaschke

Leitsymptomatik

- anticholinerges Syndrom
- schwere Intoxikation:
  - ZNS: Unruhe, Koma, Grand mal Anfall, Fieber
  - Herz: anticholinerge, adrenerge und chinidinartige Wirkung: TAA, VT

Diagnostik

— Anamnese
- Wer, Was, Wann, Wie, Wie viel?

— Labor
- BB, E'lyte, Krea, HN, CK, LDH
- GOT, GPT, AP, γGT, Bili ges.
- Q, PTT
- aBGA, Lactat
- Drogenscreening im Urin

— Toxikologie
- Serum, Urin

Konsil

- Giftzentrale
- Innere Medizin, Psychiatrie

➲ Therapie

— 1. Sicherung der Vitalfunktionen

— 2. Primäre Giftelimination
- Magenspülung (Zeitintervall < 1 h)
- Kohle

— 3. Sek. Giftelimination
- forcierte Diurese
- schwere Intoxikation: Hämoperfusion

— 4. Antidot
- *anticholinerges Syndrom:* Physostigmin (Anticholium®) 2 mg langsam i.v.
- *Arrhythmien:* β-Blocker, 5,85% NaCl

Procedere

- **ICU:** Koma, hämodynamische od. respiratorische Instabilität
- **IMC:** Intoxikation
- **NC:** –

5 Analgetika: Morphin, auch Heroin

Sabine Blaschke

Leitsymptomatik

- Miosis
- Euphorie, Koma
- Atemdepression
- Übelkeit, Erbrechen, Darmatonie
- Hypothermie

Diagnostik

— Anamnese
- Wer, Was, Wann, Wie, Wie viel?

— Labor
- BB, E'lyte, Krea, HN, CK, LDH
- GOT, GPT, AP, γGT, Bili ges.
- Q, PTT
- aBGA, Lactat
- Drogenscreening im Urin

— Toxikologie
- Serum, Urin

Konsil

- Giftzentrale
- Innere Medizin
- Psychiatrie

➲ Therapie

— 1. Sicherung der Vitalfunktionen

— 2. Primäre Giftelimination
- Magenspülung (Zeitintervall < 1 h)
- Kohle

— 3. Sek. Giftelimination
- forcierte Diurese

- 4. Antidot
  - Naloxon (bei erhaltener Atmung). **Cave**: vorsichtige Titration nach Klinik wegen Gefahr des akuten Entzugs
  - *Ind.*: drohender Atemstillstand, tiefes Koma
- 5. Besonderes
  - Glukokortikoide (*Ind.*: tox. Lungenödem)

Procedere

- **ICU**: Koma, hämodynamische oder respiratorische Instabilität
- **IMC**: Intoxikation
- **NC**: –

6 Analgetika: Paracetamol

Sabine Blaschke

Leitsymptomatik

- Übelkeit, Erbrechen
- Ikterus, Anstieg der AST, ALT: akutes Leberversagen
- ANV

Diagnostik

- Anamnese
  - Wer, Was, Wann, Wie, Wie viel?
- Labor
  - BB, E'lyte, Krea, HN, CK, LDH
  - GOT, GPT, AP, γGT, Bili ges.
  - Q, PTT
  - aBGA, Lactat
- Toxikologie
  - Serum, Urin

Konsil

- Giftzentrale
- Innere Medizin
- Psychiatrie

➲ Therapie

- 1. Sicherung der Vitalfunktionen
- 2. Primäre Giftelimination
  - Magenspülung (Zeitintervall < 1 h)
  - Kohle
- 3. Sek. Giftelimination
  - forcierte Diurese
- 4. Antidot
  - N-Acetylcystein (NAC®, Fluimucil®) 150 mg/kg in 15 min, dann 50 mg/kg in Glc 5% für 3–5 d

Procedere

- **ICU**: Koma, hämodynamische od. respiratorische Instabilität
- **IMC**: Intoxikation
- **NC**: –

7 Digitalisintoxikation

Sabine Blaschke

Leitsymptomatik

- *GI:* Übelkeit, Erbrechen
- *Herz:* bradykarde und tachykarde Arrhythmien
- Hyperkaliämie
- Sehstörungen

Diagnostik

— Anamnese
- Wer, Was, Wann, Wie, Wie viel?

— Labor
- BB, E'lyte, Krea, HN, CK, LDH
- GOT, GPT, AP, γGT, Bili ges.
- Q, PTT
- aBGA, Lactat
- Digoxinspiegel

— Toxikologie
- Serum, Urin

Konsil

- Giftzentrale
- Innere Medizin
- Psychiatrie

➲ Therapie

— 1. Sicherung der Vitalfunktionen

— 2. Primäre Giftelimination
- Magenspülung (Zeitintervall < 1 h)
- Kohle

— 3. Sek. Giftelimination
- forcierte Diurese
- Cholestyramin zur Unterbrechung des enterohepat. Kreislaufs

- 4. Spezifische Therapie
  - *Bradykardie:* Atropin 0,5 mg i.v.
  - *VES:* Lidocain 100 mg i.v.
  - *Hyperkaliämie:* Glc-Insulin Infusion
- 5. Antidot
  - Digitalis Antidot (480 mg Anti-Digoxin AK) (*Ind.*: schwere Arrhythmien, schwere Intoxikation)

Procedere

- **ICU**: Koma, schwere Arrhythmien, hämodynamische Instabilität
- **IMC**: Intoxikation
- **NC**: –

8 Alkoholintoxikation

Sabine Blaschke

Leitsymptomatik

- Intoxikationsstadien in Abh. von Alkoholkonzentration:
  - I. Exzitationstadium
  - II. Hypnotisches Stadium
  - III. Narkotisches Stadim
  - V. Asphyktisches Stadium (Atemdepression)
- ZNS: Konzentrations-, Koordinationsstörung, Somnolenz, Koma
- Haut: rosige Haut
- Polyurie, Hypotension
- Hypothermie
- Hypoglykämie, alkohol. Ketoazidose
- **Cave**: Je nach Abhängigkeit und Toleranzentwicklung große Unterschiede in der Klinik im Vergleich zum Blutspiegel!

Diagnostik

— **Anamnese**

- Wer, Was, Wann, Wie, Wie viel?

— **Labor**

- BB, E'lyte, Krea, HN, CK, LDH
- GOT, GPT, AP, γGT, Bili ges., Lipase
- Q, PTT
- aBGA, Lactat
- Drogenscreening im Urin
- Alkoholspiegel

— **Toxikologie**

- Serum, Urin

— **Cave**

- andere Koma Ursachen nicht übersehen: ICB, Hypoglykämie, Mischintoxikation!

Konsil

- Giftzentrale
- Innere Medizin
- Psychiatrie

➲ Therapie

- 1. Sicherung der Vitalfunktionen
  - Verletzungsrisiko mindern, ggfs. Bodenlagerung, Fixierung
- 2. Sek. Giftelimination
  - forcierte Diurese
  - Hämodialyse bei schwerer Kreislaufdepression
- 3. Spezifische Therapie
  - Volumen: 0,9% NaCl
  - Hypoglykämie: 20% Glc
  - met. Azidose: 8,4% NaBikarbonat
  - Exzitation: Haloperidol (Haldol®) 5–10 mg i.v.
- 4. Behandlung Alkoholentzugsdelir (bei fallendem Spiegel)
  - Unruhe, Angst: Diazepam 5–10 mg i.v.
  - veg. Symptom: Tremor, Tachykardie: Clonidin 0,01–0,04 mg/h i.v.
  - Halluzinationen: Haloperidol 5–10 mg i.v.

Procedere

- **ICU**: Koma, hämodynamische od. respiratorische Instabilität
- **IMC**: Intoxikation ab ca. 2,5‰
- **NC**: –

9 Inhalationstrauma und Rauchgasinhalation-Intoxikation

Sabine Blaschke, Ingo Gräff, Michael Euler und Michael Leenen

Leitsymptomatik

- Reizerscheinungen an Augen und oberen Atemwegen
- Husten, Bronchospastik, Dyspnoe, später Apnoe
- Vigilanzminderung bis Koma, Kopfschmerzen
- indirekte Hinweise:
  - Gesichtsverbrennungen, versengte Augenbraunen, Husten mit rußigem Sputum, Heiserkeit, Tachypnoe
- besonderes Inhalationstrauma mit spezifischen Therapiemaßnahmen: Zyanidintoxikation
- Entstehung bei Erhitzung oder Verbrennung von Kunststoffen; Hemmung der intrazellulären Atmung durch Blockade der Cyctochromoxidase
- typisch: Bittermandelgeruch!

Sofortmaßnahmen durch den Arzt

- Schockraumindikation prüfen (ABCDE-Evaluation) (s. Sek. A Schockraumbehandlung)
- Schnellstmöglich Gabe von Sauerstoff ($FiO_2 = 1{,}0$)
- i.v. Zugang/Flüssigkeitssubstitution

Diagnosen/Differenzialdiagnosen

- Intoxikation anderer Genese

Ursachen/Anamnese

- Einwirkung von Brandgasen
- Kohlenmonoxid CO, Cynanid HCN („giftige Zwillinge“)
- Erstickungsgas CO_2
- Reizgase

Diagnostik

— **Klinische Untersuchung**
- Inspektion der Atemwege, Hinweise auf Inhalationstrauma (Mund-Rachenraum)
- Verbrennungen?
- Auskultation: Giemen, Brummen, Stridor, Rasselgeräusche
- Neurostatus (z.B. Minimal-Mental-State-Test)

— **Labor**
- BB, SB, CK, LDH, TropT/I
- BGA mit CO-Hb (COHb bis 10% können bei Rauchern physiologisch bzw. ohne Intoxikation vorkommen)

— **12-Kanal-EKG**

— **Bildgebung**
- Röntgen: Ausschluss Lungenödem
- ggf. CT; ggf. Polytrauma CT bei V.a. weitere Verletzungen bzw. in Abhängigkeit vom Unfallmechanismus

— **ggf. Endoskopie**
- ggf. Endoskopie oberer Atemweg
- ggf. Bronchoskopie

Konsil

- Orthopädie/Unfallchirurgie
- Innere Medizin

➲ Therapie

— **Allgemeine Maßnahmen**
- Sauerstoffgabe mit hohem FiO_2 (keine prophylaktische Intubation)
- Symptomatische Therapie (z.B. Antikonvulsiv)
- bei Augenreizung: Augenspülung
- Reinigung der Haut (Identifikation von Verbrennungen)

— **Spezielle Maßnahmen**
- Dyspnoe, Bronchospastik und erniedrigter SpO_2:
  - O_2-Vernebler mit Salbutamol/Atrovent© und ggf. Theophyllin
- NIV bzw. bei bestehender Heiserkeit oder Stridor:
  - großzügige Atemwegssicherung!
- Bewusstlosigkeit und/oder Kreislaufinstabilität:
  - Hydroxocobalamin (Zyanokit 70 mg/kg KG) oder Natriumthiosulfat 25% (50 mg/kg KG)
  - Intubation bei GCS < 9

- neurologisches Defizit (Kopfschmerzen bis Bewusstlosigkeit nach Ausschluss anderer Ursachen) oder Zeichen einer kardialen Ischämie bei positiven CO-Hb Nachweis:
  - Indikation zur hyperbaren Sauerstofftherapie (HBO) in Rücksprache mit Druckkammerzentrum stellen
  - großzügige Indikationsstellung bei Schwangeren und Kindern
  - CPR-Pflichtigkeit: mehr Zurückhaltung bei der hyperbaren Oxygenierung, es sei denn die Asystolie war beobachtet und schneller CPR-Erfolg

— Cave

- Unter laufender CPR erfolgt diese nach den üblichen Leitlinien, ist diese erfolgreich und lag nur eine kurze/beobachtete Hypoxiezeit vor, kann die Vorstellung in einem Druckkammerzentrum erfolgen!
- 4-DMAP (3,25 mg/KG) nur bei reiner Zyanidintoxikation und sicherer Abwesenheit von CO!
- keine sytemischen oder inhalativen Glukokortikoide!

Beachte

- Die klassische beschriebene kirschrote Farbe als Indikator für eine CO Intoxikation liegt nur bei ca. 20% vor, sonst eher blasses, fahles und graues Hautkolorit!
- Auch wenn sich das klinische Bild (BGA-Werte) des Patienten bessert, hängt die intrazelluläre Besserung immer hinterher und es muss O_2 hochdosiert bis zur HBO (Druckkammer) gegeben werden!
- Die Ausprägung eines im konventionellen Röntgen sichtbaren Lungenödems kann ggf. verzögert, d.h. nicht unmittelbar sichtbar sein!

Procedere

- **ICU:** Koma, hämodynamische oder respiratorische Instabilität
- **IMC:** Intoxikation
- **NC:** -

Literatur

Dries DJ, Endorf FW (2013) Inhalation injury: epidemiology, pathology, treatment strategies. Scand J Trauma Resusc Emerg Med. Apr 19; 21, 31

O'Brien DJ, Walsh DW, Terriff CM, Hall AH (2011) Empiric management of cyanide toxicity associated with smoke inhalation. Prehosp Disaster Med 26, 374–382

Wagner F, Henze C, Baumann H, Biscoping J (2013) Vom Badezimmer in die Druckkammer. Notfall Rettungsmed 13, 1434–6222

Zilker T, P. Sefrin P, Scherer G, Graf B, Geldner G, Hoppe U (2010) Rauchgasinhalations-Intoxikation: Ursachen, Primärversorgung und Handlungsempfehlung. Der Notarzt 26, 95–102

10 Säuren und Laugen

Sabine Blaschke

Leitsymptomatik

Lokal: Schleimhautnekrosen der Schleimhäute

- Säuren: Koagulationsnekrose
- Laugen: Kolliquationsnekrosen
- *Kompl.*: Glottisödem, Aspirationspneumonie, Ösophagus-/Magenperforation, spät: Ösophagusstenose

Systemisch: metab. Azidose

- *Komplikationen* intravasale Hämolyse: Schock mit MOV, DIC

Diagnostik

- Anamnese
  - Wer, Was, Wann, Wie, Wie viel?
- Labor
  - BB, E'lyte, Krea, HN, CK, LDH
  - GOT, GPT, AP, γGT, Bili ges.
  - Q, PTT
  - aBGA, Lactat
  - freies Hb
- Rö-Thorax und Abdomen
- Gastroskopie

Konsil

- Giftzentrale
- Gastroenterologie

➲ Therapie

- 1. Sicherung der Vitalfunktionen
- 2. Prim. Giftelimination
  - sofort mehrere Liter Wasser
  - Magenspülung (nur innerhalb 1 h nach Ingestion, nur unter gastroskopischer Sicht)

– 3. Besonderes
  - Lokalanästhetikum: Lidocain 2% 10–15 ml in 12 h
  - frühzeitiger Azidoseausgleich
  - frühzeitige Tracheostomie (wg. Gefahr des Glottisödems)
  - DIC Prophylaxe mit low dose Heparin
  - 100 mg Prednisolon ab 2. d, dann Reduktion – 3 Wo (zur Prophylaxe von Strikturen)

Procedere

- **ICU**: Koma, hämodynamische oder respiratorische Instabilität
- **IMC**: Intoxikation
- **NC**: –

L

Neurologische Notfälle[2]

2 Die neurologischen SOP wurden ursprünglich von den Ärzten der Kliniken für Neurologie und Klinische Neurophysiologie der Universitätsmedizin Göttingen erarbeitet. Die Autoren haben den Text für das Handbuch angepasst.

1 Ischämischer Schlaganfall

Tobias Frank und Bernd Kitze

Leitsymptomatik

Akut aufgetretene Symptomatik

- vorderes Stromgebiet: Aphasie, brachiofazial- oder beinbetonte Hemiparese, Sensibilitätsstörungen
- hinteres Stromgebiet: Hemianopsie, Hirnstammsymptome, zerebelläre Symptome

Sonderfall Basilaristhrombose

- (fluktuierende) Vigilanzminderung
- bds. positive Pyramidenbahnzeichen (Babinski positiv)
- Hirnstammsymptome (z.B. Augenbewegungsstörungen, Hirnnervenausfälle)/zerebelläre Symptome
- **Cave**: Strecksynergismen werden oft als generalisierte Anfälle fehlgedeutet

Merke

- 2/3 Punkte für Verdacht einer Basilaristhrombose ausreichend!

Differenzialdiagnose

- epileptische Anfälle
- intrakranielle Blutung/SAB
- Hypoglykämie
- schwere Elektrolytstörungen
- Intoxikationen
- Migräne mit fokalneurologischen Ausfällen/Aura

Diagnostik

– Cave

- Bildgebung hat Priorität!
- wegen Krea/TSH nicht auf CTA/CTP warten!
- bei fehlender Antikoagulantientherapie kann Lyse auch ohne Gerinnungswerte gestartet werden
- wenn PTT > 45 sec, oder INR > 1,7 Lyse sofort abbrechen

– Labor

- kl. BB, Gerinnung (CoaguChek®), Krea, Na, K, Ca, BZ, TSH
- Blutgruppe u. Kreuzblut wenn Lyse erwogen wird

- **EKG**
- **Bildgebung**

  Vorderes Stromgebiet
  - CCT/CTP (innerhalb des 4,5 h Zeitfensters hat CTP keinen Einfluss auf Entscheidung)
  - bei klinischem V.a. ACI- oder M1-Verschluss: CTA
  - ggf. cMRT: unklares Zeitfenster, Differenzialdiagnose Todd'sche Parese nicht zu entscheiden, 4,5–6 h Zeitfenster

  Hinteres Stromgebiet
  - CCT/CTP
  - Basilaristhrombose: CCT/CTA oder direkt Angiographie

  Neurodoppler
  - **Cave**: nicht geeignet zum Ausschluss einer Basilaristhrombose!

➲ Therapie

- **Pat. im 3 h-Zeitfenster; 3–4,5 h off-label nach Aufklärung**
  - systemische Lysetherapie i.v. mit 0,9 mg/kg KG rtPA (Actilyse®)
  - separater i.v.-Zugang, max. 90 mg, 10% Bolus
  - Rest über 1 h nach Ausschluss der *Kontraindikationen*

  Kontraindikationen systemische Lysetherapie
  - **Überempfindlichkeit** gegen den Wirkstoff oder einen der sonstigen Bestandteile
  - **erhöhtes Blutungsrisiko** wie bei:
    - wesentlicher Blutgerinnungsstörung innerhalb der letzten 6 Monate
    - bekannter hämorrhagischer Diathese
    - Patienten unter oraler Antikoagulanzientherapie (z.B. Warfarin-Natrium mit INR > 1,7 oder Dabigatran-Einnahme innerhalb der letzten 48 h)
    - manifester oder kurz zurückliegender schwerer oder lebensgefährlicher Blutung
    - bestehender, anamnestisch bekannter intrakranialer Blutung oder Verdacht darauf
    - Verdacht auf Subarachnoidalblutung oder Zustand nach aneurysmatischer Subarachnoidalblutung
    - Schädigung des Zentralnervensystems in der Anamnese (z.B. Neoplasma, Aneurysma, intrakraniale oder spinale Operation)
    - kurz zurückliegender (weniger als 10 Tage) traumatischer externer Herzmassage, Entbindung, kurz zurückliegender Punktion eines nicht komprimierbaren Blutgefäßes (z.B. Vena subclavia oder Vena jugularis)
    - unkontrollierbarer schwerer arterieller Hypertonie

- bakterieller Endokarditis, Perikarditis
- akuter Pankreatitis
- nachgewiesenen ulzerativen Erkrankungen im Gastrointestinaltrakt innerhalb der vergangenen 3 Monate, Ösophagusvarizen, arteriellen Aneurysmata, arteriellen/venösen Missbildungen
- Neoplasie mit erhöhtem Blutungsrisiko
- schwerer Lebererkrankung einschließlich Leberversagen, Zirrhose, Pfortaderhochdruck (Ösophagusvarizen) und aktiver Hepatitis
- größeren Operationen oder schweren Traumen innerhalb der vergangenen 3 Monate

Zusätzliche Gegenanzeigen systemische Lysetherapie bei akutem ischämischen Schlaganfall

- Beginn der Symptome des ischämischen Insultes mehr als 4,5 Stunden vor der Verabreichung der Infusion, oder wenn der Symptombeginn unbekannt ist und länger als 4,5 Stunden her sein könnte
- geringfügige neurologische Defizite oder Symptome, die sich vor Infusionsbeginn rasch bessern (allgemein: NIHSS < 4 Punkte außer Sonderfall isolierte Aphasie/Hemianopsie)
- klinisch (z.B. NIHSS > 25) bzw. durch geeignete bildgebende Verfahren nachgewiesener schwerer Schlaganfall
- Krampfanfall zu Beginn des Schlaganfalls
- Nachweis für eine intrakraniale Blutung (ICH) im Computertomogramm
- Symptome, die auf eine Subarachnoidalblutung hinweisen, selbst bei normalem Computertomogramm
- Heparingabe innerhalb der vergangenen 48 Stunden und Thromboplastinzeit oberhalb des Normalwertes
- Patienten mit Schlaganfall in der Anamnese und begleitendem Diabetes
- Schlaganfall innerhalb der letzten 3 Monate
- Thrombozytenzahl unter 100.000/mm^3
- systolischer Blutdruck über 185 bzw. diastolischer Blutdruck über 110 mmHg oder Erfordernis aggressiver Maßnahmen (intravenöse Gabe von Arzneimitteln), um den Blutdruck unter diese Grenzwerte zu senken
- Blutglucosespiegel unter 50 mg oder über 400 mg/100 ml
- Anwendung bei älteren Patienten
- Actilyse ist nicht angezeigt zur Therapie des akuten Schlaganfalls bei Erwachsenen, die älter als 80 Jahre sind

Wichtig

- Die Auflistung der Gegenanzeigen entspricht der Fachinformation für Actilyse® zum Zeitpunkt der Überarbeitung im Oktober 2014. Nach Rücksprache mit dem/der OA/OÄ muss im Einzelfall entschieden werden, ob trotz vorliegender Gegenanzeige off-label lysiert wird (z.B. Alter > 80 LJ, Aphasie mit NIHSS < 4 Punkten)!

- **Pat. im 4,5–6 h Zeitfenster, ggf. bei unbekannten Zeitfenster**
  - Möglichkeit der i.v. Lysetherapie mit rtPA nach cMRT oder ggf. CTP mit relevantem Mismatch als individueller Heilversuch in RS mit diensthabenden OA

  Kontraindikationen
  - wie oben

- **Pat. mit V.a. ACI- oder M1-Verschluss (Zeitfenster < 6 h)**
  - Lysetherapie mit rtPA i.v. 0,9 mg/kg KG als Bridging-Lyse (falls Zeitfenster < 4,5 h) sofort beginnen mit anschließender mechanische Rekanalisation, bzw. intraarterieller Lysetherapie durch die Neuroradiologen
  - ggf. frühe Stent-geschützte PTA in Rücksprache mit diensthabendem OA und Neuroradiologie als individueller Heilversuch
  - Narkose durch Anästhesie (frühzeitig anmelden)
  - Die systemische Lyse sollte immer bis zum Beginn der Intervention fortgeführt werden.
  - Eine Aufteilung von Actilyse® zur i.a.-Gabe sollte mit dem Neuroradiologen diskutiert werden, wenn noch ca. 10–15 mg im Perfusor vorhanden sind und die Intervention noch nicht begonnen hat.

- **Pat. mit Basilaristhrombose**
  - Lysetherapie mit rtPA i.v. 0,9 mg/kg KG als Bridging-Lyse mit anschließender intraarterieller Lysetherapie durch die Neuroradiologie
  - ggf. Stent-geschützte PTA in Rücksprache mit diensthabendem OA und Neuroradiologie als individueller Heilversuch
  - Entscheidung gegen Lysetherapie ausschließlich nach bildgebend gesicherter weitreichender Infarzierung des Hirnstammes
  - Narkose durch Anästhesie

Therapeutisches Vorgehen

- **5-Punkte Regel für die „Door-to-Needle-Time" (Ziel: < 30 min.) vor systemischer Fibrinolyse beim akuten ischämischen Schlaganfall**

  1. **gezielte neurologische Untersuchung** (NIHSS)
  2. **pflegerische Versorgung** parallel (zwei sichere Zugänge, Puls, RR, Temperatur, Blutabnahme, EKG, Urinkatheter nur bei bewusstseinsgestörten Patienten oder geplanter Narkose)
  3. **Nativ-CC**: Ausschluss intrakranielle Blutung
  4. **Prüfung Indikation/Kontraindikationen** (Dokumentationsbogen!) direkt im Anschluss bzw. während Nativ-CCT:
  5. **Aufklärung Patient(in) bzw. Angehörige** direkt nach Nativ-CCT (Aufklärungsbogen!) – ggf. später ergänzen!

- **Lysetherapie – konkret**

  Start

  - Bolus rtPA (Actilyse®) i.v. (s. Tab. 10)
  - gefolgt von rtPA-Perfusor

  Nach Beginn der systemischen Fibrinolyse

  - kontinuierliches klinisches Monitoring
  - evtl. erweiterte bildgebende Diagnostik (CTA/CT-Perfusion/DSA)
  - Überprüfung Laborwerte (BB + Gerinnung + Krea + TSH + CRP: Entscheidung über Fortführung/Abbruch) und RR
  - Diskussion Interventionsindikation mit Neuroradiologie
  - Transport mit Arztbegleitung INA bzw. Stroke Unit oder interventionelle DSA

  Allgemeintherapie

  - Sauerstoffinsufflation 2–4 l/min
  - frühe Schutzintubation bei Erlöschen der Schutzreflexe
  - RR-Kontrolle/Einstellung:
    - *systemische Lyse geplant: RR > 180/120 mmHg:* Uradipil (Ebrantil®) 10–50 mg i.v., Clonidin (Catapresan®) 0,075–0,15 mg i.v.
    - *keine systemische Lyse geplant: RR > 220/120 mmHg:* Uradipil (Ebrantil®) 10–50 mg i.v., Clonidin (Catapresan®) 0,1–0,3 mg i.v.
  - Blutzucker > 200 mg/dl: Insulin (Actrapid®) n. BZ
  - nüchtern lassen
  - 30° Oberkörperhochlagerung (Aspirationsprophylaxe)
  - Temperatur > 37,5°C: Paracetamol 1 g i.v.
  - Dauerkatheter vor Beginn der Lyse (sollte Zeitpunkt der Lyse aber nicht verzögern!)

  Am folgenden Tag der Lyse

  - Beginn mit Thromboseprophylaxe und Thrombozytenaggregationshemmung
  - Beginn einer indizierten Vollantikoagulation im Einzelfall diskutieren

- **Patient mit stattgehabtem raumfordernden Media- oder Kleinhirninfarkt**
  - In RS mit Neurochirurg:
    - operative Dekompression
  - bei erhöhtem Hirndruck:
    - 30° Oberkörperhochlagerung
    - Osmotherapie
    - Beatmung in tiefer Sedierung (Propofol, Thiopental bei drohender Einklemmung)
    - operative Dekompression innerhalb von 48 h bei Mittellinienverlagerung > 5 mm in 12 h oder > 2/3 Infarkt bei Pat < 60 Jahren (Off-Label 60–80 Jahre, Einzelfallentscheidung)

Procedere

- **Intensivstation (ICU):** intubierte Patienten, Patienten nach i.a.-Lyse, Patienten mit erhöhtem Hirndruck
- **IMC:** nicht intubierte Patienten
- **NC:** –

Tab. 10 Dosierung rtPA (Actilyse®)

Gewicht (kg)	empfohlene Gesamtdosis (mg)	Aufziehen	Gesamtdosis (mg)	Bolus (mg = ml)	Laufrate Rest (ml/h)
40	36,0	20 + 20	40	4	36
45	40,5	20 + 20	40	4	36
50	45,0	50	50	5	45
55	49,5	50	50	5	45
60	54,0	50	50	5	45
65	58,5	50 + 10	60	6	54
70	63,0	50 + 10	60	6	54
75	67,5	50 + 20	70	7	63
80	72,0	50 + 20	70	7	63
85	76,5	50 + 20 + 10	80	8	72
90	81,0	50 + 20 + 10	80	8	72
95	85,5	50 + 20 + 20	90	9	81
100	90,0	50 + 20 + 20	90	9	81

Prinzipielles zur Dosierung:

- Actilyse wird gewichtsadaptiert in einer Dosis von 0,9 mg/kg KG, max. 90 mg intravenös appliziert.
- Es existieren 10, 20 und 50 mg Durchstechflaschen, welche mit entsprechend 10, 20 oder 50 ml Wasser für Inj.-zwecke angesetzt wird.
- Somit beträgt der Perfusoransatz immer **1 mg/ml!**

Wenn Dosierungen > 50 mg benötigt werden, werden **2 Perfusorspritzen** angesetzt.

Literatur

Deutsche Gesellschaft für Neurologie (DGN) (2012) Leitlinie Akuttherapie des ischämischen Schlaganfalls. AWMF online (Reg. Nr. 030-46), Stand: 30.9.2012. URL: http://www.awmf.org/leitlinien (in Überarbeitung) (abgerufen am 17.12.2014).

Deutsche Gesellschaft für Allgemeinmedizin und Familienmedizin (DEGAM) (2012) Leitlinie Schlaganfall. AWMF online (Reg. Nr. 053-011), Stand: 31.10.2012. URL: http://www.awmf.org/uploads/tx_szleitlinien/053-011l_S3_Schlaganfall_2012-10.pdf (abgerufen am 17.12.2014)

2 Intrakranielle Blutung

Tobias Frank und Bernd Kitze

Leitsymptomatik

- Kopfschmerzen, neurologische Herdsymptomatik
- häufig Übelkeit
- u.U. Vigilanzminderung; Symptomatik akut einsetzend

Differenzialdiagnose

- ischämischer Schlaganfall
- Sinusvenenthrombose
- SAB
- Meningitis
- Migräne
- sonstige Ursachen für Kopfschmerzen

Diagnostik

– V.a. intrakranielle Blutung

- Labor: BB, Gerinnung, E'lyte, Kreatinin, AST, γGT, Bilirubin, CK, CRP, TSH
- CCT

– Atypisch gelegene intrakranielle Blutung

- venöse CTA oder MRA bei V.a. SVT-bedingte Stauungsblutungen
- Röntgen-Thorax bei V.a. eingeblutete Metastase
- cMRT nur bei speziellen Fragestellungen (Amyloid-Angiopathie? Multiple Filiae? Eingeblutete Ischämie)

Konsil

- Neurochirurgie: Hämatomevakuation/externe Ventrikel-Drainage notwendig? Lyse-Katheter?
- Entscheidungen in Abhängigkeit von der Gesamtsituation des Patienten und nach Rücksprache mit Neurologen
- falls offensichtlich keine OP-Indikation (z.B. kleine Blutung) neurochirurgisches Konsil nicht notwendig

➲ Therapie

– **Intrakranielle Blutung**
  - **bei Gerinnungsstörung** zügige Korrektur mit PPSB und Vitamin K-Gabe (Konakion® 10 mg i.v. als Kurzinfusion)
  - Faustformel für PPSB-Gabe: kg KG x gewünschter Quick-Anstieg in % x 1,2 mg

– **Symptomatische Therapie/Allgemeinmaßnahmen**
  - **Analgesie**: Paracetamol, Metamizol oder Tramadol fest angesetzt, ggf. i.v.
  - **Antiemese**: z.B. Metoclopramid 30 Tr. 3 x/d oder 10 mg i.v.)
  - **RR-Einstellung** 130–160 mmHg systol. bei Hypertonikern, ansonsten 120–140 mmHg systol.
    - erste Wahl zur RR-Senkung Urapidil (Ebrantil®) i.v.
  - **antikonvulsive Therapie** bei vorangegangenem Anfall (z.B. Levetiracetam [Keppra®] 500–1.000 mg 2 x/d)
    - **Cave**: Valproat wegen möglicher Thrombozytenfunktionsstörung nicht Medikament der ersten Wahl
  - **ggf. frühzeitige Intubation**: bei Bewusstseinsminderung, Ausfall der Schutzreflexe, abfallender Sättigung oder Hyperkapnie (> 60 mmHg CO_2)
  - **ggf. Hirnödemtherapie**: OK 30° hochlagern, Osmotherapie mit Mannitol (15%, 4 x 125 ml i.v./d)
    - **Cave**: schwere Niereninsuffizienz
  - **(auf Station) Thromboseprophylaxe nach 24 h**: low dose-Heparin
    - **Cave**: Bei intrakranieller Blutung kein niedermolekulares Heparin, sondern 3 x 5.000 IE s.c. unfraktioniertes Heparin)

Procedere

- **ICU**: Bewusstseinsstörung, Hyperkapnie
- **IMC/Stroke Unit**: möglich, wenn keine Bewusstseinsstörung, keine Hyperkapnie
- **NC**: –

Literatur

Deutsche Gesellschaft für Neurologie (DGN) (2012) Intrazerebrale Blutungen. Stand: September 2012. URL: http://www.dgn.org/leitlinien-online-2012/inhalte-nach-kapitel/2370-ll-28-2012-intrazerebrale-blutungen.html (abgerufen am 08.10.2014)

3 Subarachnoidalblutung

Tobias Frank und Bernd Kitze

Leitsymptomatik

Dringender Verdacht auf Subarachnoidalblutung

- schlagartig aufgetretene starke Kopfschmerzen („Vernichtungskopfschmerz“)
- mit oder ohne
  - Meningismus
  - Vigilanzstörung
  - epileptischer Anfall
  - vegetative Symptomatik (Fieber, RR-Anstieg, HRST, Erbrechen)
  - vorausgegangene Kopfschmerzen im Sinne von „Warnblutungen“

Einteilung der SAB nach Hunt & Hess

- s. Tab. 11

Diagnostik

- CCT, CTA
- Labor: Blutbild, Gerinnung
- Doppler: Vasospasmen?

Tab. 11 Einteilung der SAB nach Hunt & Hess

Grad	Klinik	GCS	Fokal neurol. Ausfall
0	unrupturiertes Aneurysma		
I	asymptomatisch, leichte Kopfschmerzen, leichte Nackensteife	15	nein
Ia	isoliertes neurolog. Defizit ohne Kopfschmerzen oder Nackensteife	15	nein
II	mäßig bis starke Kopfschmerzen, Nackensteife, Hirnnervenausfälle (v.a. III, IV) ohne weitere neurologische Defizite	14–13	nein
III	verwirrt/somnolent, leichtes fokal-neurol. Defizit und/oder Ausfälle	14–13	ja
IV	soporös, mäßige bis schwere Hemiparese, veg. Störungen, schwere neurolog. Ausfälle	12–7	ja/nein
V	tiefes Koma, Dezerebrationszeichen, Strecksynergismen	6–3	ja/nein

Ein Grad zusätzlich für schwere systemische Vorerkrankung, Vasospasmen in der DSA

➲ Therapie

– Maßnahmen
  - **bei Bewusstseinsstörung** frühzeitige Intubation
  - **bei Aneurysma-Nachweis** Coiling oder Clipping möglichst zeitnah bzw. innerhalb 72 h nach Einsetzen der Symptomatik
  - **bei Liquoraufstau** externe Ventrikeldrainage (EVD)-Anlage durch Neurochirurgie oder lumbale Drainage; eine lumbale Drainage kann ggfs. im Verlauf nach Aneurysmaversorgung auf der Intensivstation gelegt werden; lumbale Drainage nur dann, wenn ein Verschlusshydrozephalus ausgeschlossen ist
  - **bei fehlendem Aneurysma-Nachweis** Aufnahme Neuro-Intensivstation, ggf. Re-DSA im Verlauf
  - **zur Prophylaxe verzögerter ischämischer neurologischer Defizite** Gabe von Nimodipin (Nimotop; 60mg alle 4h; falls orale Gabe nicht möglich: Perfusor 2mg/h) ab der Diagnosesicherung
  - **bei Gerinnungsstörung** Korrektur mit PPSB und Vitamin K-Gabe (Faustformel für PPSB-Gabe: kg KG x gewünschter Quick-Anstieg in % x 1,2 mg)

– Symptomatische Therapie/Allgemeinmaßnahmen
  - **Analgesie** (Paracetamol, Metamizol oder Tramadol fest ansetzten, ggf. i.v.)
  - **Antiemetika** (z.B. Metoclopramid 10 mg i.v. 3 x /d)
  - **RR-Einstellung** 130 mmHg systol. bei Hypertonikern, ansonsten 120 mmHg systol.; erste Wahl zur RR-Senkung Urapidil (Ebrantil®) i.v.
  - **antikonvulsive Therapie** bei vorangegangenem Anfall (z.B. Levetiracetam (Keppra®) 500 mg 3 x /d)
  - Laktulose (Bifiteral®) zur Stuhlregulation, 30 ml/d
  - **bei Subarachnoidalblutung und Vasospasmen** Triple-H-Therapie (= Hypervolämie, Hypertension, Hämodilution): positive Flüssigkeitsbilanz anstreben (+ 750 ml), nach Ausschluss bzw. Sanierung eines Aneurysmas (d.h. Vasospasmus-Therapie findet in der Regel nicht auf INA statt)
  - **bei Bewusstseinsminderung**, abfallender Sättigung oder Hyperkapnie (> 60 mmHg CO_2) frühzeitige Intubation
  - **ggf. Hirnödemtherapie** (OK hochlagern, Osmotherapie mit Mannitol (15%, 125 ml i.v., 4 x /d)
  - **(auf Station) Thromboseprophylaxe** nach 24 h (low dose-Heparin; **Cave**: bei intrakranieller Blutung kein niedermolekulares Heparin sondern 3 x 5.000 IE unfraktioniertes Heparin)

Procedere

- **Neuro-ICU**: initial immer
- **IMC/Stroke Unit**: bei klinisch stabilen Patienten nach Versorgung des Aneurysmas
- **NC**: –

Literatur

Deutsche Gesellschaft für Neurologie (DGN) (2012) S1 Leitlinie Subarachnoidalblutung. AWMF online (Reg. Nr. 030-073). Stand: 30.9.2012. URL: http://www.awmf.org/uploads/tx_szleitlinien/030-073l_S1_Subarachnoidalblutung_2012_1.pdf (abgerufen am 19.09.2014)

4 Epileptischer Anfall

Tobias Frank und Bernd Kitze

Leitsymptomatik

– **Handelt es sich um einen epileptischen Anfall?**
  - generalisiert: quantitative Bewusstseinsstörung mit prolongierter Reorientierung > 5 min, Zungenbiss, Einnässen/-koten, Sturz, postiktaler Umdämmerung, Mydriasis, periorbikuläre Petechien?
  - fokal: Entäußerungen von Extremitäten? Aura?
  - Anfallssemiologie: Entäußerungen? Augen offen/geschlossen? Pupillenreflex? Dauer? Wiederholte Episoden? (Todd'sche) Parese? Fieber? Medikamente? Kopfschmerzen? Fremdanamnese einholbar?

– **Hat dieser Anfall eine primär behandlungsbedürftige Ursache?**
  - Infektion (Meningitis, Enzephalitits)
  - Metabolisch (Hyponatriämie, -calcämie, -glykämie)
  - Trauma
  - Alkoholentzug
  - Tumor
  - zerebrovaskulär (Sinusvenenthrombose, intrakranielle Blutung, Schlaganfall)
  - Medikamente, Drogen

– **Liegt ein bekanntes Anfallsleiden vor?**
  - bekannte Semiologie?
  - neuer Anfallstyp? Anfallsfrequenz?
  - Vormedikation, Medikamentencompliance?

Differenzialdiagnose

- Intoxikation
- *Synkope:* „Schwarzwerden vor Augen“, wenige asynchrone Myoklonien, Harnabgang und variable Abläufe möglich, oft Armbeugung, Beinstreckung, rasche Reorientierung (< 1 min), Auslöser (Orthostase, HRST)
- *psychogener Anfall:* Augen: oft geschlossen („wie schlafend“, u.U. zugekniffen), Dauer: oft > 2 min, variable Anfallsphänomene von Anfall zu Anfall, häufig atonisch, Arc de cercle, oft verzögerte Reorientierung mit Gedächtnislücke für das Ereignis; gute Dokumentation, auch Befund durch Notarzt

Diagnostik

- Labor
  - BB, Glc, Krea, Elyte, CRP
  - Ethanol, CK, TSH
  - ein Serumröhrchen asservieren (ggf. Theophyllin-Spiegel, Drogen-Screening, Prolaktin)
  - Antiepileptika-Spiegel bei bekannter Epilepsie
- Bildgebung
  - CCT
    - **Cave**: nicht bei: jungen Pat. ohne Fokalneurologie, Cephalgien, Infekt.
    - **Cave**: vor CCT an Schwangerschaftstest denken!
  - MRT
    - *Ind.:* erster epileptische Anfall, wenn CCT o.B. oder junger Pat.
- Weitere Diagnostik
  - ggf. BK, U-Stix/-Kultur
  - ggf. Rö-Thorax
  - ggf. LP (Meningitis, Enzephalitits, Sinusvenenthrombose, erhöhte Infektparameter)
- EKG
  - Differenzialdiagnose Synkope
- EEG
  - sinnvoll zur differenzialdiagnostischen Klärung von Bewusstseinsstörungen
  - immer bei 1. Anfall oder Änderung des Anfallstyps, prolongierter Somnolenz, persistenter Fokalneurologie

Konsil

- Unfallchirurgie (*Ind.:* Sturzereignis, sichtbare Verletzungen/Hämatome)

➲ Therapie

- Basismaßnahmen
  - Vitalparameter sichern/ABCD-Algorithmus
  - Zahnersatz entfernen
  - Überwachung, O_2 4 l/min
  - NaCl 0,9% i.v.
  - kein Beisskeil!
- Allgemeintherapie je nach Ursache und Procedere
  - Hypoglykämie: Glucose 40% 60 ml (**Cave**: bei Alkoholabusus vorher Thiamin 100 mg i.v.)
  - Infekt: Temperatursenkung Paracetamol (Perfalgan®) oder Novaminsulfon (Novalgin®) 1 g i.v., antibiotische Therapie nach Fokussuche

- Elektrolytstörung: behandeln
- SVT, Enzephalitis, Meningitis (s. Sek. L, Kap. 6 u. 7)

— **Vorgehen bei erstmaligem epileptischem Anfall ohne Fokus**
  - nur bei Anfallsserie (> 2 Anfälle) Antiepileptika-Einstellung nach RS OA erwägen.
  - kein Clobazepam (Frisium®-Schutz), da Diagnostik erschwert (außer bei Anfallserie, oder hohem Rezidivrisiko (Hirntumor)! (s.a. Status epilepticus)

— **Vorgehen bei Alkoholentzugsanfall**
  - **Cave:** kann schnell in Status epilepticus übergehen; konsekutive Entzugssymptomatik behandeln!
  - Diazepam 5 mg i.v. alle 3–6 h *oder* 2 Kps. Clomethiazol
    - **Cave:** Lungenerkrankung (COPD)!
  - Distraneurin® alle 2 h, Wiederholen bei fortbestehender Entzugssymptomatik (Tremor, Tachykardie, Hypertonie)
  - Thiamin 100 mg p.o./i.v. alle 8 h, initial i.v. zur Aufsättigung
  - ggf. Substitution weiterer Elektrolytstörungen (insbes. K^+)

— **Vorgehen bei bekannter Epilepsie**
  - bekannte Epilepsie je nach Wirkspiegel der Antiepileptika ggf. mit Erhöhung der Vormedikation behandeln (ggf. als Kurzinfusion)
  - Auslöser eruieren (z.B. GIT-Infekt, Hinterwandinfarkt [HWI])
  - Veränderung der Frequenz, Anfallsform oder -dauer? Stationäre Aufnahme

— **Sonderfall symptomatische Epilepsie bei Raumforderungen (z.B. Tumor)**
  - Hirndruck senken (Mannitol [Osmofundin®]) oder Dexamethason Bolus 40–100 mg (bei Hirndruck)
  - dazu H2-Blocker (z.B. Ranitidin)
  - Levetiracetam 1 g i.v., dann 2 x 500–1.000 mg/d ansetzen

Procedere

- **ICU:** Status epilepticus, Serie gen. epileptischer Anfälle
- **IMC:** Serie fokaler epileptischer Anfälle
- **NC:** einmaliger epileptischer Anfall, Anfallsveränderung bei bekannter Epilepsie

Literatur

Deutsche Gesellschaft für Neurologie (DGN) (2012) S1 Leitlinie Erster epileptischer Anfall und Epilepsien im Erwachsenenalter. AWMF online (Reg. Nr. 030-041). Stand: 30.9.2012. URL: http://www.awmf.org/uploads/tx_szleitlinien/030-041l_S1_Erster_epileptischer_Anfall_und_Epilepsien_im_Erwachsenenalter_2013-08_1.pdf (abgerufen am 19.09.2014)

5 Status epilepticus

Tobias Frank und Bernd Kitze

Leitsymptomatik

- Dauer > 5 min bei generalisiert tonisch-klonischen Anfällen und von > 20–30 min bei fokalen Anfällen oder Absencen oder eine Sequenz mit gleicher Mindestdauer von einzelnen epileptischen Anfällen in kurzen Abständen, ohne vollständige Restitution
- praktisch immer dann, wenn der Patient bei Eintreffen in Notaufnahme noch epileptische Anfälle hat

Einteilung

- Status generalisierter tonisch-klonischer Anfälle (SGTKA)
- Nonkonvulsiver SE (komplex-fokaler SE, Absencen-SE)
- einfach-fokaler SE

Differenzialdiagnose

- Koma/Vigilanzminderung (s. Sek. A, Kap. 3)

Diagnostik

- Labor BB, Glc, Krea, Elyte, CRP, Ethanol, CK, TSH)
- Antiepileptika-Spiegel bei bekannter Epilepsie
- CCT/MRT (auch SVT-Ausschluss)
- ggf. BK, U-Stix/-Kultur
- ggf. Rö-Thorax
- ggf. LP (Meningitis, Enzephalititis, erhöhte Infektparameter)
- EKG (Differenzialdiagnose Synkope)
- EEG

Konsil

- Unfallchirurgie (falls Sturzereignis, sichtbare Verletzungen/Hämatome)

➲ Therapie

– Basismaßnahmen

- Vitalparameter sichern
- ABCD-Algorithmus
- Zahnersatz entfernen

- Überwachung
- O_2 4 l/min
- NaCl 0,9% i.v.

— **Stufentherapie des Status epilepticus**

Stufe 1 (10 min)

- Lorazepam (Tavor®) 0,1 mg/kg (5–10 mg) langsam (2 mg/min) – max. 10 mg
- *oder* Clonazepam (Rivotril®) 1–2 mg i.v. (0,5 mg/min) – max. 6 mg
- *oder* Diazepam 10–20 mg Rektiole (wenn kein IV-Zugang) – max 30 mg

Stufe 2 (30–60 min)

- Valproinsäure (Ergenyl®)
  - 10–20 mg/kg als Bolus (z.B. 1.200 mg in 30 min als Kurzinfusion)
  - dann Perfusor 6 mg/kg/h über 8 h
- *oder* Phenytoin (Phenhydan® Infusionskonzentrat 750 mg in 50 ml):
  - 50 mg/min über ca. 5 min
  - Rest über 20–30 min.
  - dann Erhaltung mit 750 mg über 12 h (4,15 ml/h)
  - maximal 30 mg/kg
  - separater i.v. Zugang! EKG-Überwachung!
- **Hinweis**: Zum Zeitpunkt der Veröffentlichung, lagen durch große Studien gesicherte Empfehlung zur Behandlung des Status epilepticus mit Levetiracetam oder Lacosamid in Stufe 2 noch nicht vor. Eine Wirksamkeit bei ausreichend hoher Dosierung (LEV: 2–3 g i.v. oder Lacosamd 200 mg i.v.) ist möglich und kann im Einzelfall nach RS mit dem/der OA/OÄ erwogen werden.

Stufe 3 (> 60 min)

- Intubationspflicht und Intensivtherapie
- Einleitung mit GABAergen Narcotica, z.B. Propofol (Disoprivan®) 1–2 mg/kg
- Midazolam 0,15–2 mg/kg *oder* auch Thiopental 5 mg/kg
- EEG-Monitoring, wenn möglich um die Sedierungstiefe zu steuern (Ziel: burst suppression)

— **Allgemeintherapie je nach Ursache und Procedere**

- Alkoholentzug: Thiamin 100 mg
- Hypoglykämie: Glucose 40% 60 ml, sofern Alkoholkrankheit nicht ausgeschlossen, immer Thiamin vor der Glucoseinfusion geben (sonst Gefahr der zentralen pontinen Myelinolyse erhöht)
- Infekt: Temperatursenkung Perfalgan® oder Novalgin® 1 g i.v., antibiotische Therapie nach Fokussuche
- Elektrolytstörung: behandeln
- Sinusvenenthrombose, Enzephalitis, Meningitis (s. Sek. L, Kap. 6 u. 7)

Procedere

- **ICU:** SGTKA, Serie gen. Anfälle
- **IMC:** fokaler SE, Serie fokaler Anfälle
- **NC:** –

Literatur

Deutsche Gesellschaft für Neurologie (DGN) (2012) S1 Leitlinie Status epilepticus im Erwachsenenalter. AWMF online (Reg. Nr. 030-079). Stand: 30.9.2012. URL: http://www.awmf.org/uploads/tx_szleitlinien/030-079l_S1_Status_epilepticus_im_Erwachsenenalter_2012_1.pdf (abgerufen am 19.09.2014)

6 Bakterielle Meningitis

Tobias Frank und Bernd Kitze

Leitsymptomatik

- Zephalgien, Fieber, Meningismus
- quantitative/qualitative Bewusstseinsstörung
- Herdneurologie (z.B. HN-Symptomatik), epilept. Anfälle

Differenzialdiagnose

- virale Meningoenzephalitis
- Meningitis durch atypische Erreger (TBC, Pilze, Neuroborreliose)
- Begleitmeningitis/Reizpleozytose
- Differenzialdiagnose Kopfschmerz, SAB/intrakranielle Blutung

Diagnostik

— Labor

- BB, Diff. BB, Krea, Elektrolyte, CRP, TSH, Gerinnung

— Liquorpunktion

- Zellzahl in µl, Gesamteiweiß, Lactat, Gramfärbung und Kulturansatz

Vorgehen

- ausreichend Liquor in 3 Röhrchen (6–8 ml)
- 3 Parameter bestimmen: Zellzahl, Gesamtprotein und Lactat
- bei Nachweis einer Meningitis bzw. Meningoenzephalitis und/oder im cMRT der Verdacht auf eine Enzephalitis, sofort (!) Liquorprobe in ein Hygiene-Institut schicken und telefonisch AvD Mikrobiologie informieren

— Mikrobiologie

- Grampräparat, Kulturen, ggf. Serologie/PCR
- Blutkulturen, Urinstix u. -kultur, Trachealsekret

— Bildgebung

- CCT: Intrakranielle Druckerhöhung, Infarkte, otogener/sinugener Infektherd? Intrakranielle Blutung? SVT?
- Rö-Thorax

Weitere Diagnostik

- ggf. TEE, cMRT mit MR-Sinusdarstellung

Konsil

- HNO, Mikrobiologie
- ggf. Kardiologie, ggf. Neurochirurgie

➲ Therapie

– Dexamethason

- 10 mg Dexamethason (Fortecortin®) i.v. vor Antiobiotika-Gabe erwägen (Wirksamkeit belegt bei Pneumokokkenmeningitis); fortführen mit 4 x 10 mg/d i.v. über 4 Tage

– Antibiotika

- 4 g Ceftriaxon (Rocephin®) i.v., danach 2 g alle 12 h
- *und* 3–4 g Ampicillin i.v. – danach 4 g alle 6 h

Bei nosokomialen – oder Shuntinfektionen

- 2 g Meropenem – danach 2 g alle 8 h
- *und* 1 g Vancomycin – danach 2–3 g/24 h via Perfusor
- ggf. HNO-OP, ggf. THG-Chir.-OP, ggf. NCHI

Vorgehen

– Bei Bewusstseinsstörung, Herdneurologie, epilept. Anfall

Nach Abnahme der Blutkulturen

- Dexamethason, Antibiotika
- CCT (Ausschluss Einklemmungsgefahr)
- Liquorpunktion

– Pat. ohne Bewusstseinsstörung, Herdneurologie, epilept. Anfall

Nach Abnahme der Blutkulturen

- Dexamethason, Antibiotika
- Liquorpunktion
- CCT mit CT NNH/Mastoid (Komplikationen, Infektfokus)
- evtl. Sanierung Infektfokus (HNO, Neurochirurgie)

– Hinweis: Isolation/Meldepflicht

- Isolation bei begründetem V.a. bakterielle Meningitis (hohes Fieber, schlechter Allgemeinzustand, ggf. Hautzeichen) insbesondere, wenn tuberkulöse oder Meningokokken-Meningitis in Betracht gezogen wird
- mindestens 24 h, wenn anbehandelt; bei Tuberkulose zunächst bis zur mikroskopisch dritten negativen Magensaft/Trachealsekret/Sputum- und Urinanalyse (Ziehl-Neelson-Färbung auf säurefeste Stäbchen)
- bei V.a. Meningokokken/Tuberkulose oder anderen Erregern mit Todesfolge: Meldepflicht beim Gesundheitsamt
- Umgebungs-Prophylaxe bei Meningokokken (Ciprofloxacin 1 x 500 mg p.o.)

Procedere

- ICU: kardioresp. Instabilität, Vigilanzminderung
- IMC: –
- NC: –

Literatur

Deutsche Gesellschaft für Neurologie (DGN) (2012) S1 Leitlinie Meningoenzephalitis, ambulant erworbenen bakterielle (eitrige). AWMF online (Reg. Nr. 030-089). Stand: 30.9.2012. URL: http://www.awmf.org/uploads/tx_szleitlinien/030-089l_S1_Ambulant_erworbene_bakterielle_Meningoenzephalitis_2012_1.pdf (abgegriffen am 19.09.2014)

7 Virale Meningitis/virale Meningoenzephalitis

Tobias Frank und Bernd Kitze

Leitsymptomatik

- Fieber, Zephalgien, Meningismus
- bei Meningoenzephalitis zusätzlich
  - Herdneurologie und/oder qualitative/quantitative Bewusstseinsstörung
  - und/oder epileptische Anfälle und/oder Persönlichkeitsveränderung

Differenzialdiagnose

- bakterielle Meningitis (Immunsuppression? Anbehandlung?)
- Meningitis durch atypische Erreger
- Begleitmeningitis/Reizpleozytose
- Differenzialdiagnose Kopfschmerz

Diagnostik

— Labor
- BB, Diff. BB, Krea, Elektrolyte, CRP, Gerinnung, TSH
- Laborkontrolle nach 6 h: BB, CRP

— Liquorpunktion
- ZZ, Protein, Lactat, HSV-/VZV-Antikörperindizes

— Mikrobiologie
- Grampräparat, HSV-/VZV-PCR (ggf. PCR für die komplette Herpesgruppe)

— Bildgebung
- CCT: erhöhter ICP?
- cMRT: bei V.a. Enzephalitis

— Otoskopie
- Effloreszenzen? (VZV?)

— Kriterien Meningitis

Cave: Eine virale Meningitis ist dann anzunehmen, wenn alle folgenden Kriterien erfüllt sind:

- keine Vigilanzstörung
- keine neurologische Herdsyrnptomatik

- Liquor-Leukozytenzahl < 300/µl
- Liquor-Gesamteiweiß < 1.000 mg/l
- Liquor-Laktat < 3,5 mmol/l
- C-reaktives Protein im Serum < 8 mg/l bei Aufnahme und 6 h nach Aufnahme
- Leukozytenzahl im Blut < 12.000/µl
- sofern ein Diff.-Blutbild vorliegt, darf dort keine Linksverschiebung nachweisbar sein

Wenn ein oder mehrere dieser Kriterien nicht erfüllt sind:

- begründet dies Zweifel an der viralen Genese der Meningitis! Dann soll sicherheitshalber eine antibakterielle Therapie eingeleitet werden

➲ Therapie

— **Eindeutige virale Meningitis**

- symptomatische analgetische und antipyretische Therapie

— **Bei jedwedem V.a. Meningoenzephalitis**

- Aciclovir 3 x 10 mg/kg KG/d i.v.
- **Cave**: Niereninsuffizienz: Dosisanpassung, Krea- und Blutbild-Kontrollen, Hydrierung!

— **Erhöhte Entzündungswerte im Kontrolllabor nach 6 h**

- zusätzlich Behandlung wie bakterielle Meningitis
- *ggf.* antikonvulsive Therapie, antiödematöse Therapie

Procedere

- **ICU**: Enzephalitis, komplizierte virale Meningitis
- **IMC**: –
- **NC**: unkomplizierte virale Meningitis

Literatur

Deutsche Gesellschaft für Neurologie (DGN) (2012) S1 Leitlinie Virale Meningoenzephalitis. AWMF online (Reg. Nr. 030-100). Stand: 30.9.2012. URL: http://www.awmf.org/uploads/tx_szleitlinien/030-100l_S1_Virale_Meningoenzephalitis_2012_1.pdf (abgerufen am 19.09.2014)

8 Häufige Arten von Kopfschmerzen

Tobias Frank und Bernd Kitze

Leitsymptomatik

– **Primäre Kopfschmerzformen**

Migräne mit und ohne Aura

- oft (nicht notwendigerweise) einseitiger, pulsierender Schmerz
- evtl. Übelkeit/Erbrechen
- Photophobie, Phonophobie
- evtl. mit Aura (Entwicklung der einzelnen Symptome (visuell, sensibel, Dysphasie) über Minuten, jeweils < 60 min. Dauer
- Kopfschmerz (KS) beginnt während oder innerhalb 60 min. nach Aura
- Dauer 2–72 h

Cluster-Kopfschmerz

- streng einseitige starke Schmerzen periorbital/temporal, stechend
- „glühendes Messer" im Auge, 15–180 min.
- 1–4 x pro Tag, meist nachts/in den frühen Morgenstunden, oft periodisch über mehrere Wochen v.a. im Frühjahr und Herbst auftretend
- typische ipsilaterale vegetative Begleitsymptome z.B. konjunktivale Injektion, Tränen-/Nasenlaufen, Lidödem, Schwitzen im Gesicht; in 10% visuelle Aura
- Männer > Frauen
- nach Nikotin und Alkohol fragen

Trigeminus-Neuralgie

- stechender, Sekunden anhaltender meist einseitiger Gesichtsschmerz
- evtl. getriggert durch Sprechen, Kauen etc.
- im Versorgungsgebiet eines oder mehrere Trigeminus-Äste, 2. Trig.-Ast am häufigsten betroffen

Spannungskopfschmerzen

- häufigster KS
- beidseits, drückend, beengend
- vom Nacken nach bds. frontal ziehend
- keine Übelkeit, leichte Phono- und Photophobie möglich
- Dauer Minuten bis Tage
- disponierend sind muskuläre Fehlbelastung, Depression, Angst, psychosozialer Stress

Differenzialdiagnose

— **Symptomatische Kopfschmerzformen**
- chron. Sinusitis
- medikamenten-induzierter KS (Nitrate, Koffein, Kalziumantagonisten), Schmerzmittel-induzierter KS
- art. HTN, intrakranielle Raumf.
- chronisches Subduralhämatom, Sinusvenenthrombose
- Pseudotumor cerebri (Sehstörungen, Stauungspapille)
- Schlafapnoe-Syndrom
- Arteriitis temporalis
- metabolisch (Dialyse, Hypoglykämie)
- kraniozervikale Übergangsanomalien (Husten-KS?)

— **Migräne-Aura**
- iktale Ursache, TIA (v.a. bei komplizierter Migräne mit fokalneurologischen Ausfällen)

— **Cluster-Kopfschmerz**
- Glaukomanfall, andere trigemino-autonome KS, Migräne, AV-Fistel, Sinusitis

— **Trigeminus-Neuralgie**
- andere Neuralgien (N. intermedius, N. glossopharyngeus), Cluster-KS, Symptomatische Trigeminus-Neuralgie (im Intervall Dauerschmerz, atypische Verteilung, Nachweis ursächlicher Läsion im cMRT, rel. häufig bei MS), post-Zoster-Neuralgie

— **Spannungskopfschmerzen**
- Migräne (bei Spannungs-KS jedoch keine vegetative Symptomatik, keine Aura), Kombinationskopfschmerz aber relativ häufig

— **Arteriitis cranialis**
- Pat. > 60 Jahre, BSG-Erhöhung, verhärtet tastbare Temporalarterien

— **Weiterführende Diagnostik bei**
- Änderung der KS-Charakteristik
- hoher Intensität und Persistenz der KS
- fokalneurologischen Auffälligkeiten
- Anfällen, Synkopen
- Fieber und Meningismus

Diagnostik

- Diagnose basiert v.a. auf typischer Anamnese
  - bei eindeutiger Anamnese, unauffälliger klinischer Untersuchung sowie länger bekanntem rezidivierendem Schmerz-Ablauf und bei bereits früher erfolgter Bildgebung ist keine erneute Bildgebung notwendig
- Weitere evtl. Untersuchungen
  - Routine-Labor, Infektparameter
  - BSG
  - CCT/cMRT: symptomatische Ursache, Ausschluss intrakranielle Blutung/ Risk. Fakt./Ischämie falls Differenzialdiagnose komplizierte Migräne vs. Infarkt, Sinusitis, Sinusvenenthrombose? (CTA)
  - Neurodoppler, EEG (iktale Ursache von Aura-Symptomatik)
  - Lumbalpunktion (Meningitis, Enzephalitis, SAB-Ausschluss)
  - Duplexsonographie (Arteriitis temporalis)

Konsil

- HNO-Konsil (Sinusitis?)
- ophthalmologisches Konsil z. Ausschluss Glaukomanfall (bei starken periorbitalen Schmerzen mit ziliarer Injektion, Sehstörung)
- Psychiatrie oder Psychosomatik (bei V.a. Somatisierungsstörung, Depression)

➲ Therapie

- Migräne
  - zuerst NSARs oral nach Antiemese (Metoclopramid Tropfen, nach 10 min 1 g ASS oder Paracetamol)
  - bei Übelkeit und Erbrechen 1 g Metamizol (Novalgin®) i.v. oder Paracetamol oder ASS plus Antiemetikum i.v. (z.B. 10 mg Metoclopramid)
  - Falls NSAR unwirksam Triptan, z.B. Sumatriptan (Imigran®; p.o., Nasenspray, s.c.), Rizatriptan (Maxalt®; p.o., Schmelztablette); maximal 2 x pro Tag; **Cave**: KHK; Angina pectoris, art. HTN, Myokardinfarkt in der Vorgeschichte, Schwangerschaft, pAVK
- Status migraenosus (> 72 h)
  - wie Akuttherapie der Migräne-Attacke. Falls unwirksam: Prednisolon 100–1.000 mg i.v., Valproinsäure i.v. (off-label; 300–1.200 mg) zur Durchbrechung des Status migraenosus
  - stationäre Aufnahme falls KS nicht rückläufig
- Cluster-Kopfschmerz
  - Sauerstoff-Inhalation mind 8 l/min. über mind. 15 min.
  - Sumatriptan z.B. 6 mg s.c.

- Beginn einer Attacken-Prophylaxe auf Station oder im Rahmen einer Wiedervorstellung in der Poliklinik (Glukokortikoide, Verapamil, Lithium)

– **(Trigeminus-)Neuralgien**
- bei akuter Exazerbation Metamizol (Novalgin®), Tramadol i.v., bei nicht anders beherrschbaren Schmerzen: Phenytoin 250 mg langsam i.v. bei fehlenden kardialen KI, immer unter Monitorkontrolle (!)
- Mittel der Wahl ansonsten Carbamazepin, Gabapentin, Pregabalin. 2. Wahl: Lamotrigin, Phenytoin, evtl. Valproinsäure

– **Spannungskopfschmerzen**
- ASS *oder* Paracetamol 1 g p.o.
- Aufklärung über auslösende Faktoren
- bei chronischem Spannungs-KS: Korrektur unphysiologischer Körperhaltung, psychosozialem Stress; Ausdauersport, Entspannungsübungen.
- zur med. Therapie (falls nötig)
  - Amitriptylin (nach EKG) beginnend mit 25 mg steigern bis max. 75 mg zur Nacht
  - weniger gut evaluiert: Mirtazapin

Procedere

- **ICU**: lebensbedrohliche symptomatische Kopfschmerzformen
- **IMC**: -
- **NC**: therapierefraktäre intensive primäre KS (z.B. Status migraenosus)

Literatur

Deutsche Gesellschaft für Neurologie (DGN) (2012) S1 Leitlinie Clusterkopfschmerz und trigeminoautonome Kopfschmerzen. AWMF online (Reg. Nr. 030-036). Stand: 30.9.2012. URL: http://www.awmf.org/uploads/tx_szleitlinien/030-036l_S1_Clusterkopfschmerz_trigeminoautonome_Kopfschmerzen_2012_1.pdf (abgerufen am 19.09.2014)

Deutsche Gesellschaft für Neurologie (DGN) (2012) S1 Leitlinie Kopfschmerzen, Diagnostik und apparative Zusatzuntersuchungen. AWMF online (Reg. Nr. 030-110). Stand: 30.9.2012. URL: http://www.awmf.org/uploads/tx_szleitlinien/030-110l_S1_Diagnostik_Zusatzuntersuchungen_bei_Kopfschmerzen_2012_1.pdf (abgerufen am 19.09.2014)

Deutsche Gesellschaft für Neurologie (DGN) (2012) S1 Leitlinie Spannungskopfschmerz, episodischer und chronischer und andere chronische tägliche Kopfschmerzen, Therapie. AWMF online (Reg. Nr. 030-077). Stand: 30.9.2012. URL: http://www.awmf.org/uploads/tx_szleitlinien/030-077l_S1_Spannungskopfschmerz_Therapie_2012_1.pdf (abgerufen am 19.09.2014)

Deutsche Migräne- und Kopfschmerzgesellschaft (DMKG) und Deutsche Gesellschaft für Neurologie (DGN) (2012) S1 Leitlinie Trigeminusneuralgie. AWMF online (Reg. Nr. 030-016). Stand: 30.9.2012. URL: http://www.awmf.org/uploads/tx_szleitlinien/030-016l_S1_Trigeminusneuralgie_2012_1.pdf (abgerufen am 19.09.2014)

9 Schwindel

Tobias Frank und Bernd Kitze

Leitsymptomatik

Gerichteter bzw. systematischer Schwank- und Drehschwindel

- Gleichgewichtsstörung
- Störung der räumlichen Orientierung
- Übelkeit, Erbrechen
- Nystagmus

Unsystematischer Schwindel

- Kollapsgefühl
- Schwarzwerden vor den Augen
- Schwitzen
- Palpitation

Differenzialdiagnose

– **Häufige Formen des systematischen Schwindels**
  - benigner paroxysmaler Lagerungsschwindel (BPL)
  - Neuritis vestibularis
  - Migräne mit vestibulärer Aura (häufigste Form spontaner episodischer Schwindelattacken)
  - phobischer Schwankschwindel (häufigste Form im mittleren Lebensalter)
  - Morbus Menière
  - zentral-vestibulärer Schwindel: Kleinhirninfarkt, zerebrale Ischämie, zerebrale Blutung, Raumforderung (incl. Akustikusneurinom), MS
  - bilaterale Vestibulopathie: z.B. ototoxische Aminoglykoside, Meningitis, M. Menière
  - Vestibularisparoxysmie
  - episodische Ataxie Typ II

– **Häufige Formen unsystematischen Schwindels**
  - *ungerichteter Schwindel* weist eher auf ein internistisches bzw. psychiatrisches Problem hin (metabolische Entgleisung z.B. Hypoglykämie, Präsynkope, Orthostase, medikamentös, Panikattacke)
  - *somatoformer Schwindel:* phobischer Schwankschwindel, Angststörung, Depression (meist Schwankschwindel)

Diagnostik

– Körperliche Untersuchung inkl.
  - *Nystagmus (Frenzelbrille!) BPL*: nur unter Lagerung s.o.; N. vestibularis: Spontannystagmus, ggf durch visuelle Fixation unterdrückbar, rot. horizontaler Spontannystagmus zur kontralat. Seite; zentral-vestibulär: zusätzlich zentrale Okkulomotorikstörung wie Sakkaden, Blickhaltedefekt)
  - *Lagerungsmanöver (BPL)*: Lagerungsschwindel/-nystagmus bei Lagerung auf erkrankte Seite, vertikal zur Stirn, rotatorische Komponente zum betroffenen Ohr, cresc.-decresc., Einsetzen mit Latenz.
  - *Halmagyi Test:* bei N. vestibularis Einstellsakkade bei Kopfdrehung zur betroffenen Seite
  - kalorische Prüfung (Trommelfelldefekt vorher ausschließen)
  - Koordinationsstörung? Parese? Hypästhesie? Zentralvestibulär
  - Meningismus? SAB, Meningitis
  - Hypakusis? Ohrgeräusche? M. Meniere
  - Fallneigung? Bei Kleinhirn-/Hirnstammprozess größer als bei peripherer Pathologie

– Labor
  - BB, Glc, Na, K, Ca, Krea, CK, CRP, PTT, TSH

– CCT, MRT
  - bei Blutungsnachweis CTA (Neurorad)

– ggf. Lumbalpunktion
  - V.a. Blutung, Meningitis
  - **Cave**: Hirndruck!

– Doppler/Duplexsonographie

Konsil

- HNO (Inspektion, kalorische Prüfung, Audiogramm)
- Neurochirurgie bei Blutungsnachweis, raumforderndem Infarkt

➲ Therapie

– Antiemetika
  - Domperidon 10 mg p.o., Metoclopramid 10 mg iv, Dimenhydrinat (Vomex A®) 50 mg po/150 mg supp.

– Flüssigkeitssubstitution

– BPL (Benigner paroxysmaler Lagerungsschwindel)
  - Befreiungsmanöver (Anleitung zur Selbsttherapie mitgeben)

– N. vestibularis
  - Methylprednisolon 100 mg/d, jeden 4.d um 20 mg/d reduzieren

- M. Menière
  - Prophylaxe mit Betahistin 48 mg/d über 12 Monate
- Phobischer Schwankschwindel
  - Antidepressiva, Verhaltenstherapie
- Episodische Ataxie Typ II
  - 4-Aminopyridin 3 x 5 mg/d

Procedere

- **ICU**: zerebrale Blutung, raumfordernde zerebrale Ischämie, Meningitis
- **IMC**: zerebrale Ischämie (nicht raumfordernd)
- **NC**: BPL, N. vestibularis, phobischer Schwankschwindel

10 Akute Muskelschwäche

Tobias Frank und Bernd Kitze

Leitsymptomatik

- erhaltene Vigilanz und Kognition
- bei primär muskulärer Genese: häufig generalisierte Schwäche, Para- und Monoparese möglich; eventuell Muskelschmerzen; typischerweise proximal betont
- bei primär neurogener Genese: häufig symmetrische, aufsteigende Paresen, eventuell begleitende Sensibilitätsstörungen
- bei primär neuromuskulärer Genese: oft fluktuierende Symptome, Doppelbilder, Schluck-/Kauschwäche, Erschöpfbarkeit

Differenzialdiagnose

- Guillain-Barré-Syndrom (GBS)/CIDP-Schub
- Myasthenie
- Myositis
- Schwerpunkt-PNP (z.B. vaskulitisch bei rheumatol. Erkr.)
- Infektiöse/postentzündliche Polyradikulitis
- Rhabdomyolyse
- dyskaliämische Lähmung

Diagnostik

— Labor

- BB, Glc, Na, K, Ca, Laktat, Krea, HN, CK, CK-MB
- CRP, Q, PTT, Drogen-Screening (bei Rhabdomyolyse)
- TSH

— Temperatur

— EKG

— Elektrophysiologie

- Neurographie bei V.a. GBS/CIDP/PNP
- EMG bei V.a. Myositis, Rep.-stim. bei V.a. Myasthenie

∓ Lumbalpunktion

- bei V.a. GBS oder infekt. Radikulitis

Konsil

- Unfallchirurgie (*Ind.:* V.a. Kompartmentsyndrom)
- Innere Medizin (*Ind.:* Nierenversagen bei Rhabdomyolyse)

➲ Therapie

- Guillain-Barré-Syndrom
  - Plasmapherese oder IVIG 0,4 g/kg über 3 bis 7 Tage
- Rhabdomyolyse
  - forcierte Diurese unter Elektrolyt- und CK-Kontrollen
- Hypokaliämische Lähmung
  - K^+ 20 mval in 1 l Sterofundin BG 5%, wiederholen bis Kalium ausgeglichen
  - bei ZVK: K^+-Perfusor
  - BZ-Kontrollen!
- Infekt. Radikulitis
  - Antibiotika
- Myasthenie
  - Pyridostigmin 3 x 30–60 mg/d, vorsichtig Beginn
  - Prednisolon z.B. mit 20 mg/d, bei leichterer Symptomatik
  - ansonsten Intensivstation, Plasmapherese, Glucocorticoid-Pulse und Pyridostigmintherapie nach Symptomatik
  - **Cave**: i.v. Dosis von Pyridostigmin beträgt 1/20 bis 1/30 der oralen Vordosis!
- CIDP/Schwerpunkt-PNP/Myositis
  - Prednisolon 1 mg/kg bzw. Pulstherapie 0,5–1 g/d für 3–5 d

Procedere

- **ICU**: resp. Insuffizienz, höhergradige HRST, Rhabdomyolyse, Nierenversagen
- **IMC**: GBS, hypokaliämische Lähmung, grenzwertige restriktive Ventilationsstörung
- **NC**: Myasthenie und Myositis ohne kardiale oder pulmonale Komplikationen

Literatur

Deutsche Gesellschaft für Neurologie (DGN) (2012) S1 Leitlinie Myopathien, Diagnostik. AWMF online (Reg. Nr. 030-115). Stand: 30.9.2012. URL: http://www.awmf.org/uploads/tx_szleitlinien/030-115l_S1_Myopathien_Diagnostik_2012_01_1.pdf (abgerufen am 19.09.2014)

Deutsche Gesellschaft für Neurologie (DGN) (2012) S1 Leitlinie Myasthenia gravis und Lambert-Eaton Syndrom Diagnostik und Therapie. AWMF online (Reg. Nr. 030-087). Stand: 30.9.12. URL: http://www.awmf.org/uploads/tx_szleitlinien/030-087l_S1_Myasthenia_Gravis_Lambert-Eaton_Syndrom_2013_1.pdf (abgerufen am 19.09.2014)

Deutsche Gesellschaft für Neurologie (DGN) (2012) S1 Leitlinie Myositissyndrome. AWMF online (Reg. Nr. 030-054). Stand: 30.9.2012. URL: http://www.awmf.org/uploads/tx_szleitlinien/030-054l_S1_Myositissyndrome_2012_1.pdf (abgerufen am 19.09.2014)

11 Querschnittssyndrom, traumatisch und nicht-traumatisch

Tobias Frank und Bernd Kitze

Leitsymptomatik

- initial meist schlaffe Paraparese bzw. Tetraparese
- sensibles Niveau
- Blasenentleerungsstörung
- evtl. respiratorische Globalinsuffizienz („hoher Querschnitt“)

Differenzialdiagnose

- traumatisch: instabile Wirbelfraktur, epidurales Hämatom, Contusio bzw. Commotio spinalis
- nicht-traumatisch: Ischämie, intraspinale Blutung, Myelitis, epiduraler Abszess und Spondylodiszitis, extra- bzw. intradurale Raumforderung
- **Cave**: Beidseitige fronto-parietale Großhirn-Läsionen: z.B. Sinusvenenthrombose, multiple Metastasen, bds. Subduralhämatome, Multiinfarktsyndrom

Diagnostik

- Anamnese: Trauma, Neoplasie, Infektion
- Befund: Paresen, sensibles Niveau, ausgefallene Eigenreflexe, evtl. Pyramidenbahnzeichen, Restharn (Urinkatheter durch Pflege), Temperatur, evtl. Vitalkapazität
- Labor
  - BB, Glc, Na, K, Ca, Krea, HN, CRP, Quick, PTT
  - evtl. aBGA (bei V.a. respiratorische Insuffizienz)
  - CT der Wirbelsäule bei V.a. stattgehabtes Trauma
- MRT der Wirbelsäule abhängig vom sensiblen Niveau
  - evtl. kranialwärts ergänzen bei inkompletten Syndromen
- Myelographie bei Kontraindikation für MRT
- Lumbalpunktion bei V.a. Myelitis oder Meningeose nach Ausschluss einer Rückenmarkskompression im MRT
- CCT oder cMRT bei V.a. beidseitige Großhirn-Läsionen

Konsil

- Neurochirurgie, Unfallchirurgie, Anaesthesie: bei Kompression des Myelon frühzeitige Einschaltung zur Operationsplanung

➲ Therapie

– Sofortmaßnahmen

- Beatmung bei respiratorischer Insuffizienz
- Achsengerechte Lagerung, evtl. steife Halskravatte nach Trauma Blasenkatheter
- evtl. Aufwärmen durch Decken (bei Ausfall der Wärmeregulation)

– Dringliche Operationsindikation

- bei Kompression des Rückenmarkes oder der Cauda equina instabile Frakturen

– Dringliche Bestrahlung

- bei Metastasen und Inoperabilität

– Medikamentöse Maßnahmen abhängig von Ursache

- Antibiotika bei septischem Prozess (oft Staphylokokken!)
- Virustatika bei V.a. Infektion mit Herpes-Viren
- Glukokortikoide bei autoimmunen, metastischen Prozessen oder evtl. bei traumatischem Querschnitt

Procedere

- **ICU**: bei respiratorischer und/oder Kreislaufinsuffizienz
- **Stroke-Unit/IMC**: bei potenzieller Progredienz
- **NC**: –

Literatur

AWMF S1 Leitlinie „Querschnittslähmung", DGN, Reg. Nr. 030-070, 1.10.2008

12 Multiple Sklerose – Schubtherapie

Tobias Frank und Bernd Kitze

Leitsymptomatik

- *Definition:* Auftreten eines oder mehrerer neuer oder reaktivierter Krankheitszeichen mit mehr als 24 h Dauer ohne begleitenden Infekt oder Fieber
- *Fokalneurologie:* Hirnnervenausfall insbesondere Visusstörung (Optikusneuritis), Parese, Hyp-/Dysästhesie, Schwindel, Koordinationsstörung, Blasenfunktionsstörung, Ataxie
- eher junge Patienten

Differenzialdiagnose

- Erstverdacht MS: Zerebrale Ischämie/Vaskulitis, Meningitis/Enzephalitis, Tumoren
- bei bestehender Diagnose MS zusätzlich: Infektexazerbation der Symptomatik, Uthoff-Phänomen fluktuierende Residualsymptomatik
- akute klinische Verschlechterung im Rahmen einer *PML* unter Therapie mit Natalizumab

Diagnostik

- Labor: BB, Glc, Na, K, Ca, Krea, CRP, AST, ALT, γGT, CK, U-Status
- EKG
- bei Infektzeichen Fokussuche
- bei Erstverdacht: Lumbalpunktion, Einleitung einer Bildgebung, evozierte Potenziale
- unter Therapie mit Natalizumab/Immunsuppression: Differenzialdiagnose PML, großzügig MRT und ggf. LP durchführen

Konsil

- je nach Leitsymptom zur Differenzialdiagnose ev. Augen-/HNO-Konsil

➲ Therapie

— Nach Infektausschluss

- Einleitung Kortikoid-Pulstherapie zunächst über 3 Tage 1 g Methylprednisolon (Urbason®) pro Tag möglichst morgens
- Magenschutz Pantoprazol 40 mg/d, Thromboseprophylaxe
- Überwachung von RR + BZ + Elektrolytkontrolle

- ggf. Infektsanierung
- bei Harnwegsinfekt ohne systemische Entzündungszeichen und deutlicher Schubsymptomatik begleitende Antibiotikatherapie z.B. Cotrimoxazol (Cotrim forte®) 2 x 960 mg

Procedere

- **ICU:** –
- **IMC:** –
- **NC:** Kortikoidpulstherapie

Literatur

Deutsche Gesellschaft für Neurologie (DGN) (2012) S1 Leitlinie Multiple Sklerose, Diagnostik und Therapie. AWMF online (Reg. Nr. 030-050). Stand: 12.4.2012. URL: http://www.awmf.org/uploads/tx_szleitlinien/030-050l_S2e_Multiple_Sklerose_Diagnostik_Therapie_2014-08.pdf (abgerufen am 19.09.2014)

13 Parkinson-Syndrom und Therapie-Komplikationen

Tobias Frank und Bernd Kitze

Leitsymptomatik

- Akinetisches Syndrom:
  - akute Immobilität, Dysphagie und vegetative Symptomatik (Tachykardie, Anstieg des Blutdrucks, Schwitzen)
  - Auslöser: Dehydrierung, Infekt, Einnahmefehler, Neuroleptika, Ileus, Diarrhoe, Antibiotika
- Hyperkinesien:
  - *On-Dyskinesien („peak-dose", „plateau"):* choreo-athetotische Dyskinesien;
  - *Off-Dystonie („early morning"-Dystonie):* morgendliche schmerzhafte Fuß-Dystonien; Wirkungsfluktationen („wearing off"/„end-of-dose-akinesia");
  - biphasische Dyskinesien in An- und Abflutungsphase von L-Dopa)
- Paranoia und Halluzinationen:
  - Überwiegend visuelle Halluzinationen, Wahnvorstellungen, Agitiertheit, Aggressivität

Differenzialdiagnose

- malignes L-Dopa-Entzugssyndrom: s. Sek. M, Kap. 4
- Myoklonien, fokale epileptische Anfälle; Chorea Huntington; Choreaathetose; Morbus Wilson; Hepatische Enzephalopathie; Psychogene Ursache
- Infekt, Hyponatriämie, Hypokaliämie, Dehydratation, Intoxikation; psychiatrische Grunderkrankung
- Serotonin-Syndrom: Einnahme von SSRIs, MAO-Hemmern, trizyklischen Antidepressiva;
- anticholinerges Syndrom: Einnahme von mehreren anticholinergen Substanzen
- Katatonie
- Malignes Neuroleptika-Syndrom (s. Sek. L, Kap. 14)

Diagnostik

- Labor: BB, Glc, Na, K, Krea, HN, CK, AST, ALT, γGT, AP, NH_3, CRP, Q, PTT, vBGA, evtl. aBGA
- Drugscreening in Blut und Urin
- EKG
- Urinstix
- Röntgen-Thorax

Konsil

- Psychiatrie (V.a. Psychiatrische Grunderkrankung
- Innere Medizin (V.a. hepatische Enzephalopathie)

➲ Therapie

– Allgemeinmaßnahmen

- Absetzen aller eventuell auslösender Medikamente (Neuroleptika, Calciumantagonisten)
- Therapie von Infekten
- Exsikkose behandeln, ausreichende Kalorien- und Flüssigkeitszufuhr
- Pneumonieprophylaxe
- Thromboseprophylaxe
- Fiebersenkung

– Medikamentös

- **Amantadin** i.v. 200 mg in 500 ml, 2 x 200 mg 500 ml/d (Kreatinin/Harnstoff beachten)
- **wasserlösliches L-Dopa** oral oder über Magensonde (Madopar LT®), alternativ aufgelöste Tabletten oder Kapseln in analoger Dosis mit Vitamin C (2 g/l) als Antioxidans
- **Apomorphin** s.c. als Bolus (2–10 mg)
- **gleichzeitige Gabe von Domperidon** sinnvoll
- **Gabe von Dopaminagonisten** oral oder als Pflaster (Neupro® TTS)
- **Cave**: Bei Parkinson Patienten Vormedikation zu korrekten Zeitpunkten fortführen, um akinetische Krisen zu verhindern!

– Diffenzialtherapie

On-Dyskinesien („peak-dose", „plateau")

- Reduktion der L-Dopa-Dosen bei gleichzeitiger Steigerung der Dopaminagonistendosis
- Fraktionierung der L-Dopa-Gaben
- Dopamin-Agonisten-Monotherapie
- Amantadin 3 x 100 mg/Tag
- **Ultima ratio**: tiefe Hirnstimulation

Off-Dystonie („early morning"-Dystonie)

- Retard-L-Dopa oder Dopamin-Agonist mit langer HWZ vor dem Schlafengehen
- **in akuter Phase**: lösliches L-Dopa oder Apomorphin s.c.

Wirkungsfluktationen

- Verkürzung der L-Dopa-Dosierintervalle
- Einsatz von MAO- oder COMT-Hemmern

- Eiweißrestriktion
- Ansetzen von Anticholinergika; lösliches L-Dopa; kontinuierliche Applikation von L-Dopa in Gelform über PEG/PEJ
- Apomorphin s.c. als kont. Infusion (Pumpe) oder mit Pen in „Off“-Phase
- alternativen Therapieansatz bedenken: tiefe Hirnstimulation

Psychose

- Korrektur evtl. auslösender Faktoren: Infekt (insbesondere Pneumonie, Harnwegsinfekt), Dehydratation, Elektrolytstörung
- Reduktion bzw. Absetzen der Parkinsonmedikation in der Reihenfolge: Anticholinergika und trizyklische Antidepressiva – Budipin, Amantadin, MAO-B-Hemmer – Dopaminagonisten – COMT-Hemmer – letzte Maßnahme: Reduktion von L-DOPA auf niedrigst-mögliche Dosierung
- Gabe von atypischen Neuroleptika: Clozapin (12,5–25 mg z.N., bis 100 mg Max.), Diff-BB-Kontrolle 1/Woche wegen Agranulozytose, Ausgangs-EEG und EEG-Kontrollen wegen erhöhtem Anfallsrisiko
- Quetiapin 50–250 mg/Tag, keine Zulassung für diese Indikation in Deutschland, auf sedierenden Effekt und orthostatische Hypotension achten!

Procedere

- **ICU**: akinetisches Syndrom mit Komplikationen (akutes NV, Pneumonie), schwere Hyperkinesien (medikamentös nicht oder schlecht einstellbar)
- **IMC**: Paranoia und Halluzinationen mit Komplikationen
- **NC**: Paranoia und Halluzinationen, akinetisches Syndrom, Hyperkinesien

Literatur

Deutsche Gesellschaft für Neurologie (DGN) (2012) S2 Leitlinie Parkinson Syndrome, Diagnostik und Therapie. AWMF online (Reg. Nr. 030-010) 30.9.2012. URL: http://www.awmf.org/uploads/tx_szleitlinien/030-010l_S2k_Parkinson_Syndreome_Diagnostik_Therapie_2012-09.pdf (abgerufen am 19.09.2014)

14 Malignes neuroleptisches Syndrom

Tobias Frank und Bernd Kitze

Leitsymptomatik

- Parkinson-Symptomatik, Fieber, Schwitzen, Dystonie/Hypertonie, Tachykardie, Tachypnoe, Sialorrhoe, Koma, CK-Erhöhung
- Symptomatik tritt auf mit einer Latenz von 45 Minuten bis 65 Tage nach Beginn der Medikation mit Neuroleptika

Differenzialdiagnose

- *Malignes L-Dopa-Entzugssyndrom:* nach Absetzen der L-Dopa-Medikation
- *Serotonin-Syndrom:* gleichzeitige Einnahme von SSRIs, MAO-Hemmern, trizyklischen Antidepressiva
- Katatonie und Medikamentenfieber (*drug fever*)

Diagnostik

— Labor

- BB, Glc, Na, K, Krea, HN, CK, AST, ALT, γGT, AP, CRP, Q, PTT, vBGA
- *evtl.* aBGA, Drugscreening in Blut und Urin
- (meist Leukozytose, Transaminasenerhöhung, CK-Anstieg, metabolische Azidose)

— EKG

Konsil

- Psychiatrie (*ggf.* zur Indikation einer Elektrokrampftherapie)

➲ Therapie

— Allgemein

- sofortiges Absetzen aller Neuroleptika
- Intensivbehandlung

— Medikamentös

- Lorazepam 3–7,5 mg/d p.o.
- *oder* i.v.Amantadin 200–600 mg/d i.v.
- Bromocriptin 5–30 mg/d p.o.

— ggf. Elektrokonvulsionsbehandlung

Weitere Maßnahmen

- Kontrolle der Laborparameter inkl. BGA (**Cave**: Dehydratation, Infektionen, Rhabdomyolyse, akutes Nierenversagen, respiratorische Insuffizienz)
- für mind. zwei Wochen keine Neuroleptika, danach niederpotente Neuroleptika oder atypische Neuroleptika wie Clozapin

Procedere

- **ICU**: malignes neuroleptisches Syndrom mit Komplikationen (akutes Nierenversagen, Pneumonie)
- **IMC**: –
- **NC**: –

M

Psychiatrische Notfälle

1 Erregungszustand

Dirk Wedekind und Borwin Bandelow

Leitsymptomatik

- Steigerung von Antrieb und Psychomotorik, affektive Enthemmung
- Kontrollverlust, Gereiztheit, Aggressivität

Ursachen

- Manie: euphorischer bis gereizter Affekt, Größenideen, expansives Verhalten, Anamnese (s.u.) Schizophrenie (katatoner Erregungszustand): Wahn- und Beeinflussungserleben, Halluzinationen, Störungen des Denkens, Störungen des „Ich-Erlebens“ (Gedankenentzug, -eingebung)
- Wahnhafte Depression: Störung von Affekt, Antrieb, Motivation, „synthymer Wahn“ (z.B. Schuld- oder Versündigungswahn)
- Akute Belastungsreaktion: nach akuten Bedrohungs- und Verlusterlebnissen
- Persönlichkeitsstörung (histrionische, antisoziale): dauerhafte, umfassende Störung des Gefühlserlebens oder der Impulskontrolle (dramatische Persönlichkeiten)
- Minderbegabung: IQ < 70
- Pathologischer Rausch/Intoxikation: Störung der Verhaltenskontrolle, i.d.R. mit anterograder Amnesie
- Demenz
- Epilepsie
- zerebrale Raumforderung (Blutung/Tumor)
- entzündlicher Prozess (MS, Enzephalitis)
- Hyperthyreose

Diagnostik

- psychopathologischer Befund
- Labor
  - BB, SB, CK, LDH, CRP, TSH basal
  - Toxikologisches Screening (Blut/Urin)
- CCT
- ggf. EEG
- ggf. LP

Konsil

- Neurologe
- Innere Medizin bei Intoxikation oder Hyperthyreose

➲ Therapie

– Haloperidol
  - p.o., ggf. i.m. 2,5–5 mg

– Benzodiazepine (Lorazepam, Diazepam)
  - 5–20 mg p.o.,oder i.v.
  - **Cave**: nicht bei Intoxikation!

– Niederpotente Neuroleptika
  - Promethazin 25–50 mg, Melperon 25–50 mg, Pipamperon 20–80 mg p.o.
  - **Cave**: nicht bei Intoxikation, Demenz oder kardialen Risiken

Procedere

- im Verlauf kausale Therapie, psychiatrische Weiterbehandlung

2 Delir

Dirk Wedekind und Borwin Bandelow

Leitsymptomatik

- akutes organisches Psychosyndrom mit Störung des Bewusstseins
- Desorientiertheit
- psychomotorische Unruhe, Nesteln
- Halluzinationen, Wahn
- Störungen des Schlaf-Wach-Rhythmus mit nächtlicher Zuspitzung
- vegetative Symptome: Hypertonie, Tachykardie, Nausea
- neurologische Symptome: Tremor, Ataxie, Dysarthrie

Ätiologie

- Intoxikation mit oder Entzug von zentral wirksamen Substanzen (Benzodiazepine, Alkoho etc.)
- ZNS-Erkrankungen
- systemische Erkrankungen: Hypo-/Hyperglykämie, Leber-und Niereninsuff., Störungen des Elektrolythaushaltes, Infektionen, kardiovaskuläre Erkrankungen, Anämie, Hyperthyreose. Exsikkose
- Medikamente: Antidepressiva, Anticholinergika, Antibiotika, niedrig bis mittelpotente Neuroleptika

Diagnostik

- Labor
  - BB, Glc, Na, K, Ca, Krea, HN, AST, ALT, Ammoniak, CRP, BKS, ggf. Schilddrüsenlabor, Vitamin B12, Urinsediment
  - Drogen-Screening, Ethanol, ggf. Gaschromatographie
- EKG
- CCT/MRT
- LP
- EEG

Konsil

- Psychiatrie

➲ Therapie

– Grundprinzip

- gezielte Behandlung der zugrunde liegenden Ursache
- Verhinderung von Fremd- und Selbstgefährdung durch Sedierung und ggf. Fixierung (dokumentieren, ggfs. rechtliche Maßnahmen)
- internistische Basistherapie

– Medikamentös

- **bei psychotischem Erleben:** Haloperidol (3 x 0,5–3 x 5 mg) oder Risperidon (0,5–2 mg) oder Quetiapin (50–300 mg)
- **bei Schlafstörungen:** Pipamperon (3 x 20–40 mg) oder Melperon (25–200 mg) **Cave:** Blutdruck
- **bei Erregungszuständen:** Haloperidol (1,5–10 mg) oder Diazepam (5–20 mg) p.o., i.m. oder i.v.
- **bei Alkoholentzug** (RR > 160/100 und Puls > 100/sec) entweder Clomethiazol alle 2 h 2 Kps. (zu Beginn 2–8 Kps.) oder 4 x tägl. 10 ml Saft (**Cave:** respiratorische Insuffizienz, starke Verschleimung) oder Diazepam alle 2 h 5 mg nach Klinik; Reduktion um 20%/Tag; Thiamin 100 mg p.o. oder i.v.
- **bei schwerem Delir:** i.v. Gaben, zusätzlich Clonidin 0,025 mg/h i.v. unter RR- und Pulsmonitoring
- **bei Benzodiazepientzugsdelir:** symptomatische Behandlung

Procedere

- **ICU:** Pat. nur durch tiefe Sedierung zu behandeln
- **IMC:** Regelfall
- **NC:** –

Literatur

Deutsche Gesellschaft für Anästhesiologie (DGAI) und Deutsche Interdisziplinäre Vereinigung für Intensiv- und Notfallmedizin (DIVI) (2009) S3 Leitlinie Analgesie, Sedierung und Delirmanagement in der Intensivmedizin. AWMF online (Reg. Nr. 001-012). Stand: 1.12.2009: URL: http://www.awmf.org/ (in Überarbeitung) (abgerufen am 19.09.2014)

3 Suizidale Syndrome

Dirk Wedekind und Borwin Bandelow

Leitsymptomatik

- Suizidgedanken, Suizidpläne, Suizidimpulse, Suizidhandlungen

Ursachen

- Depression, Schizophrenie, akute Belastungsreaktionen
- Persönlichkeitsstörungen (z.B. Borderline-Störung)
- Bilanzsuizidalität bei aussichtslos wahrgenommener Lebens-/Gesundheitssituation

Diagnostik

- Eigen- und Fremdanamnese, Anzeichen für Selbstschädigung (Hautschnitte, Strangulationsmale u.ä.).
- behutsames „Heranfragen" an das Thema Suizidalität, Hinweis auf psychische Grunderkrankung eruieren

Konsil

- bei vollzogenen Suizidhandlungen: ggf. Chirurgie, Innere Medizin

➲ Therapie

- beruhigendes Gespräch, Schaffen von Alternativen und Bewältigungsstrategien
- Behandlung der Grunderkrankung
- ggf. spannungslösende Medikation anbieten (z.B. Diazepam oder Lorazepam)

Procedere

- geschlossene psychiatrische Aufnahme bei manifester Suizidalität obligat (ggf. auch gegen den Willen des Patienten, s.a. rechtliche Aspekte in Sek. M, Kap. 15);
- Persönlichkeitsstörungen mit Selbstverletzungen und ähnlicher Selbstschädigung sind oft von latenter Suizidalität begleitet. Eine zwangsweise Unterbringung ist nur selten zwingend. Einbeziehen von Angehörigen oder Freunden;

4 Substanzentzugssyndrom

Dirk Wedekind und Borwin Bandelow

Leitsymptomatik

- Unruhe, Angst, vegetative Störungen, delirantes Syndrom

Ursachen

- *Alkohol* (oft nach 1–2 Tagen)
- *Benzodiazepine* (oft nach 4–8 Tagen je nach HWZ der Substanz)
- *Opioide* (oft nach 0,5–2 Tagen, Heroin deutlich schneller als Methadon)

Diagnostik

- Eigen- oder Fremdanamnese
- klinische Untersuchung: Pupillenweite; Injektionsstellen?
- Labor: BB, SB, CK, LDH, CRP, ggfs. Ethanolspiegel
- Toxikologie (Urin, Serum)

Konsil

- bei schweren Entzugssyndromen evtl. Innere Medizn

➲ Therapie

– Alkoholentzugssyndrom

Clomethiazol

- 2–8 Kps. (à 192 mg), dann 2 Kps. alle 2 Std. nach Klinik (RR, Puls, Schwitzen, Tremor, Unruhe)
- empf. Tageshöchst-dosis 36 Kps.
- **Cave**: Clomethiazol nicht ambulant verordnen!

alternativ Diazepam oder Haloperidol

- bis 4 x täglich 5–10 mg Diazepam
- *oder* Haloperidol + Diazepam

leichte Entzugssyndrome

- können mit *Carbamazepin* ret. (Beginn 300 mg der nicht retardierten Form, dann täglich 450–900 mg) behandelt werden, brauchen oft aber keine medikamentöse Unterstützung

– **Benzodiazepinentzugssyndrom**

Diazepam

- Dosis an wahrscheinlich letzter Einnahmemenge orientieren
- in dubio mit 10 mg beginnen und nach klinischem Verlauf beurteilen

– **Opioidentzugssyndrom**

leichte Entzugssyndrome

- Doxepin 50–300 mg tgl.

ausgeprägte Entzugssyndrome

- (L- oder D, L-)Methadon
- Dosis-Orientierung: tgl. Heroindosis in mg: 300 entspricht ml Methadon (z.B. 1,5 g Heroin tgl. mit 5 ml Methadon ersetzen)

dauerhaft hypertensive Werte in Entzugssyndromen

- können mit *Clonidin* (Catapresan®) 75–300 µg notfalls per Perfusor behandelt werden

Procedere

- psychiatrische Weiterbehandlung
- zur Entgiftungsbehandlung motivieren

5 Paranoid-halluzinatorisches Syndrom

Dirk Wedekind und Borwin Bandelow

Leitsymptomatik

- Wahn- und Beziehungsideen
- Halluzinationen (meist akustische/Stimmenhören)
- Störungen des Ich-Erlebens (Gedankenentzug/Gedankeneingebung)
- Störungen des formalen Denkens (Gedankenabreißen, Inkohärenz), Angst, Irritierbarkeit

Ursachen

- Schizophrenie, substanzinduziert (Halluzinogene wie LSD oder Ecstasy, Cannabis, „Magic Mushrooms", Engelstrompete, Crystal Meth etc.)
- Pharmakogen: z.B. Glucocortikoide, L-DOPA und Dopaminagonisten

Diagnostik

- Eigen- und Fremdanamnese
- klinische Untersuchung: Pupillenweite
- psychopathologischer Befund
- Labor: BB, SB, CK, LDH, CRP, ggfs. Ethanolspiegel
- Toxikologie

Konsil

- ggf. Innere Medizin bei Intoxikation

➲ Therapie

- Neuroleptikabehandlung (z.B. Haloperidol) ggf. in Kombination mit Diazepam

Procedere

- bei schizophrenen Psychosen: stationäre psychiatrische Aufnahme
- bei substanzinduzierten Störungen: Suizidalität klären, ggf. zur Entwöhnungsbehandlung motivieren

6 Panikattacken

Dirk Wedekind und Borwin Bandelow

Hinweis

- Panikattacken treten im Zusammenhang mit sehr unterschiedlichen Störungen auf
- die Differenzialdiagnostik kann recht umfangreich ausfallen

Leitsymptomatik

- kurze Episode mit ausgeprägten psychischen und körperlichen Angstsymptomen, die nicht kontrolliert werden können:
  - Dyspnoe, Angst zu ersticken, Tachykardie, Schwitzen, Engegefühl im Thorax, Schwindel
  - Derealisation- und Depersonalisationserleben
  - Übelkeit, Angst, die Kontrolle zu verlieren, verrückt zu werden oder sterben zu müssen
  - Parästhesien (v.a. Hände und Füße), Hitze- und Kälteschauer, Ohnmachtsgefühle

Ursachen

- Panikstörung mit und ohne Agoraphobie, spontane Panikattacken bei plötzlicher deutlicher Stressbelastung
- soziale Angststörung
- Hyperthyreose, M. Cushing, Hyperkaliämie, Hypokalziämie, Hypoglykämie, Insulinom, Hyperthyreose, Karzinoid, Phäochromozytom
- Angina pectoris, Myokardinfarkt, Synkope, kardiale Arrhythmie, Lungenerkrankung
- benigner paroxysmaler Lagerungsschwindel, periphere Vestibularisstörung
- M. Menière, chronisch entzündliche ZNS-Erkrankungen, Migräne (accompagnée)
- fokale Epilepsie

Diagnostik

- Labor: BB, SB, CK, LDH, CRP, TropT/I, TSH basal
- Urinstatus, sediment
- Cortisol, ACTH im Plasma, Katecholaminausscheidung im 24 h Urin
- neurologische Untersuchung (ggf. inklusive LP, EEG)
- internistische Untersuchung (EKG, Röntgen Thorax, Sono Abdomen)

Konsil

- ggf. Innere Medizin, Neurologie, HNO

➲ Therapie

- beruhigendes Gespräch
- Atemkontrolle (Tütenatmung), Lorazepam 1–2,5 mg (Tavor expidet®)

Procedere

- Differenzialdiagnostik rasch und konsequent abschließen und Ergebnisse mitteilen, Störungsmodell vermitteln, langfristige Behandlung (Pharmako- und Psychotherapie thematisieren)
- die weitere Behandlung kann dann i.d.R. ambulant erfolgen

Literatur

Deutsche Gesellschaft für Psychiatrie und Psychotherapie (2014) S3 Leitlinie Angststörungen. AWMF online (Reg. Nr. 051-028). Stand: 2014: URL: http://www.awmf.org/leitlinien (in Überarbeitung) (abgerufen am 06.10.2014)

7 Dissoziative Anfälle

Dirk Wedekind und Borwin Bandelow

Leitsymptomatik

- plötzliche, oft in emotional belastenden Situationen einsetzende, Zustände mit oft generalisierten epileptischen Anfällen ähnelnden Symptomen, rhythmische klonische Entäußerungen, oft länger andauernde fehlende Ansprechbarkeit

Ursachen

- gehäuft bei Menschen mit schweren Traumatisierungen und/oder Persönlichkeitsstörungen

Diagnostik

- EEG, evtl. Stimulations-EEG oder Monitoring
- Differenzialdiagnose Grand maux
  - meist fehlt die tonische Komponente, die diss. Anfälle dauern oft länger als bei Grand maux, postiktale Müdigkeit ist selten erkennbar
  - der Anfallsbeginn zeigt nicht den üblichen plötzlichen Tonusverlust, Schutzbewegungen werden i.d.R. ausgeführt
  - Auslöser sind oft Konfliktsituationen oder Situationen in denen eine vermehrte Aufmerksamkeit durch andere besteht
  - nicht selten haben Patienten mit dissoziativen Anfällen auch gelegentlich echte fokale oder generalisierte Anfälle
  - Zungenbiss und Einnässen fehlen üblicherweise

Konsil

- evtl. Neurologie

➲ Therapie

- akut führt ausgeprägte Aufmerksamkeit zu einem verstärkten Effekt
- evtl. Sicherheitsmaßnahmen zur Vermeidung von Verletzungen

Procedere

- mittelfristig Psychotherapie und ggf. unterstützende Pharmakotherapie

8 Stupor

Dirk Wedekind und Borwin Bandelow

Leitsymptomatik

- sehr starke psychomotorische Hemmung
- Patient i.d.R. nicht ansprechbar, mutistisch, apathisch, Rigor, bei Katatonie Wechsel mit Erregungszuständen möglich, wächserne Biegsamkeit der Extremitäten (flexibilitas cerea): bizarre Haltungsstereotypien wider der Schwerkraft

Ursachen

- Depression
- katatone Schizophrenie

Diagnostik

- Körpertemperatur
- Labor: BB, Krea, HN, Elektrolyte, AST, ALT, CK, a.P.vBGA
- Urinstatus

Konsil

- ggf. Innere Medizin

➲ Therapie

- Lorazepam 1–2,5 mg p.o.
- Haloperidol 2,5–10 mg p.o., **Cave:** *nicht* bei V.a. malignes neuroleptisches Syndrom
- Dantrolen, Amantadin, Bromocriptin
- ggfs. Elektrokonvulsionsbehandlung (EKT)

Procedere

- psychiatrische Weiterbehandlung
- bei schwerem katatonen Stupor (Fieber und vegetative Entgleisung): intensivmedizinische Überwachung notwendig

9 Akute Belastungsreaktion

Dirk Wedekind und Borwin Bandelow

Leitsymptomatik

- psychomotorische Unruhe bis Apathie, sorgenvolle Angespanntheit, Einengung auf das auslösende Ereignis, Ratlosigkeit, Unkonzentriertheit, Irritierbarkeit, depressive Reaktion, Störung der affektiven Kontrolle

Ursachen

- akut erlebte bedrohliche Ereignisse mit hohem Stressniveau z.B.: Unfall, Opfer oder Zeuge eines Verbrechens
- Todes- oder Krankheitsfall eines Nahestehenden
- Trennung- und Verlusterlebnisse

Diagnostik

- Eigen- und Fremdanamnese
- psychopathologischer Befund

Konsil

- i.d.R. nicht erforderlich

➲ Therapie

- Lorazepam oder Diazepam anbieten
- beruhigendes Gespräch, Vermittlung von Bewältigungsstrategien
- detailliertes Beschreiben des belastenden Ereignisses vermeiden!

Procedere

- evtl. psychiatrische Übernahme. Entlassung in vertrauter Begleitung i.d.R. zeitnah möglich

10 Depressives Syndrom

Dirk Wedekind und Borwin Bandelow

Leitsymptomatik

- intensive Gefühle von Traurigkeit bis zu Gefühllosigkeit, Mangel an Antrieb und Interessen
- Schlafstörungen, Appetitverlust, Morgentief, Hoffnungslosigkeit, negativistisches Denken, Grübeln, Suizidalität
- Wahnsymptome bei schweren Störungen

Ursachen

- depressive Störung
- Anpassungsstörung bei schwerwiegenden aversiven Lebensumständen, schwere körperliche Erkrankung
- pharmakologisch bedingt (z.B. Glucocorticoide/Immunsuppressiva, Antipsychotika)
- Autoimmunerkrankungen
- Hypothyreose, M. Addison
- Substanzmissbrauch (Benzodiazepine, Psychostimulanzien)

Diagnostik

- Labor BB, SB, CK, LDH, CRP, TSH basal evtl. Schilddrüsenautoantikörper, Cortisol, ACTH, rheumatologisch-immunologische Diagnostik
- Medikamenten/Substanzmissbrauchs-Anamnese und toxikol. Screening
- Ausschluss maligner oder schwerwiegender systemischer Erkrankungen
- psychopathologischer Befund inkl. Störungsanamnese (frühere Episoden, auslösende Ereignisse)

Konsil

- ggf. Innere Medzin

➲ Therapie

- bei zugrunde liegender somatischer Störung: kausal
- bei depressiver Störung: Pharmakologische Behandlung beginnen (z.B. SSRIs, ggf. akut Benzodiazepine
- bei depressivem Wahn: Antipsychotikum, z.B. Haloperidol 5–20 mg)
- bei pharmakologischer oder substanzbedingter Ursache: Absetzen, Ausschleichen/Entgiftungsmaßnahme planen

Procedere

- psychiatrische Weiterbehandlung
- Psychotherapie/Pharmakotherapie

Literatur

DGPPN, BÄK, KBV et al. (2011) Nationale S3 Versorgungsleitlinie Unipolare Depression. AWMF online (Reg. Nr. nvl-005) Stand: 31.8.2011. URL: http://www.awmf.org/leitlinien (in Überarbeitung) (abgerufen am 06.10.2014)

11 Manisches Syndrom

Dirk Wedekind und Borwin Bandelow

Leitsymptomatik

- gehobene bis gereizte Stimmung, psychomotorische Enthemmung, Ideenflucht und assoziative Lockerung, Größenideen, distanzgemindertes Verhalten, gesteigerter Redefluss und -drang (Logorrhoe)
- vermindertes Schlaf- und Ruhebedürfnis, psychotisches Erleben möglich

Ursachen

- manische Episode/bipolare Erkrankung
- Drogenabusus (Kokain, Amphetamine, Alkohol)

Diagnostik

- Psychopathologie, Eigen- und Fremdanamnese, Toxikologie, Alkoholtest

Konsil

- ggf. Internist (bei Substanzinduktion)

➲ Therapie

- Neuroleptika (z.B. Haloperidol) ggf. in Kombination mit Diazepam (bei starker Erregung)

Procedere

- bei deutlicher Eigen- oder Fremdgefahr häufig Zwangsmaßnahmen wie geschlossene Unterbringung, Zwangsmedikation (i.m.), Fixierung erforderlich
- stationäre Aufnahme bei Manie insgesamt ratsam
- ausreichende Überwachung bei substanzbedingter Störung

12 Wernicke-Enzephalopathie

Dirk Wedekind und Borwin Bandelow

Leitsymptomatik

- Delir, Verwirrtheit, Ataxie
- Ophthalmoplegie, vertikale Blickparese

Ursachen

- systemischer Thiaminmangel bei chronischer Alkoholkrankheit

Diagnostik

- Psychopathologie
- Fremdanamnese
- Thiaminplasmaspiegel ↓

Konsil

- je nach Komorbiditäten
- lebensbedrohlicher Zustand: ggfs. intensivmedizinische Behandlung

➲ Therapie

- Thiamin i.m. oder i.v.: 100 mg
- Clomethiazol
  - initial bis 4 Kps (à 192 mg)
  - dann bis 2 Kps alle 2 Stunden
  - empf. Tageshöchstdosis 36 Kps.
- *oder* Haloperidol 5–20 mg p.o.

Procedere

- psychiatrische Weiterbehandlung
- ggf. internistische Behandlung von weiteren Alkoholfolgeerkrankungen

13 Somatoformes (Schmerz-)Syndrom

Dirk Wedekind und Borwin Bandelow

Leitsymptomatik

- z.T. chronischer und wechselhafter Schmerz (z.B. Kopf- oder Rückenschmerz), der sich nicht oder nicht ausreichend objektiv erklären lässt
- hoher Leidensdruck, arztsuchendes Verhalten mit zahlreichen Vorstellungen, starker Wunsch nach Untersuchungen, Zweifel an ärztlichen Diagnosen, hypochondrische Befürchtungen

Ursachen

- somatoforme Störung, somatoforme Überlagerung geringfügigerer Störungen (z.B. Osteoporose, Arthrosen, rheumatische Erkrankungen)

Diagnostik

- somatische Ausschlussdiagnostik (Diagnostik gezielt und rasch abschließen!)
- psychische Auslöser eruieren

Konsil

- ggf. Schmerztherapie, Neurologie, Innere Medizin

➲ Therapie

- medikamentös akut zurückhaltend, ruhige, verständnisvolle aber konsequente Aufklärung und Vermitteln eines Krankheitsmodells
- mittelfristig sind bestimmte Antidepressiva (Amitriptylin, Duloxetin) und Calcium-Kanal Modulatoren (Gabapentin, Pregabalin) hilfreich

Procedere

- Verhaltenstherapie, psychosomatische oder psychiatrische Weiterbehandlung

Literatur

Deutsche Gesellschaft für Psychosomatische Medizin und Ärztliche Psychotherapie (2012) S3 Leitlinie Umgang mit Patienten mit nicht-spezifischen, funktionellen und somatoformen Körperbeschwerden. AWMF online (Reg. Nr. 051-001). Stand: 15.4.2012. URL: http://www.awmf.org/uploads/tx_szleitlinien/051-001l_S3_Nicht-spezifische_funktionelle_somatoforme_Koerperbeschwerden_2012-04.pdf (abgerufen am 19.09.2014)

14 Ausgewählte Skalen zur diagnostischen Einschätzung und Schweregradeinteilung

Dirk Wedekind und Borwin Bandelow

Tab. 12 Skalen zur diagnostischen Einschätzung und Schweregradeinteilung

MMST (Mini Mental Status Test)	demenzielle Syndrome
YMRS (Young Mania Rating Scale)	Manie
MADRS (Montgomery-Åsberg Depressionsskala) **HDRS** (HamiltonDepressions Skala)	Depression
PAS (Panik- & Agoraphobie Skala)	Panikstörung mit/ohne Agoraphobie
API (Akuter Panikinventar)	Panikattacken
PANSS (Positive and Negative Symptom Scale)	Schizophrenie
MALT (Münchener Alkoholismus Test)	Alkoholkrankheit
AWS (Alcohol Withdrawal Scale)	Alkoholentzugssyndrom
QUISS (Quantifizierungsinventar für somatoforme Syndrome)	somatoforme Störungen

15 Rechtliche Aspekte bei psychiatrischen Notfällen

Dirk Wedekind und Borwin Bandelow

- *Das Arzt-Patient-Verhältnis* versteht sich als *Vertrag*, mit dem der Patient in die Diagnostik und Therapie einwilligt (Vertragshaftung). Dieser Vertrag wird üblicherweise durch *„schlüssiges Verhalten" des Patienten* geschlossen (Konkludenz). Gewisse Maßnahmen erfüllen formal den Tatbestand der Körperverletzung (Delikthaftung) und bedürfen einer Indikation sowie der *Aufklärung und Einwilligung* des Patienten. Nur im Notfall, wenn der Patient nicht einwilligungsfähig ist, versteht sich zwingend notwendige Diagnostik und Behandlung als Geschäftsführung ohne Auftrag im Sinne *eines rechtfertigenden Notstandes* in der Annahme, dass der Betroffene sich unter anderen Umständen ebenso entscheiden würde (mutmaßliche Einwilligung) oder im Rahmen einer Nothilfe/Notwehr. Andernfalls entsteht gegebenenfalls der Tatbestand einer unterlassenen Hilfeleistung.
- Ein besondere Fall ist gegeben, wenn der *Patient aufgrund einer psychischen Erkrankung die notwendige Diagnostik und Behandlung ablehnt* oder durch diese Erkrankung eine unmittelbare Gefahr für ihn selbst (z.B. Suizidalität, Intoxikation) oder andere (Aggressivität, ausgeprägt inkohärentes Verhalten) besteht.
- Steht der Patient (wie nicht selten bei chronisch psychisch Erkrankten) unter einer *gerichtlichen Betreuung* ist der gerichtlich festgesetzte Betreuer je nach zugeordneten Aufgabenbereichen (z.B. Aufenthaltsbestimmungsrecht, Gesundheitsfürsorge) berechtigt, für den Patienten zu entscheiden. Bei Eingriffen, die tödlich oder mit schwerwiegenden Schäden enden könnten (z.B. Operationen), ist, wenn keine Gefahr im Verzug ist, vom Betreuer eine *gerichtliche Genehmigung* einzuholen.
- Ist der Betroffene aufgrund einer psychischen Erkrankung oder Behinderung *nicht in der Lage, die Tragweite des erforderlichen ärztlichen Handelns zu beurteilen,* ohne dass eine zwingende Behandlung in einer psychiatrischen Abteilung erfolgen muss, kann der behandelnde Arzt einen akuten Betreuungsbeschluss vom zuständigen Vormundschaftsgericht erwirken (*Eilbetreuung*) um die Zustimmung zu Diagnostik und Behandlung vom eingesetzten Betreuer (z.B. Partner) einzuholen.
- Hat der Patient zu gesunden Zeiten bestimmt, wer in einem solchen Fall statt seiner entscheiden darf (*Vorsorgevollmacht*) so ist diese rechtlich bindend.
- Ist eine akute Gefahr für den Betroffenen oder andere aufgrund einer vorliegenden psychischen Erkrankung nicht anders abzuwenden als durch eine Aufnahme auf eine geschlossene psychiatrische Abteilung oder eine

andere zwingend indizierte medizinische Abteilung und wird diese durch den Betroffenen verweigert, kann nach Landesgesetz eine *zwangsweise Unterbringung* von einem *psychiatrisch erfahrenen Arzt* beantragt werden (*PsychKG*). Dieses muss vom zuständigen *Amtsrichter bestätigt* werden. Eine vorläufige Unterbringung bis zum Ablauf des nächsten Tages ist möglich (z.B. bei aggressiven intoxikierten Patienten).

- *Bei Gefahr im Verzug* (akute Suizidalität, Erregungszustand, etc.) kann die Unterbringung auch von der *Polizei, einer Gesundheitsbehörde oder einem nicht psychiatrisch ausgebildeten Arzt* angeordnet werden. Unter diesen Umständen ist die freiheitsentziehende Maßnahme nach StGB straffrei (rechtfertigender Notstand); vielmehr stellt das Nichtbefolgen eine unterlassene Hilfeleistung dar.

Literatur

Deutsche Gesellschaft für Psychiatrie und Psychotherapie, Psychosomatik und Nervenheilkunde (DGPPN) S2 Leitlinie Therapeutische Maßnahmen bei aggressivem Verhalten in der Psychiatrie und Psychotherapie. AWMF online (Reg. Nr. 038-022) Stand: 1.8.2009. URL: http://www.awmf.org/leitlinien (in Überarbeitung) (abgerufen am 19.09.2014)

16 Häufig verwendete Medikamente bei psychiatrischen Notfällen

Dirk Wedekind und Borwin Bandelow

Tab. 13 Häufig verwendete Medikamente bei psychiatrischen Notfällen

Substanz/Medikament	Dosierungsbeispiel
Verschiedenes:	
Haloperidol p.o.; i.m. **Cave:** Im Notfall kein Depotpräparat!	2,5 mg-10 mg (hirnorganische Patienten initial niedriger dosieren!)
Diazepam p.o.; i.m., i.v., rektal	5–20 mg
Lorazepam p.o.	1–2,5 mg
Alprazolam p.o	0,5–3 mg
Midazolam langsam i.v.	2–2,5 mg
Clomethiazol p.o.	initial bis 4 Kps (à 192 mg) dann bis 2 Kps alle 2 Stunden (THD: 36 Kps)
Physostigmin i.v.	2 mg in 50 ml NaCl-Lösung über 5 min.
Biperiden p.o.; i.m. i.v.	2–5 mg
niederpotente Neuroleptika (Cave: orthostatische Dysregulation!):	
Promethazin Melperon	25–50 mg25–50 mg
Pipamperon	20–80 mg
Levomepromazin	25–100 mg
Antidepepressiva:	
Doxepin	50–300 mg tgl. p.o. (bei Opioidentzugssyndromen)

N

Schädel-Hirn-Trauma und Verletzungen des Gesichts

1 Schädel-Hirn-Trauma, SHT

Carsten Kopschina und Christian Senft

Leitsymptomatik

- Kopfschmerzen, Übelkeit, Erbrechen
- Veränderung der Bewusstseinslage
- Amnesie (retrograd/antegrad)
- fokale neurologische Defizite
- epileptischer Anfall nach Trauma

Sofortmaßnahmen durch den Arzt

- Schockraumindikation prüfen (ABCDE-Evaluation) (s. SOP Polytrauma und Schwerverletztenbehandlung in Sek. A, Kap. 5)

Diagnosen

- Leichtes, mittelschweres, schweres SHT
- Kalotten-, Gesichtsschädel, Schädel-Basisfraktur, Densfraktur
- Subdural-, Epidural-, Subarachnoidalblutung
- Hirnkontusion, Hirnödem
- Gefäßdissektion

Differenzialdiagnosen

- Insult/Stroke
- Epilepsie
- Intoxikation
- Hypoglykämie
- Myokardinfarkt
- Herzrhythmusstörungen, Synkope
- Sepsis

Ursachen/Anamnese

- Sturz, Schlag, Anprall, stumpf, penetrierend
- sekundäre Hirnschädigung anderer Ursache

Diagnostik

- **Klinische Untersuchung**
  - Inspektion: offene oder geschlossene Verletzung
  - Untersuchung Kalotte (Stufen, Impression), Gesichtsschädel und HWS
  - GCS, Pupillenstatus
  - Erhebung zentral- und peripher-neurologischer Status: Vigilanz, Reflexstatus, Hirnstammreflexe, Paresen, Schmerzreaktion
- **Labor**
  - BB, Glc, Krea, Na, K, CK, CRP, Q, PTT, TropT/I
  - aBGA
- **EKG**
- **Bildgebung**

  Natives CCT (Canadian CT Head Rule, NICE Guideline CG 176):
  - bei Vorliegen mindestens eines *Risikofaktors*:
    - GCS < 13 bei initialer Beurteilung
    - GCS < 15 mehr als 2 Stunden nach dem Unfall
    - persistierende Kopfschmerzen
    - neurologisches Defizit
    - persistierende Amnesie > 60 min
    - V.a. Schädel(basis)fraktur
    - zwei- oder mehrmaliges Erbrechen
    - Intoxikation (Alkohol, Drogen), Patientenalter > 65 Jahre
    - relevante Verletzungen über Claviculaniveau
    - epileptischer Anfall
    - Antikoagulantien/Gerinnungsstörung
    - gefährlicher Unfallmechanismus (z.B. Fußgänger gg. Auto, Sturz > 3 m Höhe)

  Bei klinischer Auffälligkeit der HWS oder eingeschränkter Beurteilbarkeit (GCS, Drogen, Medikamente, Alkohol, andere Verletzungen, intubierter Patient):
  - Röntgen HWS in 2 Ebenen und Dens a.p.
  - ggf. CT HWS
  - s.a. Sek. O, Kap. 1 HWS-Trauma
- **Weiterführende Diagnostik**
  - *Angio CCT* bei V.a. Aneurysmablutung, Verletzung/Thrombose/Kompression Sinus, Stroke
  - *MRT Schädel* im Verlauf (bei V.a. axonale Scherverletzung)
  - EEG bei V.a. Epilepsie, bei hohen Epilepsierisiko und ungenügenden Erwachen

Einteilung des Schädel-Hirn-Traumas

- *leichtes SHT:* GCS 13–15
- *mittelschweres SHT:* GCS 9–12
- *schweres SHT:* GCS ≤ 8

Konsil

- Orthopädie/Unfallchirurgie
- Neurochirurgie (ICB u.a.)
- Neurologie (Stroke, Insult u.a.)
- Innere Medizin (Intoxikation, Synkope u.a.)

➲ Therapie

– Allgemeine Maßnahmen

- Normoxie, Normotonie (RR syst. >90mmHg), Normothermie
- 10°–30° Oberkörperhochlagerung
- Cervicalstütze bei V.a. begleitende HWS Verletzung

– Spezielle Maßnahmen

- Labor, BGA
- Antiemetische Therapie
- ggf. Atemwegssicherung, Sedierung, Narkose

– Ambulante Behandlung

- **bei leichten SHT mit niedrigen Blutungsrisiko/Schädelprellung:** körperliche Schonung, Meiden von visuellen Reizen, WV bei neurologischer Auffälligkeit, Aufklärungsbogen SHT (Kopfbogen)
- **bei leichten SHT mit mittleren Blutungsrisko und unauffälligen CT:** in die Obhut einer verantwortlichen Person mit genauer Instruktion

– Stationäre Behandlung

Zur Überwachung nach Schwere des SHT und Risikopatienten:

- **bei leichtem SHT mit mittleren/hohen Blutungsrisiko und pathologischen CT oder bei hohen Blutungsrisiko und unauffälligen CT:** engmaschige Kontrolle von Pupillen, Blutdruck, Puls, Vigilanz, Nahrungskarenz, Überwachung 24 h
- **bei mittelschwerem SHT:** kontinuierliche Überwachung (Monitoring)
- **bei schwerem SHT:** intensivmedizinische Überwachung
- Schmerzmedikation (s. SOP Schmerztherapie in Sek. X, Kap. 6)
- ggf. antiemetische Therapie
- Verlaufs CCT ca. 6–12 h nach Trauma bei forbestehendem Koma und/oder Neuauftreten neurologischer Herdbefunde sowie zur Verlaufsbeurteilung

– **Indikationen für dringliche operative Therapie [GoR A]**
  - raumfordernde intrakranielle Verletzungen (EDH > 30 ml, aSDH, ICB > 50 ml oder Progredienz > 20 ml, Mittellinienshift > 5 mm, Kompression der basalen Zisternen, traumatische Raumforderung hintere Schädelgrube mit Kompression des 4. Ventrikels, Hirnstammanteilen oder Liqourzirkulationsstörung)
  - Impressionsfraktur

– **Indikation zur ICP Sondeneinlage**
  - pathologisches CT und GCS ≤ 9 oder GCS > 9 mit Hirndruckzeichen
  - unauffälliges CT und GCS ≤ 9 mit Unmöglichkeit zur klinischen Überwachung (Sedation)
  - Hirndruckzeichen, OP oder GCS > 9 und Operationen mit Blutungsrisiko

Beachte

- Auf Begleitverletzungen der hirnversorgenden Gefäße (Dissektion der A. vertebralis) achten!
- postkommotionelles Syndrom: Schwindel und Übelkeit über mehrere Wochen möglich!
- Die Rolle von ASS wird in den verschieden Leitlinien unterschiedlich bewertet. OAK, Clopidogrel und NOAK (z.B. Rivaroxaban) sind als relevante Gerinnungsstörung zu sehen!
- CT-Indikation inklusive HWS bei eingeschränkter Bewusstseinslage großzügig stellen!

Literatur

Deutsche Gesellschaft für Neurochirurgie (2007) S2e Leitlinie Schädel-Hirn-Trauma im Erwachsenenalter. AWMF online (Reg. Nr. 008–001). Stand: 1.7.2007. URL: http://www.awmf.org/leitlinien (in Überarbeitung) (abgerufen am 19.09.2014)

NICE Guidelines (CG176) (2007) Head injury Triage, assessment, investigation and early management of head injury in infants, children and adults. URL: http://guidance.nice.org.uk/CG176 (abgerufen am 19.09.2014)

Silver JM, McAllister TW, Yodufsky SC (2011) Textbook of Traumatix Brain injury (second edition) American psychiatric Association Arlington, Virginia

2 Mittelgesichtstrauma

Alexander Ballon

Leitsymptomatik

- Schmerzen, Schwellung, Blutung, Hypästhesie N. trigeminus Ast V_1 und V_2
- Monokelhämatom/Brillenhämatom, Visuseinschränkung, -verlust, Doppelbilder, Emphysem
- Dysokklusion (fehlerhafter Biss)
- Massenblutung Oropharynx/Nasopharynx

Sofortmaßnahmen durch den Arzt

- Schockraumindikation prüfen (ABCDE-Evaluation) (s. SOP Polytrauma und Schwerverletztenbehandlung in Sek. A, Kap. 5)
- bei Massenblutung: Bellocq-Tamponade

Diagnosen/Differenzialdiagnosen

- Prellung
- Epistaxis
- Fraktur

Ursachen/Anamnese

- stumpfes, spitzes, penetrierendes Gesichtstrauma (Schlag, Stich, Schuss)
- Hochrasanztrauma, Sturz aus großer Höhe, Sturz mit dem Zweirad

Diagnostik

– Klinische Untersuchung

- *Inspektion:* Hämatome, Schwellung, Monokel-/Brillenhämatom, Abflachung des Mittelgesichts (Dishface), Deviation der Nase, Sattelnase, Asymmetrie
- Pupillenkontrolle, Visuskontrolle, Doppelbildkontrolle/Motilität, Enophthalmus, Bulbustiefstand
- periorbitale Untersuchung auf Stufenbildung, Nasenskelett auf Krepitation, DS und Asymmetrie Jochbein, -bögen
- Zahnluxationen/Avulsion, Okklusionsstörung, fehlerhafter Biss
- Hypästhesie N. Trigeminus V_1-V_2

– Bildgebung

- CT NNH/Mittelgesicht bis Kinnspitze nativ

- ggf. mit CT-Angiographie bei Massenblutung
- Röntgen, wenn kein CT: NNH (Mittelgesicht), Henkeltopf (Jochbogen), Nase seitlich

— Klassifikation

- Stirnhöhlenfraktur, bei Hinterwandbeteiligung Vorliegen eines offenes SHT
- laterale Mittelgesichtsfraktur (Jochbein, Jochbogen, Orbita)
- zentrale Mittelgesichtsfraktur (Nase, Nasoethmoidalfrakturen, Le-Fort I–III, Oberkiefer sagittal)
- isoliertes dentoalveoläres Trauma

Konsil

- Neurochirurgie
- Augenheilkunde
- MKG-Chirurgie
- HNO
- Zahnarzt

➲ Therapie

— Allgemeine Maßnahmen

- Atemwegssicherung
- Analgesie (s. SOP Schmerztherapie in Sek. X, Kap. 6)
- abschwellende Nasentropfen bei Nasenbeinfraktur, Schneuzverbot
- bei offenen Frakturen: antibiotische Therapie mit Cephalosporine z.B. Cefuroxim

— Spezielle Maßnahmen

Konservative Therapie

- ggf. unverschobene Frakturen

Operative Therapie

Notfall (< 2 h):

- bei Visusverlust durch retrobulbäres Hämatom sofortige Entlastung des N. optikus

Im Intervall (bis zu 7 Tagen):

- Jochbein-/Le Fort Fraktur: Plattenosteosynthese
- Orbitabodenfraktur: Rekonstruktion der Orbitawand mit PDS-Folie/Titan-Mesh
- Nasenbeinfraktur: OP und Reposition bei Deviation oder Nasenatmungsbehinderung
- bei Hinterwandbeteiligung der Stirnhöhle offenes SHT: Antibiotikatherapie, operative Therapie durch NCHI/MKG/HNO

Beachte

- Bei Visusverschlechterung/-verlust immer Retrobulbärhämatom abklären und ggf. sofortige Entlastung, da Erblindung droht!
- Eine Hypästhesie im Trigeminusbereich stellt keine akute Notfallindikation dar!

3 Unterkiefertrauma

Alexander Ballon

Leitsymptomatik

- Schmerzen, Schwelllung, Blutung, Hypästhesie N. Trigeminus V_3
- Dysokklusion (fehlerhafter Biss), Stufe Zahnreihe
- subjektiv häufig Gefühl der Zahnlockerung

Sofortmaßnahmen durch den Arzt

- Sicherung der Atemwege

Diagnosen/Differenzialdiagnosen

- Prellung
- Fraktur
- Luxation

Ursachen/Anamnese

- stumpfes Gesichtstrauma (Schlag, Sturz), Hinweise auf stattgehabtes SHT

Diagnostik

— Klinische Untersuchung
- *Inspektion:* Hämatom/Schwellung
- *Untersuchung:* Stufenbildung in der Zahnreihe, Asymmetrie, Krepitation, eingeschränkte Mundöffnung, Deviation bei der Mundöffnung, DS Kieferköpfchen (Palpation vor dem Tragus)
- Hypästhesie N. Trigeminus V_3
- Zahnluxationen/Avulsion, fehlerhafter Biss
- Kieferklemme: Mund kann nicht mehr geöffnet werden
- Kiefersperre: Mund kann nicht mehr geschlossen werden

— Bildgebung
- CT NNH/Mittelgesicht bis Kinnspitze nativ
- Röntgen
- wenn kein CT: Orthopantomogramm (OPG)
- Clementschitsch-Aufnahme

Konsil

- MKG-Chirurgie
- Zahnarzt

➲ Therapie

– Allgemeine Maßnahmen

- Atemwegssicherung
- Analgesie (s. SOP Schmerztherapie in Sek. X, Kap. 6)
- bei Frakturen innerhalb der Zahnreihe: Breitspektrumantibiotikum, z.B. Amoxicillin/Clavulansäure (z.B. Augmentan) oder Cephalosporine (z.B. Ceftriaxon) **Cave**: Allergie

– Spezielle Maßnahmen

Konservative Therapie (sofort)

- bei Luxation Reposition durch Hippokrates-Handgriff und Capistrum-Verband im Intervall von Stunden
- bei gering dislozierten Frakturen des Collum mandibulae ist eine konservative Behandlung (Draht-Kunststoffschienung/Stellschrauben für 2 Wochen) möglich
- temporäre Ruhigstellung durch Schienung und Intermaxilläre Fixierung (IMF) möglich. **Cave**: keine IMF bei Alkohol-/Drogenabusus, Vigilanzminderung, Epilepsie, sonstige Gründe für Erbrechen

Operative Therapie

Im Intervall (bis zu 5 Tagen)

- Unterkieferfraktur: Osteosynthese

Beachte

- **Notfall**: Bei doppelter paramedianer Unterkieferfraktur mit Risiko der Verlegung der Atemwege durch fehlende anteriore Fixierung der Zunge muss eine Atemwegssicherung erfolgen!
- Eine Hypästhesie im Trigeminusbereich stellt keine akute Notfallindikation dar!

0

Verletzungen und Schmerzen der Wirbelsäule und des Stammes

1 HWS-Trauma

Michael Leenen und Sascha Flohé

Leitsymptomatik

- Nackenschmerzen
- Bewegungseinschränkung der HWS
- Kopfschmerz
- Parästhesie und Kraftminderung der Extremitäten

Sofortmaßnahmen durch den Arzt

- HWS-Immobilisation bei adäquatem Trauma

Diagnosen/Differenzialdiagnosen

- Prellung, HWS Distorsion
- HWS (Luxations-)frakturen
- discoligamentäre Instabilitäten
- Bandscheibenvorfall
- SCIWORA (Spinal Cord Injury Without Radiographic Abnormality)
- Schiefhals
- Rückenschmerz ohne Trauma

Ursachen/Anamnese

- Auffahrunfall oder anderer Unfall, bei denen auch ohne Kopfanprall eine ruckartige Bewegung des Kopfes resultiert
- Sturz mit Anprall des Kopfes
- Kopfsprung in seichtes Wasser
- direkter Anprall
- Hochrasanztrauma

Diagnostik

– Klinische Untersuchung

- *Inspektion:* Prellmarke, Hämatom, Wunde, Fehlhaltung, Atemexkursion (N. phrenicus)
- *Palpation:* Druckschmerz über den Dornfortsätzen und/oder Muskulatur, Muskelhartspann
- *orientierende neurologische Untersuchung:* Sensibiliät/Motorik/Kraft in Abhängigkeit von der entsprechenden Segmenthöhe (s. Abb. 7 u. 8)
- *Bewegungseinschränkung:* HWS, Rumpfwirbelsäule

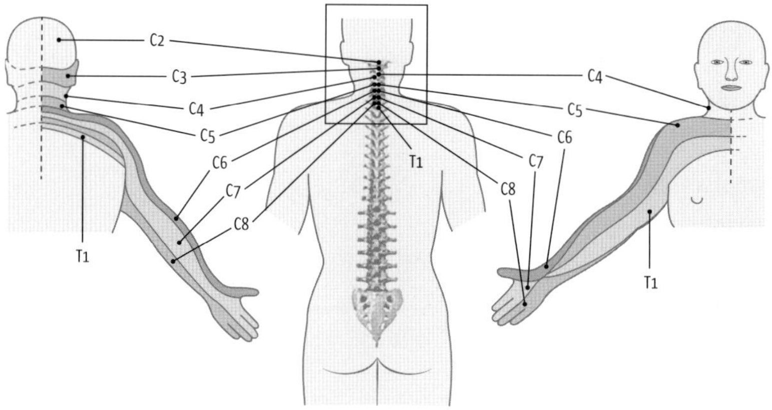

Abb. 7 Dermatome der cervicalen Spinalnerven

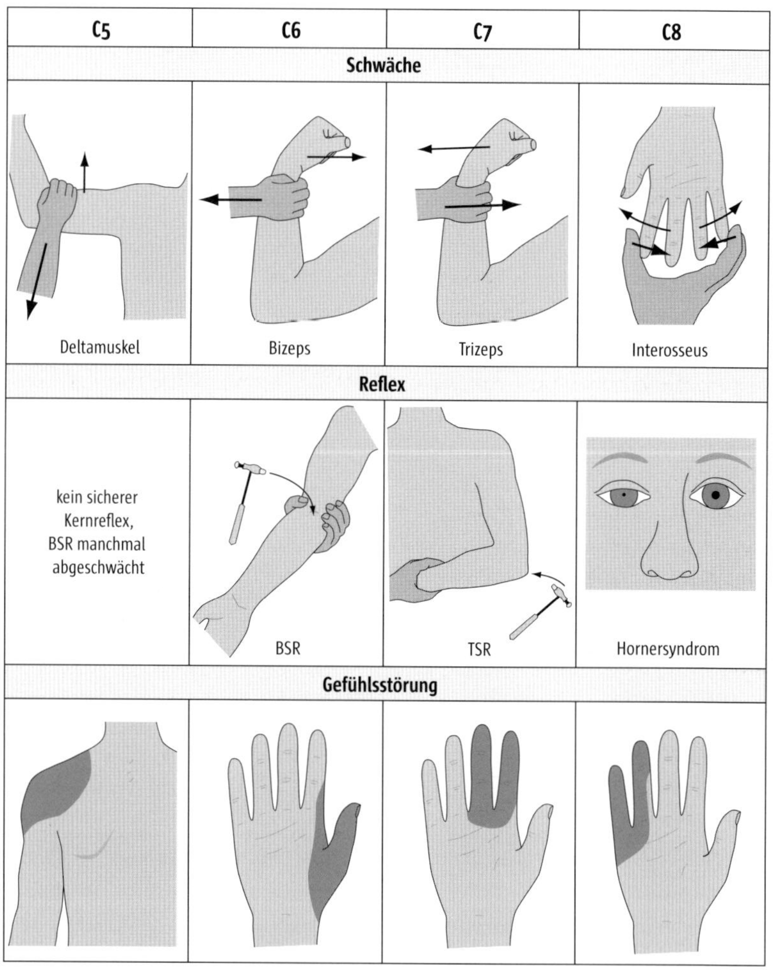

Abb. 8 Neurologische Untersuchung HWS-Trauma

– **Bildgebung**
- HWS in 2 Ebenen + Dens-Ziel oder CT der HWS, wenn Bildgebung indiziert (nach mod. Canadian Spine Rule für GCS15 und unter Berücksichtigung der Risikofaktoren Alter, Mechanismus, Mobilität, Schmerzen, Beweglichkeit)
- ggf. MRT bei V.a. discoligamentäre Instabilitäten
- ggf. Funktionsaufnahmen mittels Bildwandler
- Umgebungsdiagnostik zum Ausschluss von Begleitverletzungen des Schädels/Gesichtsschädels/Thorax

Konsil

- Orthopädie/Unfallchirurgie
- Neurochirurgie
- Neurologie bei neurologischer Auffälligkeit

➲ Therapie

– **Allgemeine Maßnahmen**
- Analgesie (s. SOP Schmerztherapie in Sek. X, Kap. 6)
- Schonung, physikalische Maßnahmen

– **Spezielle Maßnahmen**
- Immobilisation bis Fraktur oder Instabilität sicher ausgeschlossen
- bei Frakturen und/oder discoligamentärer Instabilität (auch bei fraglichen Befunden) Immobilisation mit HWS Orthese bis zur Durchführung der weiterführenden Diagnostik und definitive Therapieentscheidung

Operative Therapie
- **Dringlich (innerhalb von 6 h)**: bei Frakturen/Instabilitäten mit akut aufgetretenem motorischen Defizit, verhakter Luxation
- **Im Intervall**: bei Frakturen/Instabilitäten ohne neurologische Ausfälle

Beachte

- Bei Anpassung der Cervicalstütze auf mögliche Druckstellen achten!
- Wiederholte Überprüfung der Weichteile!
- Bei SHT immer HWS Verletzungen ausschließen!

2 BWS-LWS-Trauma

Michael Leenen und Sascha Flohé

Leitsymptomatik

- Rückenschmerzen
- Bewegungseinschränkung
- Parästhesie
- Kraftminderung, Lähmungen, Paraplegie
- spinaler Schock

Sofortmaßnahmen durch den Arzt

- Immobilisation/Flachlagerung bei entsprechender Klinik

Diagnosen/Differenzialdiagnosen

- Prellung, Distorsion, Wirbel(-luxations-)frakturen
- discoligamentäre Instabilität
- SCIWORA (Spinal Cord Injury Without Radiographic Abnormality)
- Thoraxverletzung (s. SOP Thoraxtrauma, Sek. O, Kap. 5)
- Verletzungen des Abdominal- und/oder Retroperitonealraumes
- Rückenschmerzen ohne Trauma (s. Sek. O, Kap. 3)
- Myokardinfarkt (s. Sek. B, Kap. 2)
- Aortendissektion (s. SOP Aneurysma dissecans, Sek. B, Kap. 7)
- Nephro- oder Urolithiasis (s. Sek. D, Kap. 4)
- Pankreatitis (s. SOP Akutes Abdomen in Sek. A, Kap. 4)

Ursachen/Anamnese

- Auffahrunfall, Hochrasanztrauma
- Sturz (auch nur isoliert auf das Gesäß), direkter Anprall
- Stauchungstrauma (Osteoporose!)
- M. Bechterew (immer komplette Wirbelsäule abklären!)
- pathologische Frakturen (Tumoranamnese, inadequates Trauma)

Diagnostik

— Klinische Untersuchung

- Log-Roll (achsgerechte Drehung des Patienten)
- *Inspektion:* Prellmarke, Hämatom, Wunde
- *Palpation:* Druckschmerz über den Dornfortsätzen und/oder Muskulatur, interspinöse Delle (Hinweis auf eine instabile Verletzung trotz ggf. unauffälliger Bildgebung), Muskelhartspann

- *Puls* untere Extremitäten
- neurologische Untersuchung
  - Sensibiliät/Motorik/Kraft in Abhängigkeit von der entsprechenden Segmenthöhe (s. Abb. 8 u. 9)
  - Kraftgrade der Kennmuskeln nach Janda (s. Tab. 14)
  - Sphinktertonus und perianale Sensibilität (insbes. vor Narkoseeinleitung)
- *bei neurologischen Defiziten* ggf. fachneurologische Dokumentation erwägen; Protokollierung der Defizite gemäß ASIA Protokoll

— Bildgebung
- Röntgen
  - BWS/LWS in 2 Ebenen
  - **Cave**: nativradiologische Diagnostik der BWS häufig unzureichend
- bei Mehrfachverletzten direkt CT des Körperstammes zum Ausschluss von Begleitverletzungen
- ggf. Röntgen Thorax a.p., Sternum seitlich
- ggf. Beckenübersichtsaufnahme, Sakrum seitlich
- ggf. MRT bei V.a. Myelopathie, discoligamentärer Instabilität, okkulte Frakturen (Osteoporose, patholog. Frakturen)

— Umgebungsdiagnostik zum Ausschluss von Begleitverletzungen
- FAST (s. Sek. X, Kap. 1 Notfallsonographie)
- U-Status
- Labor: BB, SB, CK, CK-MB, TropT/I, Lipase, CRP, D-Dimere
- EKG zum Ausschluss akuter Myokardinfarkt

Konsil

- Orthopädie/Unfallchirurgie
- Neurochirurgie
- Neurologie bei neurologischer Auffälligkeit

➲ Therapie

— Allgemeine Maßnahmen
- Analgesie (s. SOP Schmerztherapie in Sek. X, Kap. 6)
- Schonung

— Spezielle Maßnahmen
- bei Frakturen und/oder discoligamentärer Instabilität (auch bei fraglichen Befunden) Flachlagerung, Bettruhe und achsgerechte Drehung bis zur Durchführung der weiterführenden Diagnostik und Therapieentscheidung

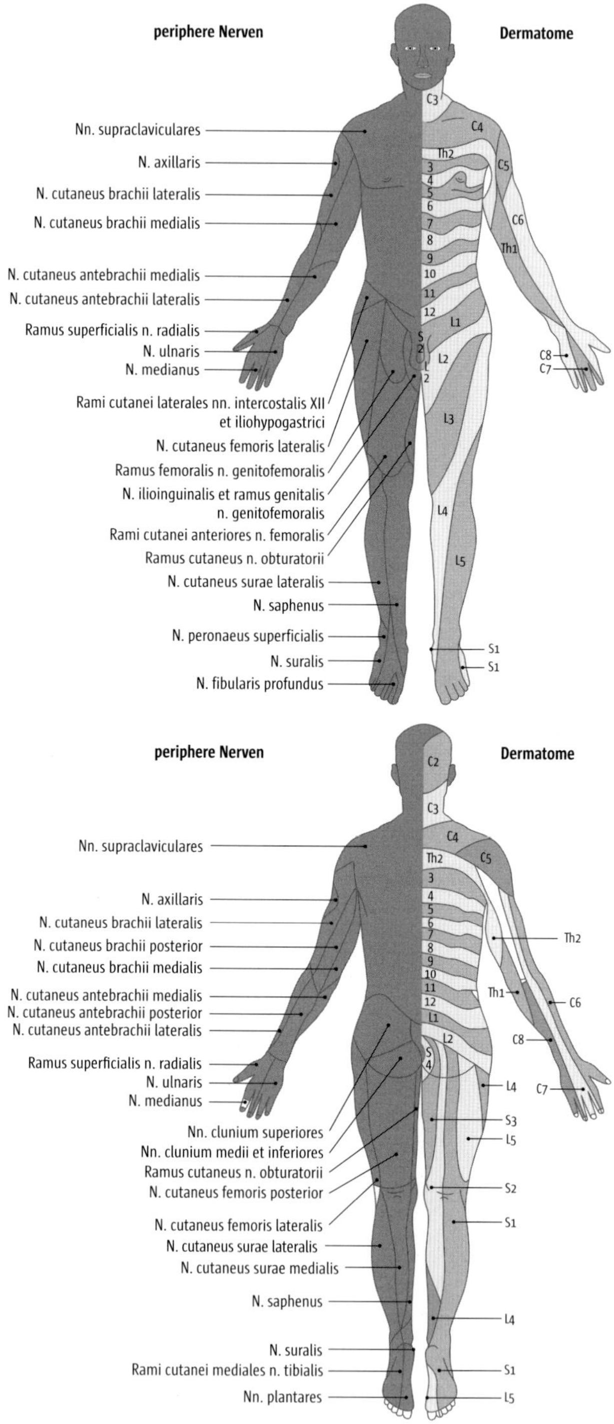

Abb. 9 Radikuläre (segmentale) und periphere Innervation

Tab. 14 Kennmuskel für L3-S1

Wurzel	Kennmuskel	Funktionsprüfung
L3	M. quadriceps femoris	Patella nach oben ziehen lassen, Extension des Kniegelenkes
L4	M. tibialis ant.	Hackengang kontrollieren, Fuß gegen Widerstand nach oben ziehen lassen
L5	M. tibialis ant., M. extensor hallucis longus	Hackengang kontrollieren, Großzehe gegen Widerstand nachziehen lassen
S1	M. triceps surae	Zehenspitzengang kontrollieren, Vorfuß pronieren lassen

Konservative Therapie

- stabile Frakturen bei schmerzbedingter Immobilität Thromboseprophylaxe
- Verordnung von physikalischen Maßnahmen und KG (inkl. Rückenschule)
- Radiologische Verlaufskontrolle im Stehen nach Mobilisation
- adäquate Schmerztherapie

Operative Therapie

- **Dringlich (innerhalb von 6 h)**: bei Frakturen/Instabilitäten mit akut aufgetretenem motorischem Defizit, verhakter Luxation
- **Im Intervall**: bei Frakturen/Instabilitäten ohne neurologische Ausfälle

Beachte

- Bei instabilen Frakturen häufige Umlagerung möglichst vermeiden!
- Die Methylprednisolongabe gemäss NASCIS Schema wird bei neurologischen Defiziten in der Literatur kontrovers diskutiert und kritisch betrachtet und ist daher nicht generell zu empfehlen!
- Großzügige Indikation zur Schnittbilddiagnostik und Abklärung der gesamten Wirbelsäule insbesondere bei Vorhandensein einer Fraktur (in bis zu 20% weitere Wirbelsäulenfrakturen)!
- Bei hochthorakaler Querschnittslähmung kann ein neurogener Schockzustand bestehen. Ebenso können relevante Verletzungen unterhalb des Läsionsniveaus leicht übersehen werden!
- Bei Osteoporose-induzierter Fraktur ohne relevantes Trauma regelmäßige Kontrolle bzgl. einer progredienten Sinterung in den ersten Wochen (sagittale Dysbalance) und Indizierung einer ambulanten Osteoporoseabklärung (DXA) sowie einer entsprechenden Therapieeinleitung!

3 Rückenschmerz ohne Trauma

Carsten Kopschina, Christian Wrede, Jörg Nowotny,
Wolfram Mittelmeier und Peter Cornelius Kreuz

Leitsymptomatik

- Schmerzen HWS/BWS/LWS (gel. immobilisierende Schmerzen)
- ggf. mit Ausstrahlung in die Extremitäten
- sensomotorisches Defizit
- **Cave**: sensomotorisches Defizit, Pyramidenbahnzeichen, Blasenentleerungsstörung

Sofortmaßnahmen durch den Arzt

- Schockraumindikation prüfen (ABCDE-Evaluation) (s. SOP Polytrauma und Schwerverletztenbehandlung in Sek. A, Kap. 5)

Diagnosen/Differenzialdiagnosen

- **vertebragener Schmerz**: Degeneration, Blockierung, Bandscheibenvorfall, Frakturen (z.B. path. Frakuren bei Osteoporose), Tumoren, Metastasen, Skoliose, M. Scheuermann, Spondylolisthese, Infektionen (Spondyl(odisz) itis, intraspinale Abzesse, Senkungsabszess, Meningitis/Meningoradikulitis)
- **nicht vertebragener Schmerz**: KHK, Myokardinfarkt, Nierenkolik, Gastritis, Pankreatitis, arterielle Verschlüsse, Aortenaneurysma und Dissektion, Lungenembolie, Pleuritis, Engpasssyndrome, virale Radikulitis (Herpes Zoster)

Ursachen/Anamnese

- Schmerzlokalisation/-charakter/-dauer, Trauma, Bewegungsabhängigkeit, Zeitverhalten, Ausstrahlung, Kraft-/Gefühlsstörungen, Miktion und Defäkation
- Z.n. operativem Eingriff oder Injektionen an der WS
- berufliche und private Tätigkeit, Medikation, Allergien, Vorerkrankungen, Familienanamnese
- Osteoporoseanamnese
- B-Symptomatik, Focusanamnese bei V.a. Infektion

Diagnostik

- Klinische Untersuchung
  - *Inspektion* (Beckenstand, Beinlängendifferenz, Alignement ap und seitlich, Rippenbuckel, Lendenwulst, Lot, Schwellung, Tannenbaumphänomen)
  - *Palpation* (vertebral, paravertebral, Triggerpunkte)
  - *Bewegungsausmaß* (Rotation, Seitneigung, Ante- und Retroflexion)
  - *orientierende neurologische Untersuchung* (Sensibiliät/Motorik/Kraft) in Abhängigkeit von der entsprechenden Segmenthöhe (Kraftgrade der Kennmuskeln nach Janda), Dermatombezug, Sphinktertonus
  - *Dermatome und Kennmuskeln* s. SOP HWS-Trauma (Sek. O, Kap. 1) wie auch BWS- und LWS-Trauma (Sek. O, Kap. 2)
  - Zeichen nach Lasègue und Bragard,Kennreflexe, Fußpulse
  - Zeichen einer Conus-Cauda-Symptomatik (Analreflex, Sphinctertonus, Cremasterreflex, Blasenentleerungsstörung)
  - Foramenkompressionsschmerz, Psoas-Zeichen
  - abdominelle Untersuchung (Nierenklopfschmerz, Bauchorgane)
- Laboruntersuchung
  - BB, SB, CK, TropT/I, AST, Lipase, D-Dimere, TSH basal, CRP
- Bildgebung
  - Röntgen (2 Ebenen) bei therapieresistente Rückenschmerzen über 6 Wochen oder Z.n. Trauma
  - Sono Abdomen bei V.a. abdominelle Ursache
  - CT ggf. auch mit KM bei Warnhinweisen für abwendbare gefährliche Verläufe („red flags") z.B. V.a. Fraktur, Tumor, Infektion, radikuläre Neuropathie, unklare abdominelle/thorakale Beschwerden
  - MRT (alternativ spinales CT bei fehlender Verfügbarkeit) bei motorischem Defizit mit Kraftgrad Janda ≤ 3, Conus-Cauda-Symptomatik, je nach Beschwerdesymptomatik
  - Lumbalpunktion bei Infektzeichen (**Cave:** vorher zerebrales MRT oder CT)
  - EMG, Neurographie bei V.a. chronischen Prozess
- Weiterführende Diagnostik
  - Temperatur messen (oral, sublingual, rektal, tympanisch)
  - 12-Kanal EKG
  - Focussuche bei V.a. Infektion

Konsil

- Orthopädie/Unfallchirurgie
- Neurologie
- Neurochirurgie
- Thoraxchirurgie, Abdominalchirurgie
- Innere Medizin
- Gefäßchirurgie

➲ Therapie

– Konservative Maßnahmen

- Analgesie (s. SOP Schmerztherapie in Sek. X, Kap. 6)
- Lagerung (z.B. Stufenbettbettlagerung)
- Beratung (s.o. Differenzialdiagnose)

– Ambulante Therapieempfehlung

- schmerzadaptierte Analgesie
- physikalische Therapie, Haltungsschule, körperliche/sportliche Aktivität
- Beratung (Indikationen zur Notwendigkeit einer Wiedervorstellung)
- ggf. MRT oder CT nach weiterführender konsiliarischer Abklärung

– Operative Therapie

Dringlich (innerhalb von 6 h):

- instabile Frakturen mit akut aufgetretenem motorischem Defizit (motorisches Defizit ≤ Kraft Grad Janda 3/5)
- Aortendissektion
- aktuter Bandscheibenprolaps mit ausgeprägtem neurologischen Defizit (sensomotorisches Defizit)
- Conus-Cauda-Symptomatik
- Abszedierung/epiduraler Abszess als Ursache einer Sepsis

Im Intervall:

- bei Frakturen/Instabilitäten ohne neurologische Aufällen
- bei pathologischen Frakturen, Tumor, Metastase mit Zeichen der Instabilität in Abhängigkeit von des Tumor (Dignität, Stadium, Prognose) und Zustand des Patienten
- Spondylodiscitis

Beachte

Warnzeichen als Hinweis auf nicht muskulo-skelettale Ursache:

- Schmerzen nicht bewegungsabhängig
- therapieresistente Beschwerden, thorakale oder abdominelle Schmerzen, Atemnot
- kolikartige Schmerzen
- fehlende Fußpulse und/oder kalte(s) Bein(e)
- bei allen Patienten mit isoliertem Schmerz im Bereich der BWS internistisches Konsil durchführen

Literatur

BÄK, KBV (2011) Nationale S3 Versorgungsleitlinie Kreuzschmerz. NVL Programm. AWMF online (Reg. Nr. nvl-007). Stand: 1.8.2011. URL: http://www.awmf.org/uploads/tx_szleitlinien/nvl-007l_S3_Kreuzschmerz_2013-08.pdf (abgerufen am 19.9.2014)

4 Schiefhals

Peter Cornelius Kreuz, Wolfram Mittelmeier, Philipp Bergschmidt
und Jörg Nowotny

Leitsymptomatik

- dreidimensionale Schiefhalsposition (Torticollis) in Extension/Flexion, Seitneige und Rotation

Sofortmaßnahmen durch den Arzt

- falls Unfallanamnese nicht sicher auszuschließen ist: Anlage *Cervicalstütze* bis zur definitiven Diagnosestellung

Diagnosen/Differenzialdiagnosen

- vielfältig (s. Ursachen): muskulär, Blockierung, ossär, rheumatisch, postinfektiös, tumorös, spastisch, psychogen, okulär, otogen, narbenbedingt

Ursachen/Anamnese

– Anamnese
  - Lebensalter bei Symptombeginn (Kind/Jugendlicher/Erwachsener)
  - Zeitpunkt des Auftretens akut/langsam (im Schlaf, Einfluss von Zugluft/Kälte, nach rascher Bewegung)
  - schmerzbedingte Schonhaltung oder schmerzarme Schiefhaltung
  - reduziertes Allgemeinbefinden, familiäre Häufung
  - Medikamentenanamnese (Medikamente, die auf Basalganglien wirken – Beeinflussung des dopaminergen Systems)
  - Hinweise auf ZNS-Läsion

– Ursachen
  - *primär:* muskulär
  - *sekundär:* vermindertes einseitiges Hörvermögen, Augenmuskelparesen oder Visuseinschränkung, Okklusionsstörungen oder Zahnschmerzen, zerebrale Bewegungsstörungen, zerebrale Dystonie, psychische Einflüsse, spinale Tumoren und Tumoren der hinteren Schädelgrube, atlantoaxiale rotatorische Subluxation (AARS) oder Dislokation z.B. bei Grisel-Syndrom (Torticollis nasopharyngealis), Spondyl(odisz)itis, Lymphadenitis, retropharyngealer Abszess, Fraktur, minimale Traumata, Blockierungen, HNO-Infektionen oder HNO-Voroperationen (z.B. Tonsillektomie oder Anthelixplastik), Narben

- *medikamentös* (Metoclopramid)
- *entzündlich-rheumatische* Grunderkrankung

Diagnostik

— **Klinische Untersuchung**
- *Inspektion:* Kopfstellung dreidimensional (z.B. bei Affektion des linken Sternocleidomastoideus kommt es zu einer Rotation des Kopfs nach rechts und einer Seitneigung nach links), Kontrakturen, oropharyngeale Infektzeichen, Zahnstatus, Narben, Gesichtsskoliose, Begleitsymptome (langsamer Tremor im Bereich des dystonen Körperabschnitts bzw. feinschlägiger Haltetremor der Hände, Bewegungsunruhe)
- *Palpation und klinische Untersuchung:* Bewegungsprüfung der HWS nach Neutral-Null-Methode im Seitenvergleich, manuelle segmentale Diagnostik, Bewegungsprüfung Schultern bds., Palpation Nacken- und Halsmuskulatur, Lymphknotenstatus, Lhermitte-Zeichen (schmerzhafte HWS-Flexion), axialer Stauchungsschmerz, lokaler Druckschmerz, Muskeltonus
- *orientierende neurologische Untersuchung* (Sensibiliät/Motorik/Reflexe) in Abhängigkeit von der Segmenthöhe, Plexusläsion, Okulomotorik, Visus- und Hörprüfung, Prüfung auf Meningismus

— **Bildgebung**
- Sonographie Weichteile (Muskelfibrom, Hämatom, Abszess, Lymphknoten)
- HWS in 2 Ebenen, Dens-Zielaufnahme
- MRT/CT HWS bei V.a. Fraktur, Tumoren, Dislokation, Hinweis auf angeborene Fehlbildungen, septisches Krankheitsbild oder bei länger als einer Woche bestehender unklarer Symptomatik

— **Weiterführende Diagnostik**
- BB, SB, CRP, PCT
- rheumatologisch-immunologische Diagnostik: RF, ANA, HLA-B27

Konsil

- Orthopädie/Unfallchirurgie
- Kinderorthopädie
- Pädiatrie
- HNO, Augenheilkunde, ZMK
- Neurologie
- Rheumatologie

➲ Therapie

– **Allgemeine Maßnahmen**
  - Beratung (in 90% Verschwinden der Symptomatik beim akuten muskulären Schiefhals ohne Gelenkluxation innerhalb von 24–48 h)
  - Analgesie (s. SOP Schmerztherapie in Sek. X, Kap. 6)
  - Schonung, Cervicalstütze oder weiche Schanz-Krawatte

– **Weiterführende Maßnahmen**
  - konsequente analgetisch-relaxierende Therapie
  - bei Bedarf weiterführende Diagnostik/Therapie
  - Botulinum Toxin bei zervikaler Dystonie
  - bei Sub-/Luxation Reposition
  - in seltenen Fällen und bei fehlgeschlagener konservativen Therapie ist eine biterminale Tenotomie des M. sternocleidomastoideus notwendig

Beachte

- Ein Schiefhals ist meist harmlos!
- bei länger andauernder unklarer klinischer Symptomatik Differenzialdiagnose Abklärung von Frakturen, Tumoren, Infektionen (HNO, Meningitis, Spondylitis)!
- neurologische Untersuchung obligat!

Literatur

Grifka J, Kuster M (2011) Orthopädie und Unfallchirurgie. Springer Heidelberg

Hefti F (2009) Kinderorthopädie in der Praxis. 2. Auflage. Springer Heidelberg

Niethard FU (2009) Kinderorthopädie. 2. Auflage. Thieme Stuttgart

5 Thoraxtrauma

Michael Leenen und Sascha Flohé

Leitsymptomatik

- *stumpf:* Dyspnoe, thorakale Schmerzen
- *perforierend:* zusätzlich Wunde, Fremdkörper
- *bei Spannungspneumothorax:* zusätzlich Zyanose, Tachykardie, Hypotension, abgeschwächtes Atemgeräusch

Sofortmaßnahmen durch den Arzt

- Schockraumindikation prüfen (ABCDE-Evaluation) (s. SOP Polytrauma und Schwerverletztenbehandlung in Sek. A, Kap. 5)
- bei V.a. Spannungspneumothorax: Entlastung
- Indikation zur Notfall-OP prüfen (bei progredienter Instabilität und perforierender Verletzung, auch vor Beendigung der vollständigen Diagnostik)

Diagnosen/Differenzialdiagnosen

- Pneumothorax, Hämatothorax
- Rippen-/Sternumfraktur
- Lungenkontusion, Thoraxprellung
- Zwerchfellruptur
- Herzkontusion, Herzverletzungen, Perikardtamponade
- Aortendissektion
- Gefäßverletzungen
- Wirbelsäulenprellung, Wirbelfraktur
- **Cave:** nicht traumatische Ursache s. SOP Thoraxschmerz und/oder Dyspnoe (Sek. B, Kap. 1) und ACS (Sek. B, Kap. 2)

Ursachen/Anamnese

- Stumpfe Gewalt, Anprall, Sturz, Gurt-Trauma
- perforierendes Trauma (s. SOP Penetrierende Verletzungen, Sek. R, Kap. 3)

Diagnostik

— Klinische Untersuchung

- *Inspektion:* Atembewegung, Asymmetrie, Prellmarke, Gurtmarke, Hämatom, Wunde (s. SOP Penetrierende Verletzung in Sek. R, Kap. 3), Schwellung, obere Einfluss-Stauung
- *Palpation:* Druckschmerz/Instabilität/Hautemphysem

- Perkussion
- Auskultation
- Untersuchung der Wirbelsäule/Abdomen (SOP BWS-LWS-Trauma s. Sek. O, Kap. 2, SOP Akutes Abdomen s. Sek. A, Kap. 4)
- Pulsoxymetrie

— **Bildgebung**

- Röntgen:
  - Thorax
  - ggf. knöcherner Hemithorax in 2 Ebenen
  - ggf. Sternum seitlich
- FAST inkl. Lunge/Herz (s. Sek. X, Kap. 1 Notfallsonographie)

— **Weiterführende Diagnostik**

- CT-Thorax-Abdomen mit KM
- U-Status bei V.a. Nierenverletzung
- Abklärung der supraaortalen Gefäße bei Verletzungshinweis am Hals
- EKG
- Labor: BB, SB, CK, TropT/I, Lipase, CRP, Q, PTT, D-Dimere, TSH basal
- aBGA
- Blutgruppe, ggfs. Kreuzblut für EK

Konsil

- Orthopädie/Unfallchirurgie
- Thoraxchirurgie
- Kardiochirurgie

➲ Therapie

— **Allgemeine Maßnahmen**

- Analgesie (s. SOP Schmerztherapie in Sek. X, Kap. 6)
- Sauerstoff

— **Spezielle Maßnahmen**

- bei V.a. Spannungspneumothorax sofortige Entlastung, dann Thoraxdrainage
- bei relevantem Hämato-/Pneumothorax: Thoraxdrainage
- ggf. Schwenkbett-Therapie/Lagerungstherapie auf Intensivstation

Konservative Therapie

- (Intensivmedizinische) Überwachung bei Hämato-/Pneumothorax, Rippenserienfraktur, Sternumfraktur, Herzkontusion, Lungenkontusion
- Mobilisation und Pneumonieprophylaxe (Sekretolyse/Atemgymnastik)

Operative Therapie

Notfall (sofort):

- bei progredienter Kreislaufinstabilität und perforierender Verletzung oder relevantem Blutverlust, auch vor Beendigung der vollständigen Diagnostik

Dringlich:

- bei stabilen Vitalparametern und perforierender Verletzung oder relevantem Blutverlust

Procedere

- bei Rippen-/Sternum-Frakturen großzügige Indikation zur stationären Überwachung
- wenn ambulant: Kontrolle innerhalb von 24 h

Beachte

- An nicht traumatische Ursache denken!
- Bei adäquatem Trauma an Begleitverletzungen denken:
  - Rippe 1–3: Mediastinalverletzung
  - Rippe 10–12: abdominelle Verletzung
  - Sternumfraktur: Wirbelsäulenverletzung
  - Sterno-claviculäre Luxation
  - Aortendissektion (an interventionelle therapeutische Verfahren denken)

6 Abdominaltrauma

Michael Leenen und Sascha Flohé

Leitsymptomatik

- Stumpf: Schmerzen, Bauchdeckenspannnung, Prellmarke, Hämatom
- Perforierend: Schmerzen, Wunde, Fremdkörper, Eviszeration

Sofortmaßnahmen durch den Arzt

- Schockraumindikation prüfen (ABCDE-Evaluation) (s. SOP Polytrauma und Schwerverletztenbehandlung in Sek. A, Kap. 5)
- Indikation zur Notfall-OP prüfen (bei progredienter Kreislaufinstabilität und perforierender Verletzung oder freier abdomineller Flüssigkeit, auch vor Beendigung der vollständigen Diagnostik)

Diagnosen/Differenzialdiagnosen

- Bauchdeckenprellung, Parenchymläsion, Hohlorganperforation, Gefäßverletzung
- nicht traumatische Ursache (entzündliche Veränderungen/Ileus/Koprostase) (s. SOP Akutes Abdomen in Sek. A, Kap. 4)

Ursachen/Anamnese

- Stumpfe Gewalt gegen den Rumpf, Anprall, Sturz, Verkehrsmittelunfall mit Gurt
- Stich, Schuss (s. SOP Penetrierende Verletzungen, Sek. R, Kap. 3)

Diagnostik

– Klinische Untersuchung

Inspektion

- Wunde, Hämatom, Prellmarke, aufgetriebenes Abdomen

Palpation

- Bauchdeckenspannung, Abwehrspannung, Druckschmerz
- Klopfschmerz im Bereich der Flanken/Nierenlager
- Druckschmerz/Klopfschmerz über Thorax, WS, Becken
- rectal-digitale Untersuchung

Neurovasculärer Status

- Leistenpulse, Fußpulse, Sphinktertonus

Auskultation

- Darm-/Strömungsgeräusche

– **Bildgebung**

- FAST und erweiterte Sonographie des Abdomens
- ggf. CT mit Kontrastmittel (s. SOP Polytrauma und Schwerverletztenbehandlung in Sek. A, Kap. 5)
- ggf. Röntgen-Thorax/Becken

– **Weiterführende Diagnostik**

- Labor (BB, SB, CK, TropT/I, Lipase, CRP, Q, PTT, D-Dimere, TSH basal), BGA, Blutgruppe, ggf. Kreuzblut
- U-Status
- **Cave**: nicht traumatische Ursache: EKG, kardiale Marker (s. auch SOP Thoraxschmerz in Sek. B, Kap. 1 u. SOP Akutes Abdomen in Sek. A, Kap. 4)

Konsil

- Orthopädie/Unfallchirurgie, spezielle Unfallchirurgie
- Visceralchirurgie

➲ Therapie

– **Allgemeine Maßnahmen**

- Analgesie (s. SOP Schmerztherapie in Sek. X, Kap. 6)

– **Spezielle Maßnahmen**

- Magensonde, Urin-Dauerkatheter (Makrohämaturie)

Konservative Therapie

- (intensivmedizinische) Überwachung bei Parenchymverletzung ohne sofortige OP-Indikation
- engmaschige klinische, Labor- und Sonographiekontrolle
- Kontrolle und ggf. Optimierung der Gerinnung

Operative Therapie

Notfall (sofort):

- bei progredienter Kreislaufinstabilität und perforierender Verletzung oder freier abdomineller Flüssigkeit, auch vor Beendigung der vollständigen Diagnostik

Dringlich:

- bei Eviszeration, freier Luft (Hohlorganverletzung), Fremdkörper in situ, Peritonitis, relevanter Parenchymverletzung mit Blutung in die Bauchhöhle

Beachte

- An Begleitverletzungen denken (s. SOP Thoraxtrauma in Sek. O, Kap. 5 u. SOP Beckentrauma in Sek. O, Kap. 7)!
- Jede abdominelle Stichwunde muss operativ exploriert werden (s. SOP Penetrierende Verletzung in Sek. R, Kap. 3)!
- Mögliche Parenchymverletzung und/oder Organverletzung ggfs. verspätet erkennbar und/oder klinisch relevant (z.B. zweizeitige Milzruptur, retroperitoneale Darmruptur)!

7 Beckentrauma

Thomas Lustenberger, Stefan Piatek und Felix Walcher

Leitsymptomatik

- Schmerzen Becken, LWS, Oberschenkel
- Kontusionsmarke, Hämatom (lokal, Skrotum, Labien, Damm)
- Beinlängendifferenz, Fehlstellung, sensomotorisches Defizit eines oder beider Beine

Sofortmaßnahmen durch den Arzt

- Schockraumindikation prüfen (ABCDE-Evaluation) (s. SOP Polytrauma und Schwerverletztenbehandlung in Sek. A, Kap. 5)
- bei V.a. Instabilität (Anamnese oder klinische Untersuchung): Anlage Beckengurt (über die Trochantären)

Diagnosen/Differenzialdiagnosen

- Prellung
- Beckenfraktur
- Azetabulumfraktur, Fraktur proximales Femur
- Hüftluxation, LWS-Trauma

Ursachen/Anamnese

- Hochrasanztrauma, Sturz aus großer Höhe, Überrolltrauma
- Bagatelltrauma beim alten Menschen

Diagnostik

— Klinische Untersuchung

- *Inspektion:* Hämatom, Prellmarken, Gurtmarke, Asymmetrie, Wunde, Beinlängendifferenz
- *Palpation:* Druckschmerz, Instabilität (Außenrotationsinstabilität, Innenrotationsinstabilität, Vertikalinstabilität), Lücke in Höhe der Symphyse
- neurovaskulärer Status
- Untersuchung/Befund bezüglich möglicher Begleitverletzungen:
  - rektale Untersuchung (hochstehende Prostata, Blutung, verminderter Sphinktertonus)
  - Makrohämaturie, Harnverhalt
  - abdominelle Untersuchung

- Bildgebung
  - konventionelles Röntgen Becken ap
  - Ergänzung konventionelles Hüftgelenk axial bei Hüftgelenk zentrierten Beschwerden und geeignetem Unfallmechanismus (s. SOP Hüfttrauma in Sek. Q, Kap. 1)
  - *FAST* (s. Sek. X, Kap. 1 Notfallsonographie)
  - CT (mit KM bei Becken B/C-Verletzung): Beurteilung hinterer Beckenring, Azetabulum, Begleitverletzungen, Blutung (KM Austritt)
  - bei Hämaturie CT mit zusätzlicher retrograder KM-Blasenfüllung zum Ausschluß Blasenverletzung
  - Urethrographie: Bei Blut am Meatus/fehlender Katherisierbarkeit zur Abklärung möglicher Harnröhrenverletzung anschl. ggf. Zystographie
- EKG
- Labor
  - BB, SB, Q, PTT, TSH basal, Blutgruppe, ggfs. Kreuzblut für EK

Konsil

- Orthopädie/Unfallchirurgie, spezielle Unfallchirurgie
- Visceralchirurgie
- Urologie, Gynäkologie

➲ Therapie

- **Allgemeine Maßnahmen**
  - Analgesie (s. SOP Schmerztherapie in Sek. X, Kap. 6)
  - Stuhlregulation
  - Thromboseprophylaxe
- **Spezielle Maßnahmen**

  Konservative Therapie
  - Stabile Beckenfrakturen (Typ A), ggf. laterale Kompressionsverletzungen (Typ B2) ohne grobe Dislokation:
    - schmerzadaptierte Vollbelastung
    - Röntgen-Kontrolle

  Operative Therapie

  Notfall (sofort):
  - Beckengurt (bei nachgewiesener B/C-Verletzung) bis zur operativen Stabilisierung
  - ggf. Bluttransfusion/Gerinnungsmanagement vorbereiten und beginnen

- bei Typ C-Verletzungen oder B1 (Open-Book) mit kontinuierlicher Blutung und Kreislaufinstabilität: externe mechanische Stabilisierung (Beckenzwinge/Fixateur externe/ggf. auch primäre interne Osteosynthese)
- bei anhaltender hämodynamischer Instabilität nach externer Stabilisierung Beckentamponade („Pelvic packing") und/oder Angiographie (mit Embolisation)

Im Intervall:

- definitive Osteosynthesen bei instabilen Beckenfrakturen (Typ B, C)

Beachte

- rektale Untersuchung (**Cave**: relevante Begleitverletzungen!)
- unterschätzen des Schweregrades der Verletzung anhand der konventionellen Röntgendiagnostik (großzügig CT-Diagnostik bei Unklarheiten)!
- präklinisch angelegten Beckengurt bei Kreislaufinstabilität belassen bis Abschluss radiologischer Diagnostik!
- Décollement des Beckens (Morel-Lavallée-Läsion)

P

Verletzungen und Erkrankungen der oberen Extremitäten

1 Schultertrauma

Markus Baacke, Alexandros P. Anastasiadis und Michael Leenen

Leitsymptomatik

- Schulterschmerz
- Schmerz bei Bewegungsprüfung
- eingeschränkte Beweglichkeit, Fehlstellung

Sofortmaßnahmen durch den Arzt

- bei V.a. Schultergelenkluxation Prüfung des neurovasculären Befundes und unmittelbare Veranlssung der nativen Röntgenuntersuchung

Diagnosen

- Prellung, Distorsion
- Fraktur: Clavicula, Acromion/Scapula, proximaler Humerus
- Luxation: Schultergelenk, Sternoclaviculargelenk, Acromioclaviculargelenk
- Band-, Sehnenverletzung: Rotatorenmanschettenruptur, Ruptur der langen Bizepssehne
- Gefäß-Nerven-Schaden, Plexusschädigung

Differenzialdiagnosen

- kardiogene Ursache (insbesondere im linken Arm) (s. ACS, Sek. B, Kap. 2)
- pleurale/pulmonale Ursache (s. SOP Thoraxschmerz in Sek. B, Kap. 1)
- vertebragene Schmerzursache
- andere nicht traumatische Ursache (s. SOP Schulterschmerz ohne Trauma in Sek. P, Kap. 2)

Ursachen/Anamnese

- Sturz auf den Arm oder die Schulter, aber auch Folge von Gelegenheitsursachen wie dem Anheben von Gegenständen (bei traumatischer oder degenerativer Vorschädigung) oder Bagatelltraumen
- die Erhebung und Dokumentation des exakten Unfallherganges gibt Hinweise auf verletzte Weichteilstrukturen (Rotatoren-Manschette)

Diagnostik

- Klinische Untersuchung
  - *Inspektion:* äußere Verletzungszeichen, Wunden, Schonhaltung, Fehlhaltung bei Luxation
  - *Palpation:* Druckschmerz, Krepitation, Lage des Humeruskopfes (leere Pfanne), Stabilität des Akromioklavikulargelenk (Klaviertastenphänomen), Stabilität des Sternoclaviculargelenk
  - Funktionsprüfung:
    - *Bewegungsprüfung:* Schmerzhaftigkeit bei passiver und aktiver Bewegung, federnde Fixation oder blockierte Außenrotation, Pseudoparalyse, Dokumentation nach Neutral-Null-Methode
    - *Funktionstests für die Rotatorenmanschette* (Innenrotation-, Abduktion-, Außenrotation gegen Widerstand), LAG Test, Nacken- und Schürzengriff im Seitenvergleich, Belastungstests für die lange Bizepssehne (Yergason-Test, Palm-up-Test)
    - *Impingementtests:* subacromiales Impingement, schmerzhafter Bogen
    - *Instabilitätsprüfung*
  - *neurovaskulärer Status:* pDMS, N. axillaris bei Luxation vor und nach Reposition (sensibel: laterale Schulterregion), periphere Neurologie bei Plexussschaden (Nn. musculocutaneus, radialis, medianus, ulnaris)
- Bildgebung
  - Röntgen: Schulter (true) a.p. und weitere Ebene (bei Fraktur ggf. axial, bei Luxation outlet (Y-Aufnahme)
  - Claviculaaufnahme in 2 Ebenen bei V.a. Fraktur
  - Belastungsaufnahme(n) bei V.a. Läsion des Acromioclaviculargelenks, ggf. ACG Zielaufnahme
  - Scapulatangential bei V.a. Scapulafraktur
  - Sonographie bei V.a. Läsion der Rotatorenmanschette/der langen Bizepssehne, Tendinitis calcarea oder Bursitis subacromialis
  - ggf. Röntgen des Thorax bei entsprechendem Unfallmechanismus bzw. Traumaload
- Weiterführende Diagnostik
  - ggf. Stabilitätsnachweis bei Fraktur durch 45°-Abduktionsaufnahme a.p. oder unter Durchleuchtung
  - CT bei gelenkbeteiligenden Frakturen
  - Angio-CT bei V.a. dorsaler SC-Gelenkluxation
  - MRT bei V.a. ventrale SC-Gelenkluxation zur Detektion indirekter Luxationshinweise, da bei der Untersuchung in Rückenlage durch spontane Reposition zum Untersuchungszeitpunkt oft keine Dislokation besteht
  - MRT bei Luxation des Schultergelenkes oder Rotatorenmanschettenläsion
  - MRT Schulter und HWS mit KM bei V.a. Plexusschaden

Konsil

- Orthopädie/Unfallchirurgie
- Neurologie

➲ Therapie

– Allgemeine Maßnahmen

- Analgesie (s. SOP Schmerztherapie in Sek. X, Kap. 6)
- Gilchrist- oder Desault-Verband, Schonung, Kühlung

– Spezielle Maßnahmen

- umgehende Reposition bei Luxation nach sofortiger Röntgendiagnostik mit vorheriger und anschließender Erhebung von pDMS
- bei hinterer Luxation mit Reluxationstendenz ggf. Außenrotationsorthese erforderlich
- nach Reposition Röntgenkontrolle in 2 Ebenen
- bei Z.n. Luxation/V.a. Rotatorenmanschettenläsion/V.a. Bizepssehnenruptur: Ruhigstellung, MRT, dann Planung des weiteren Vorgehens

Konservative Therapie

- Abhängig von Lebensalter, körperlichem Aktivitätsgrad und Verletzungsausmaß:
  - stabile, gering dislozierte Frakturen des prox. Humerus: Ruhigstellung, KG im Intervall
  - nicht oder gering dislozierte Claviculafrakturen: Rucksackverband, ggf. Gilchristverband
  - Acromioclaviculargelenks-Zerreißung: Tossy-I und -II, Rockwood I–III: Ruhigstellung (Gilchristverband)

Operative Therapie

Notfall (< 2 h):

- persistierende periphere Pulslosigkeit

Dringlich (< 6 h):

- offene Frakturen, drohende Perforation, grobe Fehlstellung, komplexe Weichteilverletzungen
- erfolglose Reposition bei vorderer Luxation oder Luxationsfrakturen
- Komplikationen infolge Kompression mediastinaler Weichteile bei dorsaler SC-Luxation

Beachte

- Auf Kombinationsverletzungen (Rippenfrakturen, Pneumothorax, „floating-shoulder") achten!
- Reposition bei Luxationsfraktur: nur durch Unfallchirurgen mit kompletter operativer Versorgungsmöglichkeit!
- Assistierte Achselpflege, Hilfe beim An- und Auskleiden sollte gewährleistet sein!
- Axiale Röntgenaufnahme in der Regel nur mit Arztbegleitung!
- Die exakte Unfallanamnese ist bedeutsam für die ggf. nachfolgende erforderliche Begutachtung und zur Klärung des BG-lichen Unfallzusammenhangs!

2 Schmerzen Schulter ohne Trauma

Jörg Nowotny, Peter Cornelius Kreuz, Wolfram Mittelmeier
und Philip Kasten

Leitsymptomatik

- Schmerzen und Bewegungseinschränkung der Schulter ggf. mit Ausstrahlung in den Nacken und/oder den Arm

Sofortmaßnahmen durch den Arzt

- keine

Diagnosen/Differenzialdiagnosen

- Tendinosis calcarea, Impingement Syndrom, Rotatorenmanschettenruptur, Defektarthropathie, aktivierte Arthrose (Omarthrose, AC-Gelenksarthrose), septische Arthritis, frozen shoulder, glenohumerale Instabilität, pseudoradikuläre bis radikuläre cervikale vertebragene Ursachen
- neurologische Systemerkrankungen Fremdkörper-Aspiration
- rheumatologische oder vaskuläre Genese
- Kristallarthropathie
- kardiale und pulmonale Genese (s. SOP Thoraxschmerz, Sek. B, Kap. 1 und SOP ACS, Sek. B, Kap. 2)
- Tumoren/Metastasen/pathologische Fraktur

Anamnese

- Akutereignis
- Anamnese (Sport/Beruf/Freizeit/Tumor)
- Lokalisation Schmerzfokus, Ausstrahlung
- 5 Entzündungszeichen
- entzündlich-rheumatische Erkrankung
- Hyperurikämie
- Voroperationen
- HWS-Beschwerden
- ACS

Diagnostik

– **Klinische Untersuchung**
  - Lokalisation Schmerzfokus, Atrophie (Deltamuskel, Fossa supraspinata und infraspinata)
  - 5 Entzündungszeichen (tumor, calor, rubor, dolor, functio laesa)
  - **Cave**: Rötung auch bei Infekten selten
  - aktive und passive Beweglichkeit (Abd./Add.; Iro./Aro.; Antev./Retrov.)
  - Nacken- und Schürzengriff, äußeres Impingement (Neer, Hawkins, painful arc), inneres Impingement (Schmerzen bei Außenrotation gegen Widerstand in 90° Abduktion)
  - Test der Rotatorenmanschette (Subscapularis: Lift off-, Belly press-Test; Supraspinatus: Jobe Test, 0°-Abduktions-Test; Infraspinatus/Teres minor: Neutral-Außenrotations-Test, Hornblower sign)
  - Bizepssehne (Palm up-, Yergason-Test)
  - Instabilität (Apprehension Test, Load-and-Shift-Test bei hinterer Instabilität, Sulcus-Zeichen)
  - AC-Gelenk (Cross body Test, pos. Fingerzeichen)
  - Skapuladyskinesie (mediales abhebende Skapula, Ante- und Retroversion)
  - neurolog. Untersuchung (Dermatome, Kraft, Reflexe)
  - Funktionsuntersuchung der HWS
  - B-Symptomatik
  - Pulsstatus und RR im Seitenvergleich

– **Labor**
  - BB, SB, CK, TropT/I, Lipase, AST, CRP
  - V.a. Kristallarthropathie: Harnsäure

– **Bildgebung**
  - Röntgen:
    - Schulter (true) a.p., outlet (Y-Aufnahme) und axial
    - AC-Gelenk: Zielaufnahme, ggf. Panorama-Aufnahme mit Belastung bei V.a. Instabilität
  - Arthrosonographie: Erguss, Rotatorenmanschette, Kalk

– **Weiterführende Diagnostik**
  - ggf. MRT (V.a. Empyem o. neurologisches Defizit/Plexusaffektion)
  - ggf. CT (bei Fragestellung nach knöchernen Verletzungen, Tumorverdacht)
  - EKG

Konsil

- Neurologie
- Innere Medizin

➲ Therapie

– Allgemeine Maßnahmen

- Analgesie (s. SOP Schmerztherapie in Sek. X, Kap. 6)
- Gilchrist

– Spezielle Maßnahmen

- Beratung (Therapieschritte, oft prolongierter Behandlungsverlauf, weiterführende Diagnostik bei Persistenz)
- ggf. Infiltration mit Lokalanästhetikum bei eindeutiger Indikation (z.B. 5 ml Carbostesin 0,5%, ggf. in Kombination mit kristallinem Dexamethason [z.B. 2,5 mg] oder Triamcinolonhexacetonid [20 mg]) streng subakromial bei Bursitis subakromialis und sich auflösender Tendinosis calcarea oder intraartikulär bei adhäsiver Kapsulitis (**Cave**: keine Injektion in Sehne, da Gefahr der Degeneration)

– Weiterbehandlung

- allgemeine Maßnahmen (Ruhe/Sportpause, ggf. Arbeitsunfähigkeit, Kryotherapie)
- Schmerzadaptierte Analgesie
- Anbindung an ambulante Behandlung, ggf. weiterführende Diagnostik mittels MRT bei Beschwerdepersistenz, ggf. Physiotherapie empfehlen (kopfzentrierende KG, ET/Iontophorese)
- Indikation zur extrakorporale Stoßwellentherapie bei Tendinitis calcarea prüfen
- **Beachte**: akute operative Versorgung nur in Notfallsituation (Sepsis bei Empyem)

Beachte

- Differenzialdiagnose ACS sicher ausschließen

Literatur

Deutsche Gesellschaft für Orthopädie und Orthopädische Chirugie DGOOC (2009) S1 Leitlinie Schulterluxation, rezidivierend und habituell. AWMF online (Reg. Nr. 033/027). Stand: 1.9.2009. URL: http://www.awmf.org/leitlinien (in Überarbeitung) (abgerufen am 19.09.2014)

Habermeyer P (2010) Schulterchirurgie. 4. Auflage. Urban & Fischer München

3 Ellenbogentrauma

Janosch Dahmen, Michael Leenen und Markus Baacke

Leitsymptomatik

- Schmerzen
- Fehlstellung, Funktionseinschränkung
- Schwellung, Wunde

Sofortmaßnahmen durch den Arzt

- keine

Diganosen/Differenzialdiagnosen

- Prellung, Distorsion, Fraktur, Luxation, Ruptur der distalen Bizepssehne, Bursaverletzung, Plexusschädigung

Ursachen/Anamnese

- direktes/indirektes Trauma

Diagnostik

– Klinische Untersuchung
  - *Inspektion:* Fehlstellung, Wunde, Prellmarke, Hämatom, Schwellung
  - *Palpation:* Druckschmerz, Krepitation
  - *neurovaskulärer Status:* Überprüfung der sensiblen Innervationsgebiete und motorische Funktion
    - N. radialis: dorsale Interdigitalfalte zwischen D1 und D2, Dorsalextension Hand
    - N. medianus: Fingerspitze D2, Beugung D1–3
    - N. ulnaris: Fingerspitze D5, Fingerabspreizung
    - Puls A. radialis, ggf. A. ulnaris, A. brachialis

– Bildgebung
  - *Röntgen:* Ellenbogengelenk in 2 Ebenen
    - bei Druckschmerz Radiuskopf und/oder unklarem radiologischen Befund (z.B. fat pad): zusätzlich Radiuskopfzielaufnahme
    - ggf. Unterarm mit Handgelenk, bzw. Humerus mit Schulter in 2 Ebenen
  - *ggf.* CT bei komplexer und/oder gelenkbeteiligender Fraktur

— **Weitere Untersuchung nach Frakturausschluss**
- Prüfung der Stabilität (Seitenbänder) ggf. unter Durchleuchtung, Bewegungsausmaß (Neutral-Null-Methode) und Kraft (Bizepssehne – Supination)
- Sonographie bei V.a. distaler Bizepssehnenausriss, ggf. MRT

Konsil

- Orthopädie/Unfallchirurgie

➲ Therapie

— **Allgemeine Maßnahmen**
- Analgesie (s. SOP Schmerztherapie in Sek. X, Kap. 6)
- Schonung, Ruhigstellung, Hochlagerung, Kühlung

— **Spezielle Maßnahmen**
- Prellung/Distorsion:
  - Salbenverband, schmerzadaptierte Belastung
- Ellenbogengelenksluxation:
  - unverzügliche Reposition nach sofortigen Röntgen in Analgosedierung (ggf. in Narkose)
  - nach Reposition Prüfung und Dokumentation der Stabilität, erneute Prüfung pDMS und Röntgenkontrolle
  - ggf. MRT/CT
- Wunde:
  - Wundverschluss bei Frakturauschluss
  - bei traumatischer Bursaeröffnung: Bursektomie

Operative Therapie

Notfall (< 2 h):
- bei verbleibender periphere Pulslosigkeit oder sensomotorischem Defizit nach Reposition

Dringlich (< 6 h):
- offene Frakturen, drohende Perforation, grobe Fehlstellung, komplexe Weichteilverletzungen, erfolglose Reposition bei Luxation, persistierende Instabilität und Reluxation, Luxationsfrakturen (z.B. Monteggia Fraktur = proximale Ulnaschaftfraktur mit Radiuskopfluxation)

Im Intervall:

- **Planung des weiteren Vorgehens**: wesentl. Kontraindikationen zur OP prüfen (operativ vs. konservativ)
  - **distale Humerusfraktur**: meist operativ, konservativ nur bei stabilen/im wesentl. unverschobenen Frakturen
  - **Olecranonfrakturen**: meist operativ, bei Hautwunde/Schürfung Indikation zur sofortigen Versorgung prüfen
  - **Radiuskopf-/Halsfrakturen**: konservativ bei nicht oder wenig dislozierten Frakturen; operativ bei Gelenkstufe über 2 mm oder relevanter Abkippung (> 20°)
  - **isolierte Ulnaschaft-(Parier-)Fraktur** (exakte radiologische Darstellung beider Gelenk in Standardprojektion notwendig): meist operativ
  - **distale Bizepssehnenruptur**: meist operative Therapie

Beachte

- Bei Fraktur/Luxation/praller Schwellung Weichteilkontrolle (bei nicht adäquaten unspezifischen Schmerzen). **Cave**: Kompartment!
- Stabilitätskontrolle im distalen Radioulnargelenk bei V.a. Essex Lopresti!
- Längere Ruhigstellung vermeiden, da Gefahr der Ellenbogensteife!

4 Handgelenkstrauma

Felix Walcher, Thomas Lustenberger, Stefan Piatek, Udo Obertacke und Tim Lögters

Leitsymptomatik

- Ruhe-, Bewegungsschmerz distaler Unterarm und Handgelenk
- Fehlstellung
- Prellmarken, Schürfungen, Schwellung
- Schonhaltung

Sofortmaßnahmen durch den Arzt

- keine

Diagnosen/Differenzialdiagnosen

- Fraktur
- Prellung
- Distorsion

Ursachen/Anamnese

- Sturz auf die Hand
- Quetschtrauma
- eher selten direktes Trauma

Diagnostik

– Klinische Untersuchung

- Inspektion
- Palpation: Druckschmerz, Krepitation
- neurovaskulärer Status: Überprüfung der sensiblen Innervationsgebiete und motorische Funktion
  - N. radialis: dorsale Interdigitalfalte zwischen D1 und D2, Dorsalextension Hand
  - N. medianus: Fingerspitze D2, Beugung D1–3
  - N. ulnaris: Fingerspitze D5, Fingerabspreizung
- Puls A. radialis

– Bildgebung

- Röntgen: Handgelenk in 2 Ebenen (a.p. und seitlich)
- Kahnbeinzielaufnahme (Stecheraufnahme) bei Druckschmerz in der Tabatiere und/oder bei V.a. skapholunäre Bandruptur
- Röntgen a.p. mit Ulnaabduktion und Faustschluss

— Weiterführende Diagnostik
- CT bei komplexer intraartikulärer distaler Radiusfraktur oder V.a. Kahnbeinfraktur
- MRT bei V.a. Verletzungen des Discus triangularis oder SL-Bandverletzung
- ggf. Traktionsaufnahme zur Beurteilung der SL-Stabilität

Konsil

- Orthopädie/Unfallchirurgie
- Handchirurgie

➲ Therapie

— Allgemeine Maßnahmen
- Ruhigstellung (s.u.)
- Analgesie (s. SOP Schmerztherapie in Sek. X, Kap. 6)

— Spezielle Maßnahmen
- bei Fehlstellung Reposition im Aushang unter suffiziente Analgesie (iv Analgesie, Regionalanästhesie (Plexus) oder ggf. Bruchspaltanästhesie)
- Ruhigstellung in gespaltenem UA-Gips oder UA-Schiene
- OA-Schiene bei zusätzlicher Fraktur der Ulna
- UA-Schiene mit Daumeneinschluss bei Kahnbeinfraktur
- Röntgenkontrolle im Gips
- sekundäre Osteosynthese nach Abschwellung

Konservative Therapie
- Stabile Fraktur mit geringer Dislokation, ohne Gelenkstufe oder dorsaler Trümmerzone:
  - Ruhigstellung
  - Gipskontrolle am Folgetag
  - Röntgenverlaufskontrollen (Ausschluss sekundäre Dislokation)
  - Gips zirkulieren nach Abschwellung
  - insges. 6 Wochen Ruhigstellung

Operative Therapie

Notfall (< 2 h):
- periphere Pulslosigkeit und/oder sensibles Defizit nach Reposition
- **Kompartmentsyndrom**: Dermatofasziotomie und ggf. Karpaltunnelspaltung s. SOP Kompartmentsyndrom in Sek. R, Kap. 12
- **perilunäre Luxationsfraktur**: Fixateur externe oder definitive Osteosynthese

Dringlich (< 6 h):

- **offene Fraktur, nicht reponierbare grobe Fehlstellung**: Fixateur externe oder definitive Osteosynthese

Im Intervall:

- OP nach Abschwellung (i.d.R. innerhalb von 7 Tagen nach Trauma)
  - **instabile Frakturen von Radius oder Kahnbein**: Osteosynthese, ggf. auch Osteosynthese bei stabiler Kahnbeinfraktur (Patientenwunsch, Sportler, Musiker)
  - **SL-Bandverletzung**: Rekonstruktion bei kompletter Ruptur (SLD II°, III°), bei Teilruptur (SLD I°; MRT u/o Arthroskopie) Ruhigstellung ausreichend

Beachte

- Auf Begleitverletzungen der Handwurzel achten z.B. Kahnbeinfraktur, SL-Bandläsion!
- Bei Fraktur/Luxation/pralle Schwellung Weichteilkontrolle. **Cave**: Kompartmentsyndrom!
- Kompressionssyndrome des N. medianus

5 Handtrauma

Michael Leenen, Michael Schädel-Höpfner und Janosch Dahmen

Leitsymptomatik

- Schwellung, Schmerzen
- Wunde
- Fehlstellung, Funktionseinschränkung

Sofortmaßnahmen durch den Arzt

- keine

Diagnose/Differenzialdiagnosen

- Prellung, Distorsion
- Fraktur, Luxation
- Sehnenverletzung
- Nervenverletzung

Ursachen/Anamnese

- direktes und indirektes Trauma
- stumpfe und scharfe Gewalt
- penetrierendes Trauma
- Explosionstrauma

Diagnostik

— Klinische Untersuchung

- *Inspektion:* Schwellung, Hämatom, Fehlstellung, Wunde
- *Palpation:* Druckschmerz (bei DS über der Handwurzel: s. SOP Handgelenkstrauma in Sek. P, Kap. 4), Instabilität
- *Durchblutung:* Pulse (A. radialis, A. ulnaris); Rekapillarisierung am Nagelbett
- *Sensibilität:* Prüfung der Fingernerven 1–10, 2-Punkt Diskriminierung, Überprüfung der sensiblen Innervationsgebiete:
  - N. radialis: dorsale Interdigitalfalte zwischen D1 und D2
  - N. medianus: Fingerspitze D2
  - N. ulnaris: Fingerspitze D5
- *Motorik:* aktives Bewegungsausmaß für jedes betroffene Gelenk (MCP/PIP/DIP), Prüfung auf Rotationsfehler oder Achsabweichung

– **Bildgebung**
  - Röntgen: jeder betroffene Finger exakt in 2 Ebenen (ggf. Einzelaufnahme)
  - bei betroffener Mittelhand: Hand in 3 Ebenen (bei betroffenem MHK 4–5: Schrägaufnahme in Semi-Supination)
  - ggf. Spezialaufnahme (s. SOP Handgelenkstrauma in Sek. P, Kap. 4)

– **Weitere Untersuchung nach Frakturausschluss (nach Röntgen)**

  Klinische Untersuchung
  - Prüfung auf Seitenbandinstabilität, Beugung/Streckung gegen Widerstand (differenzierte Prüfung jedes Fingers auf mögliche Strecksehnen und tiefe/oberfl. Beugesehnenverletzung) (s. Abb. 10)
  - Verletzungen zwischen PIP-Gelenk und Handrücken (Zone 3 bis 6) können leicht übersehen werden!
  - Vollständigkeit des Faustschlusses
  - *Wundinspektion:* Im Rahmen der Wundversorgung ausführliche Wundinspektion, ggf. in Blutsperre und Prüfung auf evtl. Sehnenverletzung oder Fremdkörpereinsprengung, ggf. mit Schnitterweiterung (**Cave**: Schnittführung an der Hand).

Tiefe Beugesehne
Fixierung des Mittelgliedes durch den Untersucher und aktive Beugung des Endgliedes

Oberflächliche Beugesehne
Fixierung der übrigen Langfinger und Beugung des Fingers im proximalen Interphalangealgelenk

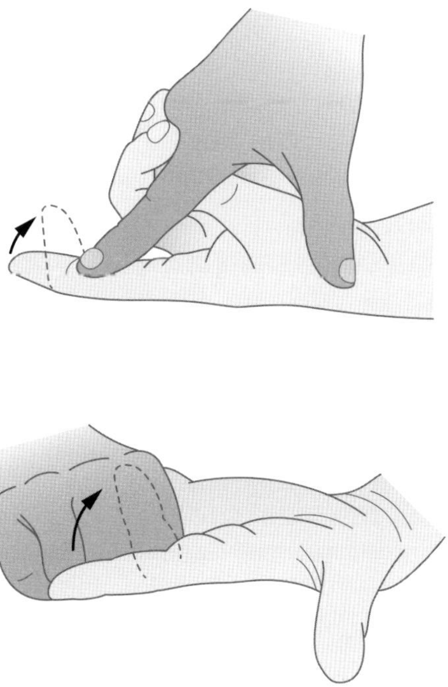

Abb. 10 Untersuchung der tiefen und oberflächlichen Beugesehne

Konsil

- Orthopädie/Unfallchirurgie, Handchirurgie

➲ Therapie

– Operative Therapie

Notfall (< 2 h)

- Amputationsverletzung (s. SOP Amputationsverletzungen in Sek. R, Kap. 2)
- Fingergelenkluxation: unverzügliche Reposition durch Längszug Stabilitäts- und Röntgenkontrolle nach Reposition

Dringlich (< 6 h)

- bei Wunden mit knöcherner Verletzung (Fraktur, knöcherner Ausriss) (s. SOP Offene Frakturen in Sek. R, Kap. 1), antibiotische Therapie
- Wunden mit Streck- oder Beugesehenenbeteiligung, Sensibilitätsausfall
- bei Fingerkuppenverletzung ggf. primäre Weichteildeckung (z.B. V-Y Plastik)
- s. auch SOP Hautverletzungen

Im Intervall

- geschlossene Frakturen: OP nach Abschwellung (i.d.R. innerhalb von 7 Tagen nach Trauma)
- Versorgungsort frühzeitig festlegen (Ambulanz-OP, OP, Zentrum mit mikrochirurgischen Möglichkeiten (spez. Handchirurgie)

– Besonderheiten

Geschlossene Sehenverletzung

- **knöcherne Strecksehnenausrisse**: Ruhigstellung in der Schiene mit Hyperextension im Endgelenk, Röntgenkontrolle in der Schiene
- **subcutane Strecksehnenruptur**: Konsequente Ruhigstellung über 6 Wochen in der Schiene mit Hyperextension im Endgelenk
- **Verletzung Beugesehne**: die Beugesehnennaht erfordert handchirurgische Erfahrung und sollte unter höherwertiger Anästhesie im OP erfolgen, zeitnah dynamische Schienenbehandlung (Kleinert)
- **Nervenverletzung/Sensibilitätsausfall**: Bei Sensibilitätsausfall proximal der distalen Beugefurche am Endglied: operative Revision mit Nervennaht

Nagelverletzung/Nagelbettverletzung/Nagelverlust

- **subunguales Hämatom**: Nageltrepanation mit steriler Kanüle unter Berücksichtigung des Verletzungsalters, Ausmaß des Hämatoms und der klinischen Beschwerdesymptomatik
- **Nagelablösung/Nagelluxation**: Inspektion des Nagelbettes unter Blutsperre. Nur kleine Läsionen heilen selbst, größere Läsionen sollten durch Naht

adaptiert werden. Der abgelöste Nagel sollte wieder reponiert werden (Schutz des Nagelbettes und Verhinderungen von Verklebungen der Nageltasche). Fixation durch Steri-Strips und/oder Naht. Bei Nagelverlust: Kunstnagel einlegen

Fingergelenkluxation

- unverzügliche Reposition durch Längszug, Stabilitäts- und Röntgenkontrolle nach Reposition, bei verbleibender Subluxation (z.B. Repositionshindernis/eingeschlagene Kapselanteile): kurzzeitige Ruhigstellung in der Schiene und Vorstellung Handchirurgie

Seitenbandverletzung

- Stabilitätskontrolle; bei Instabilität, unklarem Befund oder Subluxationsstellung: kurzzeitige Ruhigstellung und Vorstellung Handchirurgie

Finger-/Mittelhandfraktur

- konservative vs. operative Versorgung in Abhängigkeit von Verkürzung, Rotationsfehler, Dislokation, Stabilität und Gelenkbeteiligung: Ruhigstellung (Intrinsic-Plus-Schiene) und Vorstellung Handchirurgie

Beachte

- Aufgrund der Komplexität der Handverletzungen gehören diese in die fachspezifische Weiterbehandlung!
- Die differenzierte Nachbehandlung entscheidet maßgeblich das funktionelle Ergebnis!
- Nach operativer Versorgung Sehenverletzung kurzzeitige Ruhigstellung und dynamische Nachbehandlung nach handchirurgischer Vorgabe!
- Vor evtl. Lokalanästhesie dezidierte Sensibilitätsprüfung und Dokumentation!

6 Schmerzen Hand ohne Trauma

Christian Otis Lorenz, Martin Scheele, Michael Euler und Michael Leenen

Leitsymptomatik

- Schmerzen, eingeschränkte Gebrauchsfähigkeit
- Schwellung, Rötung
- Steife, Instabilität
- Fehlstellung/Fehlhaltung
- Dysästhesien/Sensibilitätsstörung
- nächtliches Erwachen

Sofortmaßnahmen durch den Arzt

- keine

Diagnose/Differenzialdiagnosen

- degenerative Veränderungen (Arthrose)
- entzündliche rheumatische Erkrankung, insbes. Rheumatoide Arthritis, Psoriasisarthritis, periphere Spondylarthritis
- Nervenkompressionssyndrome (auch HWS und Plexus)
- Durchblutungsstörungen
- Infekt (s. SOP Infekt Finger in Sek. R, Kap. 11 u. SOP Wundinfektion, Wundheilungsstörung in Sek. R, Kap. 10)
- Sehnenscheidenentzündung (Tenosynovialitis)
- Entzündung der Gelenkinnenhaut (Synovialitis)
- Bandinstabilitäten (veränderte Biomechanik)
- degenerative Sehnenrupturen
- Stoffwechselerkrankungen (z.B. Gicht)
- CRPS nach Bagatellverletzung

Ursachen/Anamnese

- mechanische Über(be-)lastung
- systemische Erkrankungen (Diabetes, Hyperurikämie, entzündlich-rheumatische Erkrankung)
- Ruhe-, Nacht-, Anlauf- und Belastungsschmerz, Morgensteifigkeit, Gelenkschwellungen mehrere kleiner Gelenke (auch Füße)
- Bewegungseinschränkung, nächtliche Dysästhesie/Hypästhesie, Kraftlosigkeit
- Tumor

- zurückliegendes Trauma/Operation/Reposition (auch Bagatelltrauma)
- vorangegangene Ruhigstellung
- Schwangerschaft

Diagnostik

— Klinische Untersuchung

- *Inspektion:* Seitenvergleich, pathognomonische (Fehl-/Schon-)Haltung/Stellung, Entzündungszeichen, Schwellung, Umfangsdifferenzen, Beschwielung, Hämatome, Hautturgor (Glanzhaut), Temperatur, (fehlendes/vermehrtes) Schwitzen, Fingernagel Form und Beschaffenheit, Behaarung, Wunden/Narben, Achsabweichung, Atrophie (Muskel/Haut)
- *Palpation:* Reiben der Sehen (Schneeballreiben), Durchblutungsverhältnisse, Kapillardurchblutung, Pulsstatus: A. radialis, A. ulnaris, Allen-Test
- *Funktionsprüfungen:* Eingeschränkte/schmerzhafte Beweglichkeit/Blockierung, Gänslenzeichen, Finkelstein-Test, Bandstabilität, Sehnen (Schnappphänomen), Muskeln, Kraft, Sensibilität (N1 bis N10), Rami superficiali der Nervi ulnaris und radialis, Nervenkompressionsschmerz, Hofmann-Tinel, Phalen-Test

— Bildgebung

- *Röntgen:* gezielte Aufnahmen der Region (Finger in 2 Ebenen/Handgelenk in 2 Ebenen, Hand in 2 Ebenen, beide Hände a.p. (*Ind.:* V.a. rheumatoide Arthritis), ggf. Spezialaufnahmen
- Arthrosonographie, Sonographie von Weichteilen und Gelenken, ggf. Sonographie im Wasserbad zur besseren Ankopplung
- ggf. Fotodokumentation

— Weitere Diagnostik

- Labor: BB, CRP, Harnsäure, ggf. RF, Anti-CCP, ANA
- Temperaturmessung
- ggf. MRT (z.B. bei Verdacht auf Bandläsion, TFCC Schaden, asept. Knochennekrose, Tumor), CT bei knöcherner Beteiligung (z.B. SNAC/SLAC)

Konsil

- Handchirurgie
- Rheumatologie
- Neurologie

➲ Therapie

– Allgemeine Maßnahmen

- kurzzeitige Immobilisation, ggf. Thromboseprophylaxe, Hochlagern, ggf. Kühlen

– Spezielle Maßnahmen

- **degenerative Veränderungen**: NSAR, Salbenverbände, schmerzadaptierte Belastung, zurückhaltenden Ruhigstellung
- **entzündlich rheumatische Erkrankung**: NSAR, Glucocortikoide, langfristig: Einleitung einer Basistherapie
- **Kompressionssyndrome, chronic regional pain syndrome (CRPS-Systemische Reflexdystrophie)**: NSAR, kurzfristige Ruhigstellung
- **Deformität/Instabilität**: Ruhigstellung, ggf. Orthesenversorgung
- **Hyperurikämie**: NSAR, Ernährungsanpassung
- **V.a. chronischen Infekt**: Abklärung durch weitere Bildgebung (MRT)

Operative Therapie

Dringlich (< 6 h):

- purulenter Infekt (Abszesse, Sehnenscheidenphlegmone)

Beachte

- Durch die Ausbreitung des Infektes entlang der Sehnenscheiden kann es zu einer sehr schnellen (innerhalb weniger Stunden) Ausdehnung kommen und zu einer Sehnenscheidenphlegmone führen!
- Häufig handelt es bei Infekten an der Hand bei immunsupprimierten Patienten um einen Z.n. unbemerkten Mikro-Trauma!
- Therapie der gesicherten Diagnose meist elektiv durch Handchirurg bzw. Rheumatologie!

Literatur

Deutsche Gesellschaft für Rheumatologie (2011) S3 Leitlinie Frühe Rheumatoide Arthritis, Management der frühen Rheumatoiden Arthritis. AWMF online (Reg. Nr. 060-002). Stand: 31.8.2011. URL: http://www.awmf.org/uploads/tx_szleitlinien/060-002p_S3_Management_fr%C3%BChe_rheumatoide_Arthritis_2011-10.pdf (abgerufen am 19.09.2014)

Q

Verletzungen und Erkrankungen der unteren Extremität

1 Hüfttrauma

Michael Kremer, Yoon-Joo Kim, Kristina Liebig und Uwe Schweigkofler

Leitsymptomatik

- Schmerzen in der Leiste und/oder über Trochanter major
- häufig verkürztes und rotiertes Bein
- meist aufgehobene Gehfähigkeit

Sofortmaßnahmen durch den Arzt

- keine

Diagnosen/Differenzialdiagnosen

- Hüftgelenksluxation
- Schenkelhalsfraktur
- Azetabulumfraktur
- Hüftkopffraktur (s. auch SOP Beckentrauma in Sek. O, Kap. 7; SOP Oberschenkeltrauma in Sek. Q, Kap. 3 u. SOP Schmerzen Hüfte ohne Trauma in Sek. Q, Kap. 2)

Ursachen/Anamnese

- Niederenergietrauma beim älteren Patienten (z.B. Sturz aus Standhöhe), Sturzursache (innere Ursache) klären
- Hochrasanztrauma beim jüngeren Patienten (direktes/indirektes Trauma, Dashboard-Injury)

Diagnostik

— Klinische Untersuchung

- *Inspektion:* Fehlstellung des Beines (verkürzt und rotiert), häufig keine äußeren Verletzungszeichen
- *Palpation:* Druck-/Klopfschmerz über Trochanter major und/oder Leiste, axialer Stauchungsschmerz
- *Funktionsprüfung:* aktive Beweglichkeit (Abheben von der Unterlage) meist unmöglich
- *neurovaskulärer Status:*
  - N. peronaeus sensibel: interdigital DI und DII, motorisch: Fußhebung
  - N. femoralis sensibel: Innenseite Oberschenkel, motorisch: Kniestreckung
  - Puls A. dorsalis pedis und A. tibialis posterior

– **Bildgebung**
  - *Röntgen:* Beckenübersicht a.p. (möglichst als Planungsaufnahme mit Referenzkugel) und Hüfte seitlich

– **Weiterführende Diagnostik**
  - bei entsprechender Klinik und nicht sicherem Frakturausschluss CT oder MRT

Konsil

- Orthopädie/Unfallchirurgie
- Innere Medizin bei Sturz aus innerer Ursache

➲ Therapie

– **Allgemeine Maßnahmen**
  - Analgesie (s. SOP Schmerztherapie in Sek. X, Kap. 6)
  - Unterarmgehstützen
  - Thromboseprophylaxe
  - Schonung, Hochlagerung, Kühlung

– **Spezielle Maßnahmen**

Konservative Therapie

- **Hüftprellung**: schmerzadaptierte Belastung, bei persistierenden Beschwerden; radiologische Verlaufskontrolle nach 3–5 Tagen (ggf. CT/MRT)
- **Schenkelhalsfraktur**: konservativ nur in Ausnahmefällen (allgemeine oder lokale Kontraindikationen, ggf. bei stabilen impaktierten Frakturen mit geringer Dislokation (Garden Typ I)

Operative Therapie

Notfall (< 2 h):

- **Hüftgelenksluxation**: möglichst rasche Reposition in Analgosedierung, ggf. Narkose mit Muskelrelaxation, keine multiplen Repositionsversuche, bei erfolgloser Reposition CT und ggf. offene Reposition im OP; nach Reposition: Röntgenkontrolle Hüfte in 2 Ebenen und pDMS überprüfen

Dringlich (< 6 h):

- **Schenkelhalsfraktur des jungen Patienten**, keine fortgeschrittene Coxarthrose: kopferhaltende Osteosynthese (3-Punkt-Verschraubung/DHS)

Innerhalb 24 h:

- **laterale Schenkelhalsfraktur**, per-/subtrochantäre Femurfraktur: DHS/Marknagel
- **Schenkelhalsfraktur des älteren Patienten**, fortgeschrittene Coxarthrose, dislozierte veraltete Fraktur: Gelenkersatz (Hemi-/Totalendoprothese)

Beachte

- An Begleitverletzungen denken:
  - Hochrasanztrauma: Kettenverletzung (untere Extremität, Becken, Wirbelsäule)
  - ältere Patienten: ipsilaterale Verletzungen (obere Extremität, Rippenfrakturen), s. SOP Geriatrischer Patient in Sek. T, Kap. 4
- Sturzprävention!
- Therapie der Osteoporose!

2 Schmerzen Hüfte ohne Trauma

Peter Cornelius Kreuz, Wolfram Mittelmeier, Philipp Bergschmidt und Jörg Nowotny

Leitsymptomatik

- Schmerzen Leisten-, Trochanter- und/oder Glutealregion
- ggf. Ausstrahlung bis zum Kniegelenk
- ggf. Verstärkung unter Belastung

Sofortmaßnahmen durch den Arzt

- keine

Diagnosen/Differenzialdiagnosen

- Coxarthrose, Bursitis trochanterica
- rheumatoide Arthritis, reaktive Arthritis (z.B. Borreliose), Psoriasisarthritis, Kollagenosen, Vaskulitiden
- bakterielle Coxitis, Osteomyelitis, Symphysitis, Senkungsabszess
- Hüftkopfnekrose (auch periprothetischer Infekt bei Z.n. Hüft-TEP), Labrumpathologien, femoroazetabuläres Impingement, Coxa saltans, Insertionstendopathie, transiente Osteoporose
- pathologische Fraktur (Schenkelhals, vorderer Beckenring, Azetabulum)
- Leisten-, Obturator-, Schenkelhernie
- Nierenkolik, Lymphknotenpathologien, Blinddarmentzündung
- Tumoren und Metastasen
- radikuläres oder pseudoradikuläres Lumbalsyndrom, ISG Affektion, Piriformissyndrom, N. pudendus Irritation
- Epiphyseolysis capitis femoris (beim Jugendlichen!)

Ursachen/Anamnese

- Anlauf-, Ruhe-, Nacht- und Belastungsschmerz, Bewegungseinschränkung
- vorangegangene Hüftgelenkserkrankungen oder Operationen (z.B. Hüft-TEP)
- sportliche Überlastung
- Stoffwechselstörungen (insb. Hyperurikämie, Diabetes mellitus)
- entzündlich-rheumatische Erkrankungen (Osteoporose, rheumatoide Arthritis, Psoriasis, Spondylarthritiden, Borreliose)
- Alkohol- und Nikotinabusus (Hüftkopfnekrose)
- Tumoranamnese (B-Symptomatik)

- genetisch (Familienanamnese)
- septisch durch vorangegangene oder persistierende Infekte, offene Wunden, HNO-Bereich, pulmonal, GIT, UGT oder bei Endokarditis), insbes. bei immunsuppressiver Medikation (z.B. Cortison)

Diagnostik

– Klinische Untersuchung

- *Inspektion:* 5 Entzündungszeichen, Hautveränderungen, Gangbild (Trendelenburg-Zeichen), Beckenschiefstand, Beinlänge, Achse und Rotation, Muskelatrophien, Kontrakturen (Thomas-Handgriff)
- *Palpation und klinische Untersuchung:* Druckschmerz Leiste, Trochanter, M. piriformis, ISG, Adduktoren, Symphyse, Bewegungsprüfung nach Neutral-Null-Methode im Seitenvergleich („Drehmann-Zeichen" mit Aussenrotation bei zunehmender Hüftbeugung als Hinweis auf Gelenkerguss), Innenrotationsschmerz, und -einschränkung, Stauchungs- und Zugschmerz, Labrum- und Impingementtests (Innenrotation bei Adduktion und 90° Flexion), Psoas-Zeichen, Tractusschnappen, Lymphknotenstatus, Hernie
- *orientierende neurologische und vertebrale Untersuchung* (Sensibilität/Motorik/Reflexe)

– Bildgebung

- *Röntgen Beckenübersicht,* Lauensteinaufnahme (immer Darstellung des Hüftgelenkes in 2 Ebenen!), ggf. zusätzlich LWS 2 Ebenen
- *Sonographie* bei Diskrepanz zwischen Klinik und Röntgen (intraartikulärer Erguss, Weichteile [Hernie, Lymphknoten])
- MRT (ggf. mit i.a. KM) bei weiter unklarer Ursache nach Anamnese, klinischer und radiologischer Untersuchung, V.a. Hüftkopfnekrose, Labrumpathologien (radiale und sagittale Sequenzen)
- MRT mit i.v. KM bei Osteitis, Tumoren
- CT bei weiter unklarer Ursache nach Anamnese, klinischer und radiologischer Untersuchung, nicht sicherem radiologischen Ausschluss einer pathologischen Fraktur
- Szintigraphie oder PET-CT/SPECT-CT bei unklarer Entzündungsaktivität oder zur Suche weiterer Foci

– Umgebungsdiagnostik

Allgemein

- BB, CRP, PCT, SB, Harnsäure bei positiver Infektanamnese (V.a. Coxitis, V.a. Infekt bei einliegender Hüft-TEP)
- Blutkulturen bei Fieber

Speziell

- V.a. Coxitis, Infekt bei einliegender Hüft-TEP oder Osteitis:
  - Erregernachweis mittels repräsentativer Biopsien
  - Punktion unter streng sterilen Bedingungen entnommen (**Cave:** 14 Tage Bebrütung; chron. Osteitiden oft ohne Erregernachweis)
  - Vor Punktion Evaluation der benötigten Entnahmebehälter (i.d.R. Blutkultur, Hämatologieröhrchen und steriler Behälter)
  - Bestimmung Zellzahl, Bakterien, Kristalle und Kultur Gonokokken
  - wenn verfügbar: Notfallgramfärbung zur Akutdiagnostik
  - falls Punktion ohne Erregernachweis ggf. sekundär repräsentative Biopsien
- V.a. rheumatoide Arthritis:
  - CRP, BSG
  - rheumatologisch-immunologische Diagnostik: anti-CCP, ANA, ACPA, RF (zur Differenzialdiagnose empfohlen: BB, ANA, ANCA, HLA-B27, Urinuntersuchung, Harnsäure, Gelenkpunktat)

Speziellabor:

- PCR Chlamydien/Gonokokken, Kultur Mykoplasma im Urin; Parvovirus, Hep B/C, Borrelien, HIV im Blut

Konsil

- Orthopädie/Unfallchirurgie
- Rheumatologie
- Visceralchirurgie
- bei Infekt Fokussuche durch entsprechende Fachabteilung

➲ Therapie

– Allgemeine Maßnahmen

- Analgesie, antiphlogistische Therapie
- Entlastung der Hüfte unter Verwendung von Unterarmgehstützen bei fraglichen Befunden bis zur Durchführung der weiterführenden Diagnostik
- physikalische Maßnahmen

– Spezielle Maßnahmen

- spezifische Therapie in Abhängigkeit der Diagnose
- bei bakteriellen Infektionen erst Keimgewinnung und antibiotische Therapie gemäß Antibiogramm
- bei septischen Geschehen ggf. kalkulierte antibiotische Therapie nach hauseigenden Standards; alternativ z.B.: Cefuroxim 1,5 g (1-1-1) i.v., ggf. in Kombination mit Clindymycin 600 mg (1-1-1) i.v., ggf. Modifikation der antibiotischen Therapie je nach Antibiogramm

- bei liegender TEP: s. auch SOP Schmerzen bei Z.n. Endoprothesen-Implantation in Sek. R, Kap. 4
- operative Revision und Spülung bei Coxitis

Beachte

- unauffälliges Röntgen mögl. bei transienter Osteoporose, Hüftkopfnekrose, Tumoren, septischer Coxitis!
- hüftgelenksferne Ursachen: Nierenkolik, Appendizitis, Senkungsabszess z.B. durch Spondylitis, Sigmadiverticulitis!

Literatur

Deutsche Gesellschaft für Orthopädie und Orthopädische Chirurgie e.V. (DGOOC) (2009) S3-Leitlinie Koxarthrose. AWMF online (Reg. Nr. 033-001). Stand: 1.11.2009. URL: http://www.awmf.org/uploads/tx_szleitlinien/033-001l_S3_Koxarthrose_2009-11.pdf (abgerufen am 19.09.2014)

Deutsche Gesellschaft für Rheumatologie (2011) S3 Leitlinie Frühe Rheumatoide Arthritis, Management der frühen Rheumatoiden Arthritis. AWMF online (Reg. Nr. 060-002). Stand: 31.8.2011. URL: http://www.awmf.org/uploads/tx_szleitlinien/060-002p_S3_Management_fr%C3%BChe_rheumatoide_Arthritis_2011-10.pdf (abgerufen am 19.09.2014)

3 Oberschenkeltrauma

Michael Kremer, Kristina Liebig, Yoon-Joo Kim und Uwe Schweigkofler

Leitsymptomatik

- Schmerzen Oberschenkel, Hüfte und/oder Knie
- Fehlstellung, meist aufgehobene Gehfähigkeit
- Schürfung, Prellmarken, Hämatome, Décollement

Sofortmaßnahmen durch den Arzt

- achsengerechte Reposition und Lagerung bei grober Fehlstellung
- ggf. Fixierung an das kontralaterale unverletzte Bein mit Schutz des Innenknöchels und medialen Kniegelenkes

Diagnosen/Differenzialdiagnosen

- Oberschenkelprellung
- Femurschaftfraktur
- Fraktur angrenzender Gelenke
- Kompartment anderer Genese (s. auch SOP Beckentrauma in Sek. O, Kap. 7 u. SOP Hüfttrauma in Sek. Q, Kap. 1; SOP Knietrauma in Sek. Q, Kap. 4; SOP Unterschenkeltrauma in Sek. Q, Kap. 6)

Ursachen/Anamnese

- Hochrasanztrauma beim jüngeren Patienten (direktes/indirektes Trauma)
- Niederenergietrauma beim älteren Patienten (z.B. Sturz aus Standhöhe, häufig Rotationsverletzungen)
- Antikoagulantien in der Vormedikation, ggf. Bagatelltrauma

Diagnostik

— Klinische Untersuchung

- *Inspektion:* Schwellung, Fehlstellung (verkürzt und rotiert)
- *Palpation:* Kniegelenkserguss bei intraartikulären Frakturen, pathologische Beweglichkeit (keine Untersuchung der Kniebinnenstrukturen, da schmerzhaft und nicht aussagekräftig)
- *Funktionsprüfung:* aktive Beweglichkeit Knie/Hüfte meist unmöglich
- *neurovaskulärer Status:*
  - N. peronaeus sensibel: interdigital DI und DII, motorisch: Fußhebung
  - N. femoralis sensibel: Innenseite Oberschenkel, motorisch: Kniestreckung
- *Puls* A. dorsalis pedis und A. tibialis posterior

– **Bildgebung**
  - Röntgen: prox. Femur mit Hüfte in 2 Ebenen, distaler Oberschenkel mit Knie in 2 Eb., Oberschenkel komplett in 2 Eb. je nach Schmerzlokalisation bzw. Instabilität
  - Sonographie bei muskulärem Trauma

– **Weiterführende Diagnostik**
  - (CT-)Angiographie bzw. Dopplersonographie bei V.a. Gefäßverletzung
  - CT obligat bei intraartikulären Frakturen, fakultativ bei Schaftfrakturen
  - MRT bei V.a. Kniebinnenschäden
  - ggf. Kompartmentdruckmessung

Konsil
  - Orthopädie/Unfallchirurgie

➲ Therapie

– **Allgemeine Maßnahmen**
  - Analgesie (s. SOP Schmerztherapie in Sek. X, Kap. 6)
  - Unterarmgehstützen
  - Antikoagulation bei Ruhigstellung
  - Ent- oder Teilbelastung
  - Schonung, Hochlagerung, Kühlung

– **Konservative Therapie**
  - **Prellung, Hämatom, Muskelfaserriss:** Salbenverband, schmerzadaptierte Belastung, Sportkarenz für 3–6 Wochen

– **Operative Therapie**

  Notfall (< 2 h)
  - **offene Frakturen:** Anlage Fixateur externe, ggf. interne Osteosynthese, Weichteilmanagement
  - **arterielle/venöse Gefäßverletzungen:** Gefäßrekonstruktion
  - **Kompartmentsyndrom:**
    - Dermatofasciotomie aller Kompartimente
    - Hämatomausräumung
    - Stabilisierung der Gerinnung

  Dringlich (< 6 h)
  - **Fraktur Femurschaft/distale Femurfraktur:** Fixateur externe bei Damage-Control-Konzept, interne Osteosynthese wenn möglich (retro-/antegrader Verriegelungsnagel, Plattenosteosynthese)

Beachte

- Ggfs. Entwicklung eines postoperativen Kompartmentsyndroms
- Ausschluss einer Kettenverletzung (ipslaterale Begleitverletzung von Fuß bis Wirbelsäule)!
- Bei ambulanter Behandlung Aufklärung über sekundäres Kompartmentsyndrom notwendig!

4 Knietrauma

Yoon-Joo Kim, Kristina Liebig, Michael Kremer, Jörg Nowotny,
Peter Cornelius Kreuz, Wolfram Mittelmeier und Uwe Schweigkofler

Leitsymptomatik

- Schmerz, Schwellung, Hämatom, Erguss, Blockade, Bewegungseinschränkung

Sofortmaßnahmen durch den Arzt

- bei Patellaluxation Reposition in Streckstellung

Diagnosen/Differenzialdiagnosen

- Prellung, Distorsion
- distale Femurfraktur (s. SOP Oberschenkeltrauma in Sek. Q, Kap. 3)
- Tibiakopffraktur (s. SOP Unterschenkeltrauma in Sek. Q, Kap. 6)
- Patellafraktur
- ligamentäre Verletzung (Kreuz- und Seitenbänder, Quadrizeps- und Patellasehnenruptur)
- Knorpel- und Meniskusläsion
- Kniegelenk- und Patellaluxation

Ursachen/Anamnese

- direktes und indirektes Trauma

Diagnostik

— Klinische Untersuchung

- *Inspektion:* Schwellung, Hämatom, Fehlstellung, Schürfwunde
- *Palpation:* intraartikulärer Erguss, Druckschmerz, Lücke in der Patellar- oder Quadrizepssehne
- *neurovaskulärer Status:*
  - N. peronaeus sensibel: interdigital DI und DII, motorisch: Fußhebung
  - N. femoralis sensibel: Innenseite Oberschenkel, motorisch: Kniestreckung
- *Pulse:* A. poplitea, A. dorsalis pedis und A. tibialis posterior, bei nicht tastbaren Pulsen: Doppleruntersuchung
- *Funktionsprüfung:* aktive Beweglichkeit Kniegelenk
- *Bewegungsausmaß:* Neutral-Null-Methode

– **Bildgebung**
  - Röntgen: Knie in 2 Ebenen und Patella tangential
  - bei V.a. Quadrizeps- oder Patellasehnenruptur: Sonographie
– **Weitere Untersuchung nach radiologischem Frakturausschluss**
  - *klinische Untersuchung* (Menisci, Kreuzbänder, Seitenbänder)
– **Weiterführende Diagnostik**
  - (CT-)Angiographie bzw. Dopplersonographie bei V.a. Gefäßverletzung
  - CT bei intraartikulären Frakturen
  - MRT bei V.a. Kniebinnenschäden

Konsil

- Orthopädie/Unfallchirurgie
- Gefäßchirurgie

➲ Therapie

– **Allgemeine Maßnahmen**
  - Analgesie (s. SOP Schmerztherapie in Sek. X, Kap. 6)
  - Antikoagulation bei Ruhigstellung/Entlastung
  - Unterarmgehstützen
  - Schonung, Hochlagerung, abschwellende Maßnahmen (Kühlung, Kompression, NSAR)
  - bei schmerzhafter Bewegungseinschränkung aufgrund eines Kniegelenkergusses therapeutische Kniegelenkpunktion (**Cave**: vorbestehende Antikoagulation, strenge Asepsis)
– **Spezielle Maßnahmen**

  Notfalltherapie (< 2 h)
  - **Patellaluxation**: Reposition in Streckstellung und Ruhigstellung, ggfs. MRT im Verlauf, Prüfung OP Indikation
  - **Kniegelenkluxation**: Prüfung und Dokumentation pDMS, ungehende geschlossene Reposition in Narkose nach sofortiger Röntgendiagnostik, Ruhigstellung, Ausschluss Gefäßverletzung (CT-)Angiographie, stationäre Aufnahme, abschwellende Maßnahmen, Prüfung OP-Indikation, MRT
  - **eingeklemmter Meniskus**: Versuch der manuellen Deblockierung, ggfs. Ruhigstellung, Entlastung an Unterarmgehstützen, zeitnah MRT. Bei fehlendem Erfolg: stationäre Aufnahme und Prüfung OP-Indikation

Konservative Therapie

- **Prellung/Distorsion:** NSAR topisch und systemisch, schmerz-adaptierte Belastung, ggfs. Unterarmgehstützen
- **stabile Patellalängsfraktur:** Bewegungsschiene unter stufenweiser Freigabe der Beugung, schmerzadaptierte Vollbelastung in Streckung

Operative Therapie

Notfall (< 2 h):

- **offene Fraktur:** Anlage Fixateur externe, ggfs. interne Osteosynthese, Weichteilmanagement
- **arterielle/venöse Gefäßverletzung:** Gefäßrekonstruktion

Dringlich (< 6 h):

- **grob dislozierte Patellafraktur** bei Gefahr der Hautnekrose

Im Intervall:

- **V.a. Band-/Meniskusläsion:** ggf. Ruhigstellung und Entlastung an Unterarmgehstütze, zeitnah MRT, Prüfung OP-Indikation
- **Patellaquerfraktur:** Ruhigstellung, Entlastung an Unterarmgehstütze, Prüfung OP Indikation
- **Quadrizeps-/Patellasehnenruptur:** Ruhigstellung in Streckstellung, Entlastung an Unterarmgehstütze, Planung der OP

Beachte

- Kompartmentausschluss herbeiführen (s. SOP Kompartmentsyndrom in Sek. R, Kap. 12)!
- Bei Kniegelenksluxation Ausschluss einer Intimaläsion durch (CT-)Angiographie notwendig!

5 Schmerzen Knie ohne Trauma

Yoon-Joo Kim, Kristina Liebig, Michael Kremer, Uwe Schweigkofler, Jörg Nowotny, Wolfram Mittelmeier und Peter Cornelius Kreuz

Leitsymptomatik

- Schmerz, Rötung, Schwellung, Erguss, Überwärmung, Instabilität, Blockade, Deformität

Sofortmaßnahmen durch den Arzt

- keine

Diagnosen/Differenzialdiagnosen

- Arthrose, Arthritis (septisch, rheumatisch, reaktiv), Hyperurikämie
- Bursitiden
- chronische Instabilität
- Tumor, Metastasen, pathologische Fraktur
- Osteochondrosis dissecans (OD), aseptische Knochennekrose (AKN), Knocheninfarkt
- Meniskusläsion, Einklemmung Hoffa/Plica mediopatellaris
- habituelle Patella-(sub-)luxation, patellofemorales Schmerzsyndrom, Patella bipartita
- Poplitealzyste, Insertionstendopathien
- Thrombose

Ursachen/Anamnese

- mechanische Überlastung
- Voroperation/Prothese
- Adipositas
- septische Streuung durch vorangegangene/persistierende Infekte, Z.n. Gelenkpunktion
- immunsupressive Therapie
- entzündlich-rheumatische Erkrankungen (Arthritis urica, RA, PsA, u.a.)
- Hyperurikämie (z.B. vermehrter Fleisch/Alkoholgenuss/Fasten), rheumatoide Arthritis
- Psoriasis
- Thrombophilie, Antikoagulantien-Therapie
- Tumoranamnese (B-Symptomatik)
- Anlauf-, Ruhe-, Nacht- und Belastungsschmerz
- Bewegungseinschränkung

Diagnostik

- **Klinische Untersuchung**
  - *Inspektion:* 5 Entzündungszeichen
  - *Palpation:* Überwärmung, Erguss (präpatellar, intraartikulär), Druckschmerz Gelenkspalt, Patella: Anpress- und Verschiebeschmerz
  - *klinische Untersuchung:* Menisci, Kreuzbänder, Seitenbänder
  - *neurovaskulärer Status:* Prüfung Motorik und Sensibilität
  - *Pulse:* A. polplitea, A. dorsalis pedis und A. tibialis posterior
  - *Bewegungsausmaß:* Neutral-Null Methode
- **Bildgebung**
  - Röntgen: Knie in 2 Ebenen und Patella tangential
  - ggf. Arthrosonographie und Weichteilsonographie (Bursitis)
- **Weiterführende Diagnostik**
  - Temperaturmessung
  - Labor: BB, CRP, Harnsäure, Q, PTT
  - diagnostische/therapeutische Gelenkpunktion unter sterilen Kautelen bei V.a. Infekt/schmerhafter massiver Schwellung (KI: Antikoagulantien-Therapie): Untersuchung auf Zellzahl, Kristalle und Bakterien (Kultur und Gram-Färbung; ggf. PCR)
  - klinische Kontrolle im Verlauf, bei persistierenden Beschwerden und unklarem Befund weiterführende Abklärung mittels MRT
  - bei V.a. entzündlich-rheumatische Genese: Rheumatologisch-immunologische Diagnostik (RF, anti-CCP, ANA, HLA-B27), Bakterien-Serologie (Enteritis Erreger, Borrelien)

➲ Therapie

- **Allgemeine Maßnahmen**
  - Analgesie (s. SOP Schmerztherapie in Sek. X, Kap. 6)
  - Antikoagulation bei Ruhigstellung/Entlastung
  - Entlastung mit Unterarmgehstützen
  - Schonung, Hochlagerung, abschwellende Maßnahmen (Kühlung, Kompression, NSAR)
- **Spezielle Maßnahmen**

  Konservativ
  - **Knorpelschaden, Arthrose:** NSAR topisch und systemisch, schmerzadaptierte Belastung, ggf. Unterarmgehstütze, Prüfung OP Indikation
  - **Meniskusverletzung, Tumor, Metastasen, OD, AKN, pathol. Fraktur:** MRT und Prüfung OP-Indikation, Entlastung an Unterarmgehstütze, Blockierungen (Meniskus, OD) Versuch der manuellen Deblockierung, MRT, OP-Indikation prüfen

- **Hyperurikämie:**
  - akut: Colchicin, NSAR, Rasburicase
  - chronisch: Allopurinol
  - allgemein: purinarme Diät
- **V.a. entzündlich-rheumatische Erkrankung:** NSAR, schmerzadaptierte Belastung, ggf. Unterarmgehstütze, Konsil Rheumatologie

Operativ

Notfall (< 2 h)

- **Kniegelenksempyem:** Notfall-OP (Gelenkspülung), antibiotische Therapie nach Keimgewinnung

Beachte

- Bei Verdacht auf ein Kniegelenksempyem muss dies aktiv ausgeschlossen werden!
- Fokussuche bei septischer Arthritis und abakterieller Monoarthritis!
- Bei unklarer Schwellung und Schmerzausstrahlung: Ausschluss von Tumor, Thrombose, arteriellem Gefäßverschluss!

6 Unterschenkeltrauma

Kristina Liebig, Yoon-Joo Kim, Michael Kremer und Uwe Schweigkofler

Leitsymptomatik

- Schmerzen, Schwellung, Kniegelenkserguss, eingeschränkte Gehfähigkeit, Fehlstellung

Sofortmaßnahmen durch den Arzt

- achsgerechte Reposition und Lagerung bei grober Dislokation

Diagnosen/Differenzialdiagnosen

- Prellung
- Tibiakopffraktur
- proximale, Schaft- oder distale Unterschenkelfraktur (s. SOP Knietrauma in Sek. Q, Kap. 4 u. SOP Sprunggelenkstrauma in Sek. Q, Kap. 7)
- Kompartmentsyndrom (s. SOP Kompartmentsyndrom in Sek. R, Kap. 12)

Ursachen/Anamnese

- Sturz, Verdreh- oder Anpralltrauma

Diagnostik

– Klinische Untersuchung

- *Inspektion:* Fehlstellung, Schwellung, Spannungsblasen, offene Verletzung
- *Palpation:* Kniegelenkserguss bei Tibiakopffraktur, Kompartment
- *Funktionsprüfung:* aktive Beweglichkeit meist nicht möglich
- *neurovaskulärer Status:*
  - N. peronaeus sensibel: interdigital DI und DII, motorisch: Fußhebung
  - Puls A. dorsalis pedis und A. tibialis posterior

– Bildgebung

- *Röntgen:* proximaler US mit Knie in 2 Ebenen, US komplett in 2 Eb. oder distaler US mit OSG in 2 Eb. entsprechend Schmerzlokalisation
- *Sonographie* bei muskulärem Trauma

– Weiterführende Diagnostik

- CT bei Tibiakopffraktur, ggf. bei distaler Unterschenkelfraktur
- MRT bei V.a. begleitenden Kniebinnenschaden bei Tibiakopffraktur

- Angiographie/Angio-CT bei V.a. arterielle Gefäßverletzung
- ggf. Kompartmentdruckmessung

Konsil

- Orthopädie/Unfallchirurgie

➲ Therapie

– Allgemeine Maßnahmen

- Analgesie (s. SOP Schmerztherapie in Sek. X, Kap. 6)
- Unterarmgehstützen
- Thromboseprophylaxe bei Ruhigstellung, Ent- oder Teilbelastung
- Schonung, Hochlagerung, Kühlung

– Spezielle Maßnahmen

Konservative Therapie

- **Unterschenkelprellung/Hämatom/Muskelfaserriss:** schmerzadaptierte Belastung, bei persistierenden Beschwerden radiologische Verlaufskontrolle nach 3–5 Tagen (ggf. CT/MRT)
- **nicht dislozierte Unterschenkelfraktur:** Konservativ nur in Ausnahmefällen, Ruhigstellung im Oberschenkelgips mit Fußeinschluss

Operative Therapie

Notfall (< 2 h):

- **offene Unterschenkelfraktur:** Anlage Fixateur externe, ggf. interne Osteosynthese, Weichteilmanagement
- **arterielle Gefäßverletzung:** Rekonstruktion
- **Kompartmentsyndrom:** Dermatofasciotomie

Dringlich (< 6 h):

- **grob dislozierte Tibiakopfluxationsfraktur:** Anlage gelenküberbrückender Fixateur externe
- **dislozierte proximale US, US-Schaft und distale US Frakturen:** Verriegelungsnagel- oder Plattenosteosynthese

Im Intervall:

- **gering dislozierte Frakturen nach Abschwellung der Weichteile**

Beachte

- Bei Tibiakopfluxationsfrakturen an Kniebinnenschaden denken!
- Bei ambulanter Behandlung: Aufklärung über sekundäres Kompartmentsyndrom!

7 Sprunggelenkstrauma

Felix Walcher, Nikolai Fleiter, Yoon-Joo Kim, Kristina Liebig,
Uwe Schweigkofler und Stefan Piatek

Leitsymptomatik

- Schmerzen, Schwellung, eingeschränkte Gehfähigkeit, Fehlstellung, peitschenknallartiges Geräusch

Diagnosen/Differenzialdiagnosen

- Distorsion, ligamentäre Verletzung (Außenband, Innenband, Syndesmose, Achillessehne)
- Fraktur (Außenknöchel, Innenknöchel, hinteres Volkmann'sches Kantendreieck, hohe Fibula, Pilon tibiale, Talus)
- osteochondrale Läsionen (Gelenkfläche der Tibia oder des Talus)

Sofortmaßnahmen durch den Arzt

- bei grober Fehlstellung und drohendem Weichteilschaden unmittelbare Reposition und Ruhigstellung

Ursachen/Anamnese

- Distorsion (Pro- oder Supinationstrauma)
- axiale Stauchung
- direktes Trauma
- indirektes Trauma bei schneller Richtungsänderung

Diagnostik

– Klinische Untersuchung
- *Inspektion:* Schwellung, Hämatom, Spannungsblasen, Wunde, Achsenfehlstellung
- *neurovaskulärer Status:*
  - N. peronaeus sensibel: interdigital DI und DII, motorisch: Fußhebung
  - Puls A. dorsalis pedis und A. tibialis posterior
- *Druckschmerz:* Außenband, Innenband, distale Fibula, Innenknöchel, ventrale Syndesmose, proximale Fibula, Schaft mittlere Fibula, Os metatarsale V Basis (s. SOP Fußtrauma in Sek. Q, Kap. 8)
- *bei Achillessehnenruptur:* tastbare Delle, Thompson-Test, Plantarflexion gegen Widerstand und Zehenstand nicht möglich, Sonographie

— **Weitere Untersuchung nach radiologischem Frakturausschluss**
- klinische Untersuchung der ligamentären Stabilität (Innenband, Außenband, Prüfung der Syndesmose [Fricktest])

— **Bildgebung**
- Röntgen: OSG in 3 Ebenen (ap, 20° Innenrotation und seitlich)
- zusätzlich US mit Knie in 2 Ebenen zum Ausschluss einer hohen Fibulafraktur (Maisonneuve) insbes. bei isolierter Innenknöchelfraktur oder isoliertem Volkmann-Kantendreieck im Rö-OSG
- Fersenbein seitlich zum Ausschluss eines knöchernen Achillessehnenausrisses
- CT bei Pilon tibiale Fraktur
- MRT oder Durchleuchtung bei V.a. Syndesmosenverletzung

Konsil

- Orthopädie/Unfallchirurgie

➲ Therapie

— **Allgemeine Maßnahmen**
- Analgesie (s. SOP Schmerztherapie in Sek. X, Kap. 6)
- Unterarmgehstützen
- Thromboseprophylaxe bei Ruhigstellung, Ent- oder Teilbelastung
- Schonung, Hochlagerung, Kühlung

— **Spezielle Maßnahmen**

Konservative Therapie

- **Distorsion**: elasto-kompressible Bandage, PRINCE (Protection- Rest – Ice – NSAR – Compression – Elevation), vorübergehend Unterarmgehstützen
- **Außenbandruptur**: bei starker Schwellung Ruhigstellung, nach Abschwellung OSG-Orthese für insges. 6 Wochen, vorübergehend Unterarmgehstützen, schmerzabhängige Vollbelastung
- **Außen- (Weber A/B Fraktur) und Innenknöchelfraktur ohne Dislokation**: nach Abschwellen funktionell mit OSG-Orthese oder Ruhigstellung 6 Wochen, Abrollbelastung 10 kg, Röntgenkontrolle nach 5 Tagen, 2 und 6 Wochen
- **Achillessehnenruptur**: wenn sonographisch Adaptation der Sehnenstümpfe in 20° Plantarflexion, Ruhigstellung in Spitzfußstellung

Operative Therapie

Notfall (< 2 h):

- **offene Fraktur, persistierende Luxationsstellung im OSG**: Anlage gelenküberbrückender Fixateur externe oder definitive Versorgung

Dringlich (< 6 h):

- **Subluxationsstellung im OSG**: Anlage gelenküberbrückender Fixateur externe oder definitive Versorgung
- **Pilonfraktur**: Anlage gelenküberbrückender Fixateur externe

Im Intervall:

- **Außen- und Innenknöchelfraktur mit Dislokation**: Ruhigstellung, Entlastung, Platten- und Schraubenosteosynthese nach Abschwellung
- **Syndesmosenverletzung**: Ruhigstellung, Entlastung, operative Stabilisierung nach Abschwellung
- **Achillessehnenruptur**: sonographisch fehlende Adaptation der Sehnenstümpfe in 20° Plantarflexion, bei knöchernem Achillessehnenausriss: Naht, Refixation

Beachte

- Gipskontrolle am Folgetag!
- Stationäre Überwachung und Weichteilmanagement bei Pilon- und komplexer Fraktur!
- Spannungsblasen als Hinweis auf drohendes Kompartment (s. SOP Kompartmentsyndrom in Sek. R, Kap. 12)!
- Kettenverletzung (ipslaterale Begleitverletzung von Fuß bis Wirbelsäule) ausschließen!

8 Fußtrauma

Yoon-Joo Kim, Kristina Liebig, Michael Kremer und Uwe Schweigkofler

Leitsymptomatik

- Schwellung, Schmerz, Bewegungseinschränkung, Fehlstellung

Diagnosen/Differenzialdiagnosen

- Distorsion, Prellung
- Fraktur: Talus, Calcaneus, Fußwurzel, Mittelfuß und Zehen
- Luxation(-fraktur): Chopart, Lisfranc

Ursachen/Anamnese

- Dorsalextensions-, Plantarflexions-, Pro- oder Supinationstrauma
- starke axiale Gewalteinwirkung
- direktes Trauma

Diagnostik

– Klinische Untersuchung

- *Inspektion:* Schwellung, Hämatom, Spannungsblasen, Fehlstellung, Schürfwunde
- *Palpation:* intraartikulärer Erguß, Druckschmerz
- *neurovaskulärer Status:* Prüfung Motorik und Sensibilität, Pulse: A. dorsalis pedis und A. tibialis posterior; bei nicht tastbaren Pulsen: Doppleruntersuchung
- *Bewegungsausmaß:* Neutral-Null Methode
- Ausschluss Kompartment

– Bildgebung

- Röntgen: Fuß in 3 Ebenen (ap, schräg und streng seitlich), OSG in 3 Ebenen (s. SOP Sprunggelenkstrauma, Sek. Q, Kap. 7)
- CT bei Talus-, Calcaneus- und Fußwurzelfraktur/-luxation
- MRT zum Ausschluss Bandverletzung

Konsil

- Orthopädie/Unfallchirurgie

➲ Therapie

– Allgemeine Maßnahmen

- Analgesie (s. SOP Schmerztherapie in Sek. X, Kap. 6)
- Antikoagulation bei Ruhigstellung/Entlastung
- Unterarmgehstützen
- Schonung, Hochlagerung, abschwellende Maßnahmen
- NSAR

– Spezielle Maßnahmen

Konservative Therapie

- **Prellung:** bei starker Schwellung Ruhigstellung, schmerzadaptierte Vollbelastung
- **nicht dislozierte, isolierte Schaftfraktur Metatarsale II–IV:** Ruhigstellung, Entlastung, Röntgenverlaufskontrolle
- **Zehenfraktur:** Pflasterzügelverband

Operative Therapie

Notfall (< 2 h):

- **offene Frakturen:** Anlage Fixateur externe, ggfs. interne Osteosynthese, Weichteilmanagement
- **Kompartmentsyndrom:** Dermatofasziotomie

Dringlich (< 6 h):

- **dislozierte Talusfraktur bzw. Talusluxationsfraktur:** Schraubenosteosynthese
- **Chopart- und Lisfrancluxationsfraktur:** Platten-/Schrauben- oder K-Draht-Osteosynthese
- **Calcaneusfraktur (Tongue Type):** Gefahr der Hautnekrose, Schrauben-/K-Draht-/Plattenosteosynthese

Im Intervall:

- **Calcaneusfraktur (Joint depression Type):** stationäre Aufnahme, abschwellende Maßnahmen, keine Ruhigstellung mittels Schiene, Kompartmentkontrolle, Planung der OP (Plattenosteosynthese)
- **Metatarsale I und V Fraktur (Jones-Fraktur):** Ruhigstellung, Entlastung, OP-Indikation prüfen
- **dislozierte Großzehenfraktur:** Schrauben und Plattenosteosynthese

Beachte

- Kompartment ausschließen!
- Ausschluß Kettenverletzung (ipslaterale Begleitverletzung von Wirbelsäule bis Fuß)!
- Fußwurzelverletzungen werden häufig übersehen!

9 Schmerzen Fuß ohne Trauma

Yoon-Joo Kim, Kristina Liebig, Michael Kremer, Jörg Nowotny,
Peter Cornelius Kreuz, Wolfram Mittelmeier und Uwe Schweigkofler

Leitsymptomatik

- Schwellung, Schmerzen, Rötung, ggf. Fehlstellung

Sofortmaßnahmen durch den Arzt

- keine

Diagnosen/Differenzialdiagnosen

- Arthrose, Arthritis, Hyperurikämie
- Insertionstendopathien z.B. Achillodynie, plantarer Fersensporn, Fasziitis plantaris, Haglund-Exostose
- akzessorische Knochen
- Tenosynovialitiden
- Sehnenverkürzungen
- Fuß-/Zehendeformität, rheumatische Erkrankungen
- DNOAP (diabetisch neuropathische Osteoarthropathie)
- Osteitis, Osteomyelitis
- aseptische Knochennekrose (AKN), Osteochondrosis dissecans (OD)
- Tumoren, Metastasen, pathologische Fraktur, Stressfraktur
- neurologische Erkrankungen z.B. Engpasssyndrome, Morton-Neuralgie
- Panaritium, Phlegmone, Gelenkempyem
- Gefäßverschluß, pAVK
- Polyneuropathie und Mikroangiopathie bei diabetischem Fußsyndrom

Ursachen/Anamnese

- mechanische Überlastung, Adipositas, repetitive Mikrotraumata, Schwangerschaft
- immunsuppressive Therapie, entzündlich rheumatische Erkrankungen (Arthritis urica, RA, PsA, ua.)
- Hyperurikämie (z.B. vermehrter Fleisch/Alkoholgenuss/Fasten)
- Zeckenbiss, Psoriasis
- Tumoranamnese (B-Symptomatik)
- Osteoporose
- Diabetes mellitus
- Schuh-/Radikulopathie

- kindliche Fußdeformitäten
- Anlauf-, Ruhe-, Nacht- und Belastungsschmerz, Bewegungseinschränkung, Einlagenversorgung, Schuhabnutzung

Diagnostik

– Klinische Untersuchung
- *Inspektion:* 5 Entzündungszeichen, Hämatome, offene Wunden, Beschwielung, Clavi, Achs- und Rotationsfehlstellung des Rück- oder Vorfusses, prominente Knochen
- *Palpation:* Überwärmung, Druckschmerz Gelenkspalt, Bandinstabilität
- *neurovaskulärer Status:* Prüfung Motorik und Sensibilität, Pulse: A. dorsalis pedis und A. tibialis posterior
- *Bewegungsausmaß:* Neutral-Null Methode

– Bildgebung
- Röntgen: Fuß in 3 Ebenen: ap, schräg, streng seitlich
- ggfs. Sonographie von Knochen, Weichteilen und Gelenken

– Weiterführende Diagnostik
- Labor: BB, SB, Glc, CRP, Harnsäure, Q, PTT
- rheumatologisch-immunologische Diagnostik: RF, anti-CCP, ANA, HLA-B27
- Temperatur
- MRT bei V.a. OD, AKN, Tumor
- Punktion oder Biopsie bei V.a. Gelenkempyem

➲ Therapie

– Allgemeine Maßnahmen
- Analgesie (s. SOP Schmerztherapie in Sek. X, Kap. 6)
- Antikoagulation bei Ruhigstellung/Entlastung
- Unterarmgehstützen
- Schonung, Hochlagerung, abschwellende Maßnahmen (Kühlung, Kompression, NSAR)

– Spezielle Maßnahmen

Konservative Therapie
- **Arthrose:** NSAR topisch und systemisch, Salbenverbände, schmerzadaptierte Belastung, ggfs. an Unterarmgehstützen
- **Fußdeformität, Fersensporn:** adäquate Schuh- bzw. Einlagenversorgung, Spezialsprechstunde
- **Hyperurikämie:** NSAR, Ernährungsanpassung
- **rheumatische Erkrankung:** NSAR, schmerzadaptierte Belastung, ggf. Unterarmgehstützen, Konsil Rheumatologie

- **diabetisches Fußsyndrom:**
  - adäquate Schuh- bzw. Einlagenversorgung, Fußpflege
  - Einleitung der weiterführender Abklärung und Therapie der Makro- und Mikroangiopathie
  - weiterführende Abklärung und Therapie des Diabetes (BZ-Einstellung) durch niedergelassenen Kollegen oder Spezialsprechstunde

Beachte

- Tumoren, Infektionen, Anfangsstadien des diabet. Fußsyndroms und der asept. Knochennekrosen sind in der Frühphase radiologisch häufig nicht sichtbar!

R

Verletzungen und Erkrankungen von Knochen und Weichteilgewebe

1 Offene Frakturen

Christian Probst, Georg Reith und Thomas Paffrath

Leitsymptomatik

- Schmerz
- Weichteilverletzung
- Fehlstellung, Schwellung
- Funktionsunfähigkeit
- sichtbarer Knochen

Sofortmaßnahmen durch den Arzt

- Schockraumindikation prüfen (ABCDE-Evaluation) (s. SOP Polytrauma und Schwerverletztenbehandlung in Sek. A, Kap. 5)
- Reposition grober Dislokationen, achsengerechte Lagerung
- ggf. temporäre Fixierung/Schienung
- steriler Verband, ggf. als Kompressionsverband bei starker Blutung

Differenzialdiagnosen

- reine Weichteilverletzung ohne Fraktur (s. SOP Hautverletzungen in Sek. R, Kap. 8)
- geschlossene Fraktur (s. SOP entsprechende Traumata in Sek. O, Kap. 1, 2, 7, in Sek. P, Kap. 1, 3–5, in Sek. Q, Kap. 1, 3, 4, 6–8; SOP Kompartmentsyndrom in Sek. R, Kap. 12, SOP Bissverletzung in Sek. R, Kap, 9; SOP Penetrierende Verletzung in Sek. R., Kap. 3)

Ursachen/Anamnese

- Hochrasanztrauma
- Sturz (aus großer Höhe)
- Überrolltrauma, Einklemmungstrauma
- Verdreh- oder Umknicktrauma, Anpralltrauma
- penetrierendes Trauma
- Bissverletzung
- Tetanusschutz

Diagnostik

– Klinische Untersuchung

- *Inspektion:* Weichteilbefund (Wundgröße, Décollement/Kontusionsareal, freiliegende Strukturen, Verschmutzungsgrad), Fehlstellung, Schwellung

- *Palpation:* kleine Wunden NICHT austasten
- *Funktionsprüfung:* aktive Beweglichkeit meist nicht möglich
- *neurovaskulärer Status:* insbesondere distal der Verletzung erheben (Doppler bei nicht tastbarem Puls)
- Kompartment ausschließen

– **Bildgebung**
- Röntgen: verletzte Region in 2 Ebenen mit angrenzenden Gelenken

– **Weiterführende Diagnostik**
- CT bei Gelenkfraktur
- ggf. Gefäßdarstellung bei V.a. Gefäßverletzung (z.B. (CT-)Angiographie)
- ggf. Kompartmentdruckmessung

Konsil

- Orthopädie/-Unfallchirurgie
- plastische Chirurgie
- Gefäßchirurgie

➲ Therapie

– **Allgemeine Maßnahmen**
- Wund- und Fotodokumentation vor Verbandanlage
- steriler Verband und Schienung
- Tetanusschutz überprüfen und vervollständigen

Klassifikation nach Gustilo/Anderson festlegen
- **Grad I**: offene Fraktur mit einer sauberen Wunde kleiner 1 cm Länge
- **Grad II**: offene Fraktur mit einer Wunde größer 1 cm ohne größeren Weichteilschaden, Gewebelappen oder Gewebeabriss
- **Grad III**: Mehrfragmentfraktur, massive Gewebeschädigung, Landwirtschafts- oder Fäkalkeimkontamination
- **Grad IIIa**: adäquate Weichteildeckung eines gebrochenen Knochens, trotz ausgeprägter Weichteilzerstörung oder Gewebelappen oder Hochrasanztrauma unabhängig von der Größe der Wunde
- **Grad IIIb**: ausgeprägte Weichteilverletzung mit Deperiostierung und Knochenfreiliegen. Gewöhnlich assoziiert mit massiver Verschmutzung
- **Grad IIIc**: offene Fraktur mit rekonstruktionspflichtiger Gefäßverletzung

– **Spezielle Maßnahmen**
- sofortige Antibiotikagabe je nach Weichteilschaden:
- **Grad I u II**: 3 x täglich Cephalosporin 2. oder 3. Generation i.v. bis 24 h nach erfolgtem Wundverschluss (grampositive Abdeckung)
- **Grad III**: für 72 h nach Verletzung 3 x täglich Cephalosporin 2. oder 3. Generation i.v. + täglich Gentamicin 2 mg/kg i.v. (grampositive und gram-

negative Abdeckung), ggf. zusätzlich Metronidazol 4 x täglich 500 mg i.v. (anaerobe Abdeckung)
- **Landwirtschafts- oder Fäkalkeimkontamination**: immer zusätzlich 3 x täglich Penicillin G 10Mio IE i.v. (Abdeckung Anaerobier und Fäkalkeime)

Konservative Therapie
- absolute Ausnahme!

Operative Therapie

Notfall (< 2 h):
- bei verbleibender peripherer Pulslosigkeit oder sensomotorischem Defizit nach Reposition
- relevanter Blutung aus Weichteilen oder Knochen

Dringlich (< 6 h):
- steriler Verband und Schienung
- **Grad I u. II**: offene Fraktur: i.d.R. primärer Wundverschluss nach Debridement und Osteosynthese
- **Grad III**: offene Fraktur: Fixateur externe, Weichteildebridement, temporärer Wundverschluss, 2nd Look; ggf. Kompartmentspaltung, Ausnahmsweise Debridement und primäre Osteosynthese mit primärem Wundverschluss

Im Intervall:
- definitive Osteosynthese planen. Ggf. Weichteilrekonstruktion mit Verfahrenswechsel mit Haut-/Weichteiltransfer planen (z.B. deckender Lappen, freier Lappen, Spalthaut)
- bei Nachweis eines putriden Verhaltes operative Revision indiziert

Beachte

- Die sichere, korrekte Klassifikation der Verletzung sollte Vorrang vor dem strikten Belassen präklinischer Verbände haben!
- Differenzialtherapeutisch auch primäre Amputation erwägen (Entscheidungshilfe: z.B. Mangled Extremity Severity Score – MESS und Vier-Augen Prinzip)!

Literatur

Hoff WS, Bonadies JA, Cachecho R, Dorlac WC (2011) East Practice Management Guidelines Work Group: update to practice management guidelines for prophylactic antibiotic use in open fractures. J Trauma 70 (3), 751–4

Johansen H (1990) Mangled Extremity Severity Score. MESS Score Calculator. J Trauma 30, 568. URL: http://www.hwbf.org/ota/bfc/hersc/mess.htm (abgerufen am 19.09.2014)

2 Amputationsverletzung

Janosch Dahmen und Michael Leenen

Leitsymptomatik

- Abtrennung oder Teilabtrennung von einer Extremität

Sofortmaßnahmen durch den Arzt

- Schockraumindikaiton prüfen (ABCDE-Evaluation) (s. SOP Polytrauma und Schwerverletztenbehandlung in Sek. A, Kap. 5)
- bei erheblichem Blutverlust: Kompressionsverband
- wenn nicht stillbar: Tourniquet erwägen

Diagnosen/Differenzialdiagnosen

- subtotale Amputation, offene Fraktur/Luxation, tiefe Wunde
- *Definition Makroamputation:* Amputation einschließlich oder proximal des Radio-Carpalgelenkes bzw.einschließlich oder proximal des OSG

Ursachen/Anamnese

- scharfe/stumpfe Gewalt, Scherverletzung
  - glattrandige Schnittverletzung
  - Quetschung
  - Avulsion
- Unfallzeitpunkt zur Ermittlung der Anoxiezeit erheben
- Tetanusschutz

Diagnostik

— Klinische Untersuchung

- *Inspektion* (mit Fotodokumentation) unter sterilen Bedingungen: Wundinspektion (Wundränder, Verschmutzungsgrad, Fremdkörper, noch stehende Hautbrücke), Gefäß-/Sehnen-/Knochenstümpfe, Weichteildeckung über dem Knochen, Periostdeckung
- *Palpation:* Stabilität proximaler Strukturen (Begleitverletzungen)
- *Prüfung der Restdurchblutung* (Rekapilarisierungszeit/Pulsstatus/Dopplersonographie) bei subtotaler Amputation
- *Prüfung der Sensomotorik* bei subtotaler Amputation

— Labor

- BB, Q, PTT, Gerinnung, ggf. Blutgruppe, Kreuzblut, BGA

— Bildgebung
- Röntgen:
  - betroffene Region mit angrenzenden Gelenken in 2 Ebenen
  - Amputat in 2 Ebenen, wenn Replantation sinnvoll erscheint

Konsil

- Orthopädie/Unfallchirurgie
- Handchirurgie
- plastische Chirurgie

➲ Therapie

— Allgemeine Maßnahmen
- Verband/Ruhigstellung
- breite antibiotische Abdeckung insbesondere bei verschmutzter Wunde
- Tetanusschutz überprüfen

— Spezielle Maßnahmen
- Sichtung des Wund- und Amputatbereichs unter sterilen Bedingungen

Replantation möglich/nötig
- absolut:
  - Daumen/alle vier Langfinger oder proximalerer Gliedmaßenanteile
  - Fußamputation
- relativ:
  - Abtrennung eines Langfingers bei intaktem Nachbarfinger
  - Abtrennung einer gesamten Gliedmaße
  - großzügige Replantationsindikation beim Kind
- Bestimmung MESS (Mangled Extremity Severity Score) z.B. unter http://www.hwbf.org/ota/bfc/hersc/mess.htm oder http://www.mdcalc.com/mangled-extremity-severity-score-mess-score/
- Versorgungsort festlegen (Zentrum mit mikrochirurgischen Möglichkeiten, spez. Handchirurgie/plastische Chirurgie)
- Umgang mit dem Amputat:
  - steril umhüllen, Amputatbeutel mit Eis-Kühlung ohne direkten Amputatkontakt
- bei subtotaler Amputation: achsgerechte Lagerung, Verband und Schienung

Beachte

- Keine vorschnelle Amputation!
- Grundsätzlich gilt: „Life before limb.“ Replantationsversuch nur nach Stabilisierung des Allgemeinzustandes!

3 Penetrierende Verletzung

Peter-Friedrich Petersen

Leitsymptomatik

- Verletzung durch Schuss, Stich oder Pfählung

Sofortmaßnahmen durch den Arzt

- Schockraumindikation prüfen (ABCDE-Evaluation) (s. SOP Polytrauma und Schwerverletztenbehandlung in Sek. A, Kap. 5)
- Blutstillung
- stammnahe Fremdkörper belassen, ggf. stabilisierender Verband
- Indikation zur Notfall-OP prüfen

Diagnosen/Differenzialdiagnosen

- Schnitt-, Riss-, Quetschwunde
- offene Fraktur
- Hohlorganverletzung
- Gefäßverletzung

Ursachen/Anamnese

- Mechansimus und möglichen Schuss/Stichkanal nachvollziehen, um das Ausmaß der Verletzung abschätzen zu können (Ausdehung der Exploration auf mehr als eine Körperhöhle, etc.)
- Waffenart, Projektilart, Schussentfernung, Abstand zur Mündung der Waffe
- Tetanusschutz
- Kontamination der Stichwaffe
- Ursache: Unfall, Verbrechen, Suizidversuch

Diagnostik

– Klinische Untersuchung

- *Inspektion:* Bekleidung durchschossen, Fremdkörper in der Wunde
- *DSM-Kontrolle* peripher
- nach *Zweitverletzung* suchen, weitere Ein- und Austrittswunden
- von *Perforation* mindestens einer Körperhöhle ausgehen
- *Ein- und Ausschuss identifizieren* und für Röntgen/CT markieren (z.B. Büroklammer)
- *Fremdkörper* im Bereich des Stamms bzw. stammnahe Extremität in situ belassen und sichern/fixieren

- *Fremdkörper* peripher ggf. entfernen, dann aber möglicherweise erforderliche Blutstillung sicherstellen
- ggf. endoskopische Inspektion (z.B. Rektoskopie)

– Bildgebung

- Sonographie (FAST inkl. Lunge/Herz) (s. Sek. X, Kap. 1 Notfallsonographie)
- CT mit KM bei Kopf-, Hals- oder Körperstammverletzungen; CT mit Triplekontrast bei V.a. retroperitonealen Verletzungen (Wunden im Bereich der Flanke und des Rückens)
- Angio-CT bei Halsverletzungen und V.a. Gefäßverletzungen der Extremität
- Röntgen Extremitäten in 2 Ebenen (Fraktur/Fremdkörper)

– Weiterführende Diagnostik

- Labordiagnostik
  - BB, SB, Q, PTT, Blutgruppe, ggfs. Kreuzblut
  - Drogenscreening
  - ggfs. Hepatitis B, C, HIV Serologie

Konsil

- Orthopädie/Unfallchirurgie
- Anästhesie
- organbezogene Fachdisziplinen

➲ Therapie

- Desinfektion und sterile Abdeckung der Wunden
- antibiotische Therapie, ggf. Tetanusschutz vervollständigen
- **bei Hämatothorax oder Pneumothorax:** Thoraxdrainage via Minithorakotomie
- **bei Schussverletzungen im Allgemeinen und Stichverletzungen und Schussverletzungen im Bereich der Bauchwand mit Kreislaufinstabilität:** großzügige Indikationsstellung zur OP
- **bei Reanimation und penetrierendem Trauma am Brustkorb, epigastisch oder zwischen den Schulterblättern:** frühzeitige Thorakotomie und offene Herzdruckmassage erwägen
- **bei Perikardtamponade:** Perikarddekompression
- **Debridement und Wundrevision im OP:** Damage Control Surgery
- **Projektilentfernung:** medizinisch je nach Lokalisation nicht zwingend nötig, bleihaltige Geschosse in Gelenken jedoch frühelektiv entfernen (systemische Bleiresorption, Bleiintoxikation, Porphyrie)

Besonderheit/Beachte

- Eigenschutz! **Cave**: HIV, Hep. B, C!
- Gefährdungspotenzial durch Täter/Angehörige des Opfers!
- Alarmierung Polizei!
- Beweise (Projektil, Waffe, Kleidung) sichern!
- Fotodokumentation!
- Auskunftssperre!
- bei Verwendung von Gaswaffen mögliche Augenverletzung!
- bei Delikten/Suizid ggf. begleitende Intoxikationen, die Symptome verschleiern können!

4 Schmerzen bei Z.n. Endoprothesen-Implantation

Jörg Nowotny, Peter Cornelius Kreuz, Wolfram Mittelmeier
und Stephan Kirschner

Leitsymptomatik

- Schmerzen nach endoprothetischer Versorgung

Diagnosen/Differenzialdiagnosen

- aseptische oder septische Endoprothesenlockerung (z.B. Low-grade-Infekt, Gelenkempyem)
- Materialversagen
- Luxation, periprothetische Fraktur
- Impingement, Instabilität, Ansatztendinopathie, Rotationsfehler
- Metallallergie
- Abrieb der Gleitpaarungen (Granulombildung, insbesondere Metallose bzw. Pseudotumoren, (ALVAL = Aseptic Lymphocyte Dominated Vasculitis Associated Lesion)
- Malignom
- psychosomatische Genese

Sofortmaßnahmen durch den Arzt

- keine

Ursache/Anamnese

- Akutereignis
- Implantat (Operationszeitpunkt, Ort, Typ)
- Trauma
- 5 Entzündungszeichen, Fieber, Infektfokus (offene Läsionen, cardial, pulmonal, HNO, UGT, GIT)
- Malignom (B - Symptomatik)
- entzündlich-rheumatische Erkrankungen
- vaskuläre Vorerkrankungen
- Medikation (Immunsuppressiva)
- Allergie

Diagnostik

- Klinische Untersuchung
  - *Gangbild und Stand* (Beinrotation, Hinken), Inspektion, Narbe, Palpation, Schmerzfokus
  - 5 Entzündungszeichen, Gelenkerguss
  - *Beweglichkeit nach Neutral-o-Methode* (Streckdefizit oder Beugehemmung), Stabilitätsprüfung, Rotations-, Traktions- und Stauchungsschmerzen
  - Beinlängendifferenz
  - fixierte Fehlrotation
  - orientierende sensomotorische Untersuchung
- Labor
  - BB, SB, CK, CRP, Q, PTT
  - V.a. Kristallarthropathie: Harnsäure
  - V.a. entzündlich-rheumatische Erkrankung: RF, anti-CCP, ANA
- Bildgebung
  - Röntgen betroffenes Gelenk in 2 Ebenen (bzw. Beckenübersicht und seitliche/axiale Aufnahme bei Z.n. Hüft-TEP)
  - Arthrosonographie (Gelenkerguss, Serom)
- Weiterführende Diagnostik
  - bei V.a. auf Infekt, septische Lockerung, Gelenkempyem oder Kristallarthropathie: Punktion des Gelenkes (Mikrobiologie mit Sofortausstrich, Bestimmung der Zellzahl und Kristalle) unter Bildwandlerkontrolle unter sterilen Kautelen
  - bei fehlendem Erregernachweis im Punktat ggf. zweizeitig Stanzbiopsie (Mikrobiologie und Histologie)
  - Artefaktunterdrückte CT bei unklaren Röntgenbefund (V.a. periprothetische Fraktur, V.a. Rotationsfehler)
  - Röntgen-Zusatzaufnahmen: Ganzbein (Kniegelenk) und Patella axial, Fauxprofil-Aufnahme (Hüftgelenk)
  - Röntgenkontrolle im Verlauf (Lockerung ohne operative Konsequenz)
  - MRT mit MARS Sequenzen (bei V.a. Pseudotumoren)
  - 3-Phasen-Skelettszintigraphie (erst 8–12 Monate nach Operation sinnvoll, bei V.a. septische oder aseptische Lockerung)
  - ggf. Allergie-Testung (Metalle und Knochenzement), Metallionen im Vollblut (bei V.a. Metallose z.B. bei MoM-Gleitpaarung, Großkopf)

Konsil

- Orthopädie/Unfallchirurgie
- Neurologie
- Innere Medizin

➲ Therapie

– Allgemeine Maßnahmen

- Analgesie (s. SOP Schmerztherapie in Sek. X, Kap. 6)
- Beratung (potenzielle Ursachen, Therapieschritte, weiterführende Diagnostik)
- wenn keine sichere Mobilisation möglich: stationäre Aufnahme zur i.v.-Schmerztherapie und Mobilisation
- Ruhe, Schonung, Entlastung mit Unterarmgehstützen, TVT-Prophylaxe, Kühlung

– Spezielle Maßnahmen

- *bei Luxation* Reposition unter Analgosedierung, ggf. mit Anästhesie im OP
- *bei V.a. bakterielle Infektion (Spätinfekt)* keine kalkulierte antibiotische Therapie, erst Keimgewinnung (Punktion/Stanzbiopsie) und antibiotische Therapie gemäß Antibiogramm, operative Revision planen
- *bei bakteriellen Infektionen (Frühinfekt)* und septischen Geschehen operative Revision und ggf. kalkulierte antibiotische Therapie nach hauseigenden Standards (z.B.: Cefuroxim 1,5 g (1-1-1-1) iv. und Rifampicin 450 mg (1-0-1) po, ggf. Modifikation der antibiotischen Therapie je nach Antibiogramm

Operative Therapie

- **Dringlich (innerhalb von 6 h)**: nur in Notfallsituation (Sepsis bei Gelenkempyem, neurologische Schädigung oder Luxation)

Beachte

- Differenzierung
  - septische und aseptische Lockerung
  - periprothetische Fraktur
  - Rezidiv bei Tumorendoprothesen!

5 Pathologische Frakturen

Stephan Kirschner, Christine Hamann, Jörg Nowotny,
Wolfram Mittelmeier und Peter Cornelius Kreuz

Leitsymptomatik

- Fraktur ohne adäquates Trauma, Schmerzen, Fehlstellung, Krepitation, Schwellung, Weichteilraumforderung

Sofortmaßnahmen durch den Arzt

- Reposition grober Dislokationen, achsengerechte Lagerung
- ggf. temporäre Fixierung/Schienung

Diagnosen/Differenzialdiagnosen

- Osteoporose, Tumor, Medikamente, Trauma

Ursache/Anamnese

- inadäquates Trauma, bestehende Beschwerden vor Trauma
- B-Symptomatik, bekannter Primärtumor (bekannte Metastasen, palliative/kurative Situation)
- Medikation (Immunsupressiva, Corticosteroide, Hinweis für sekundäre Osteoporose), Langzeittherapie mit Bisphosphonaten
- Immobilität, Anorexie
- Bulämie
- Sportanamnese/Überbelastung
- repetitive Mikrotraumata

Diagnostik

— Klinische Untersuchung

- Inspektion, Palpation, Funktion, Beweglichkeit, Druck- und Klopfschmerz
- bei sensomotorischen Einschränkungen und Durchblutungsstörungen
- Erhebung neurologischer Status, Gefäßstatus
- Lymphknotenschwellungen, B-Symptomatik
- ASA, ECOG-Performance Status

— Labor

- BB, SB, CRP, LDH, TSH basal
- Knochenstoffwechseparameter: Calcium, Phosphat, a.P., TSH in Vorbereitung für CT mit KM

- evtl. Tumormarker (PSA bei Männern bei V.a. osteoplastische Metastasen)
- ggf. osteologisches Basislabor (eventuell einzelne Werte schon erhoben): Serumcalcium, Serumposphat, alkalische Phosphatase, Gamma-GT, Kreatinin-Clearance, BSG, CRP, Blutbild, Serum-Eiweißelektrophorese, TSH, 25 Hydroxy-Vitamin D3

— **Bildgebung**

- Röntgen 2 Ebenen mit angrenzenden Gelenken, ggf. Zielaufnahme (Mirels Score; Destruktionsmuster nach Lodwick)
- CT der betroffenen Region bei Unklarheit im Nativ-Röntgen
- bei V.a. primär malignen Knochentumor MRT des Lokalbefund vor Biopsie
- CT Thorax/Abdomen/Becken mit Kontrastmittel oral und i.v. bei unklarem Primärtumor bzw. zum Staging

— **Weiterführende Diagnostik**

- Plasmozytomdiagnostik: κ-/λ-Leichtketten im Urin, Serumimmunfixation, CT Pariser Schema, ggfs. KM Punktion
- offene Biopsie bei Malignom/Metastasenverdacht durch onkologisch spezialisierte Zentren unter Berücksichtigung der onkologischen Kriterien
- PET CT bei CUP Syndrom
- Skelettszintigraphie
- nach histologischer Sicherung internistische/onkologisch/osteologische Abklärung und Vorstellung im *Tumorboard!*

Konsil

- Orthopädie/Unfallchirurgie
- Innere Medizin
- medizinische Onkologie

➲ Therapie

— **Allgemeine Maßnahmen**

- Beratung (Therapieschritte, weiterführende Diagnostik)
- Analgesie
- bei Frakturgefahr im Mirels-Score: Entlastung unter TVT-Prophylaxe

— **Weiterbehandlung**

- bedarfsorientierte Schmerztherapie
- interdisziplinäre Therapiefestlegung bei primären Malignomen des muskuloskelettalen Systems
- Indikation zu Bisphosphanten bzw. RANKL-Inhibitor prüfen

- Operative Versorgung
  - akut nur in Notfallsituation (neurologische Beeinträchtigung) unter Beachtung tumorchirurgischer Kriterien
  - die eindeutig identifizierte osteoporotische Fraktur unterliegt den Standards der traumatolog. Frakturbehandlung
  - Verbundosteosynthese oder Endoprothese bei osteolytischen Frakturen und schlechter Prognose als ultima ratio

Beachte

- nach Versorgung bei atypischen Frakturen Absetzen von Bisphosphonaten postoperativ und Wechsel auf alternative Therapie nach Rücksprache mit dem Osteologen/Endokrinologen!
- frühzeitige Einbindung des Schmerzdienstes je nach Befundkonstellation!
- adäquate Analgesie!

6 Entzündliche und septische Erkrankungen mit muskuloskelettalen Schmerzen

Jörg Nowotny, Stephan Kirschner, Wolfram Mittelmeier
und Peter Cornelius Kreuz

Leitsymptomatik

- 5 Symptome der Entzündung: Rubor, Calor, Dolor, Tumor, Functio laesa

Sofortmaßnahmen durch den Arzt

- bei V.a. Sepsis Schockraumindikation prüfen (ABCDE-Evaluation): s. SOP Schockraum in Sek. A, Kap. 5

Diagnosen/Differenzialdiagnosen

- Gelenkempyem
- Myositis
- multifokale Abszedierung
- entzündlich-rheumatische Erkrankungen am Bewegungsapparat (z.B. Borreliose)
- reaktive Arthritis (Salmonellen, Shigellen, Yersinien, Chlamydien, Mycoplasmen, Sarkoidose)
- Kristallarthropathie
- Erysipel, Phlegmone, Bursitis
- Thrombose, Thrombophlebitis
- Fasziitis

Ursache/Anamnese

- offene Verletzungen
- entzündlich-rheumatische Vorerkrankung
- Stoffwechselerkrankungen (Hyperurikämie, Diabetes mellitus), Niereninsuffizienz
- Tuberkulose, Sarkoidose, Borreliose/Zeckenbiss
- Darmerkrankungen
- bakterielle Streuung durch vorangegangene/persistierende Infekte (offene Wunden, HNO, cardial, pulmonal, GIT, UGT)
- vaskuläre Vorerkrankungen (Thrombose, Vaskulitis, Kollagenosen)
- Medikation (Immunsupressiva, insbesondere Biologicals)
- Trauma
- Malignom

Diagnostik

- Klinische Untersuchung
  - *Inspektion*, u.a.
    - Hände (Deformität, Gaenslen-Zeichen – abnormale Druckempfindlichkeit bei Händedruck)
    - Wirbelsäule (M. Bechterew)
    - Auge (Uveitis, Iritis)
  - *Hauteffloreszenz* (Psoriasis, Sklerodermie)
  - 5 *Entzündungszeichen,* Gelenkerguss, Hautemphysem
  - *Beweglichkeit* nach Neutral-Null-Methode, Druck- und Klopfschmerz
  - *orientierende sensomotorische Untersuchung* (u.a. bei Vaskulitiden, Kollagenosen und RA defizitär)
  - *Fokussuche* mit Auskultation Pulmo und Herzgeräusche, Nieren- oder Rückenklopfschmerz
- Umfelddiagnostik
  - Temperatur messen (oral, tympaniosch, rektal)
  - kleines Blutbild, CRP, PCT
  - ggf. Harnsäure (bei V.a. Kristallarthropathie)
  - V.a. entzündlich-rheumatische Erkrankung: RF, anti-CCP, ANA, HLA-B27, Urinuntersuchung, Harnsäure, Gelenkpunktat)
  - ggf. Borrelien, Chlamydien, Yersinien AK
  - ggf. Fokussuche: Abdomen Labor (u.a. ASAT/ALAT, γ-GT, Lipase, Amylase)
  - ggf. EKG, Echokardiographie (Klappenvegetation)
- Bildgebung
  - Röntgen der betroffenen Region in 2 Ebenen, ggf. Zielaufnahmen (Fiederung der Muskulatur durch Luft)
  - Arthrosonographie: Gelenkerguss, Bursitis, Abszessformation, Phlegmone, Tenosynovialitis
- Weiterführende Diagnostik
  - Gelenkpunktion (Mikrobiologie mit Sofortausstrich, Bestimmung der Zellzahl, Nachweis Kristalle, ggf. Borrelien/Chlamydien/Yersinien – PCR), ggf. in Kombination mit einer Stanzbiopsie unter Bildwandlerkontrolle (Mikrobiologie und Histologie)
  - Fokussuche: Röntgen Thorax, Urinflowzytometrie, ggf. TEE (*Ind.:* V.a. Endokarditis)
  - Röntgen der Hand ap (Klassifikation nach Larsen)
  - MRT (V.a. septische Arthritis, Spondyl(odisz)itis, Senkungsabszess, nekrotisierende Fasciitis)
  - ggf. alternativ zu MRT (mangelnde Verfügbarkeit): Ganzkörper-CT mit KM oder Szintigraphie bei V.a. Sepsis (CT zeigt kleinste Lufteinschlüsse)

Konsil

- Orthopädie/Unfallchirurgie
- Rheumatologie
- Innere Medizin
- bei Infekt Fokussuche durch entsprechende Fachabteilung

➲ Therapie

– Allgemeine Maßnahmen

- Analgesie (s. SOP Schmerztherapie in Sek. X, Kap. 6)
- antiphlogistische Medikation
- Beratung (Therapieschritte, weiterführende Diagnostik)
- Ruhe, Schonung, Kühlung, Entlastung an Unterarmgehstützen, TVT-Prophylaxe
- Zeit der Ruhigstellung nach Dynamik des Lokalbefundes
- ggf. kalkulierte Antibiose bei nicht OP pflichtiger Weichteilinfektion z.B. mit Clindamycin 600 mg (1-1-1-1) po oder Sultamicillin 750 mg (1-0-1) p.o. (**Cave**: Niereninsuffizienz) bzw. Penicillin bei Erysipel

– Spezielle Maßnahmen

Operative Therapie

Notfall (< 2 h):

- bei V.a. nekrotisierende Fasciitis

Dringlich (innerhalb von 6 h):

- Sepsis bei Empyem, Abszess

Beachte

- Bei Sepsis: „Hit hard - hit early“ (frühzeitige kalkulierte Antibiose und aggressiver Volumentherapie) reduziert die Letalität!
- An nekrotisierende Fasziitis bei hochseptischem Befund und Hautemphysem denken!
- Auffällige Hautveränderungen bei Phlegmone, Psoriasis-Arthritis und Borreliose
- Bei unklaren Verwirrtheitszuständen an septische Enzephalopathie denken!
- Prädispositionen für Infektionen: Alter, Diabetes mellitus, Immunsuppressiva!
- Klopfschmerz der Dornfortsätze und Entzündungsparaklinik: Spondyl(odisz)itis!

7 Ausstrahlende Schmerzen mit unklarem Fokus – periphere neurologische und vaskuläre Erkrankungen

Jörg Nowotny, Stephan Kirschner, Wolfram Mittelmeier
und Peter Cornelius Kreuz

Leitsymptomatik

- Rückenschmerz
- Schmerzen unilaterale oder bilaterale Extremität
- ausstrahlende Schmerzen in die Extremitäten
- Thoraxschmerzen/Angina pectoris
- 6-P-Symptome (Pain, Pulselessness, Paleness, Paraesthesia, Paralysis, Prostration)
- Functio laesa

Sofortmaßnahmen durch den Arzt

- keine

Differenzialdiagnosen

1. Bandscheibenvorfall, periphere Nervenkompressionssyndrome (Sulcus ulnaris, Karpaltunnel, Supinatorlogensyndrom, Piriformissyndrom, Peroneusläsion), Plexusläsion, pathologische Frakturen, pseudoradikuläre Schmerzsyndrome, Kompartmentsyndrom (traumatisch/nicht traumatisch), periphere Tumoren
2. akutes Koronarsyndrom, Lungenembolie
3. Aortendissektion/-aneurysma
4. periphere arterielle Verschlusskrankheit, Leriche-Syndrom, Arteria spinalis anterior Syndrom
5. zerebraler Insult, TIA
6. Pankreatitis, Nierenkolik, Harnwegsinfektion, Pyelonephritis, akuter Darmverschluss, Sigmadivertikulitis, Appendizitis, Senkungsabszess, Coxitis
7. Venenthrombose (DD: Thrombophlebitis)
8. Meningitis
9. Spondyl(odisz)itis, spinale Abszesse, intraspinale Tumoren
10. weitere Differenzialdiagnosen:
    - akute Polyradikulitiden (Zoster, Borreliose), Multiple Sklerose, Parkinson
    - Raynaud-Syndrom, Sklerodermie
    - Intoxikationen (Drogen, Medikamente, Chemikalien)

- Hyper- oder hypokaliämische Lähmungen
- psychogene Querschnittssyndrome

Anamnese

- Schmerz (Auslöser, Lokalisation, Charakter, Ausstrahlung, Intensität, Auftreten)
- Neurologie: verwaschene Sprache, Vigilanzänderung, Fremdanamnese, Schwächegefühl, Kraftverlust, Stuhlgang, Miktion, Claudicatio spinalis intermitten
- 5 Entzündungszeichen, Tumoranamnese (B-Symptomatik)
- vorangegangene oder persistierende Infekte (offene Wunden, HNO, cardial, pulmonal, GIT, UGT)
- kardiovaskuläres Risikoprofil, Herzrhythmusstörungen
- metabolische Syndrome, Alkoholgenuss
- Voroperationen und Vorerkrankungen
- Medikamente

Diagnostik

— Klinische Untersuchung

- **ad 1**: Funktionsprüfung, neurologische Untersuchung (Sensomotorik, Reflexe), Dermatomzuordnung, Lasègue-/Bragard-Zeichen, umgekehrter Lasègue, Schwellung, Induration, Muskellogendruck
- **ad 2**: Thoraxschmerzen, abdomineller, vertebragener oder linksbrachialer Schmerz, Dyspnoe, Angstgefühl, ggf. Erbrechen
- **ad 3**: Schmerzfokus (thorakal/abdominal, Rückenschmerzen/Flankenschmerzen, Vernichtungscharakter), Pulsstatus (oft nicht palpabel), RR-Differenz, Schockzeichen, ggf. Dyspnoe, ggf. Klinik durch Organischämie, Auskultation/Strömungsgeräusche paraumbilical, neue Aortenklappeninsuffizienz (2. ICR), ggf. Ischialgie
- **ad 4**: 6-P-Symptome (Pain, Pulselessness, Paleness, Paraesthesia, Paralysis, Prostration)
- **ad 5**: GCS, fokalneurologisches Defizit, Pupillenreaktion, Nystagmus, Motorik, Sensibilität, Reflexe, pathogische Reflexe [z.B. Babinski], Dysdiadochokinese, Dysarthrie
- **ad 6**: abdominale Schmerzfoci: Ausstrahlung in die Leiste (Nierenkolik, Senkungsabszess, retrozökale Appendizitis), gürtelförmiger Schmerz (Pankreatitis), wechselnde Schmerzintensität (akuter Darmischämie), Abwehrspannung, Palpations- und Auskultationsbefund
- **ad 7**: Rötung, Schwellung (Seitendifferenz), Erhebung Wells-Score (Wahrscheinlichkeit einer LAE und TVT), typ. Zeichen (Sick, Pratt, Homann, Meyer)
- **ad 8**: Kernig-Zeichen, Brudzinski-Zeichen, Fieber, Gliederschmerzen

- **ad 9**: lokaler Klopfschmerz bei Spondylitis, Focussuche bei V.a. Infektionen

– Monitoring
  - Herzkreislaufparameter (ggf. Blutdruckdifferenz der Extremität bei Aneurysma/Dissektion > 20 mmHg), O_2-Sättigung (auch periphere Extremität)

– Labor
  - *Entzündung:* kleines Blutbild/CRP, ggf. Liquorpunktion
  - Blutzucker, Laktat
  - Herzenzyme (CK, CK-MB, Troponin T, LDH, Myoglobin), ggf. NT-proBNP
  - *Bei V. a. Lungenarterienembolie und tiefe Venenthrombose*: D-Dimere, Gerinnung

– EKG
  - Ischämiezeichen, STEMI, Arrhythmie, VHF, Rechtsherzbelastung, Rechtstyp, SIQIII-Typ, p-pulmonale

– Bildgebung
  - Röntgen der betroffenen Extremität in 2 Ebenen (Fraktur, Degeneration, Tumoren)
  - Sonographie: Erguss, Raumforderung, Abszess, freie Flüssigkeit
  - Dopplersonographie/Duplexsonographie: Aneurysma, Dissektion, aAVK/TVT
  - Angiographie bzw. Angio-CT (Aortendissektion, Aneurysma, Gefäßstenose), Angio-cCT (zerebrale Genese)

– Weiterführende Diagnostik
  - ggf. MRT und CT

Konsil

- Neurologie
- Innere Medizin
- Orthopädie/Unfallchirurgie
- Allgemein- und Visceralchirurgie
- Neurochirurgie

➲ Therapie

– In der Notaufnahme
  - **Bandscheibenvorfall mit Neurologie** (≤ Janda 3/5 oder Conus/Cauda-Syndrom): Analgesie, ggf. Stufenbettlagerung, Notfall-MRT, notfallmäßige operative Dekompression je nach Befund (s. Abb. 9 „Radikuläre (segmentale) und periphere Innervation“)
  - **Apoplex/TIA**: O_2-Insufflation mit 2–4 l, 30% Oberkörper hoch, hochnormaler Blutdruck (Zielwert ca. 180 mmHg systolisch bei bekannter Hyperto-

nie, 160–180 systolisch bei vorbestehender Normotonie, rekanalisierende Therapie wenn keine Kontraindikationen (Z.n. frischer Operation, aktive Blutung), frühe Sekundärprophylaxe, zügige Verlegung auf Stroke Unit

Operative Therapie

Notfall (< 2 h):

- **manifestes Kompartmentsyndrom**: zügige Dermatofasciotomie (s. SOP Kompartmentsyndrom in Sek. R, Kap. 12)

– **Spezifische Therapie**
- akutes Koronarsyndrom (s. SOP ACS in Sek. B, Kap. 2)
- akuter arterieller Verschluss (s. SOP Akuter arterieller Verschluss, Sek. B, Kap. 10)
- Lungenembolie/Phlebothrombose (s. SOP Lungenembolie in Sek. B, Kap. 8)
- Aneurysma dissecans (s. SOP Aneurysma dissecans, Sek. B, Kap. 7)
- akutes Abdomen (s. SOP Aktutes Abdomen in Sek. A, Kap. 4)

Beachte

- „Das Häufige ist häufig, das Seltene ist selten, man muss nur dran denken!"

Literatur

Deutsche Gesellschaft für Angiologie (DGA) (2013) Leitlinie Diagnostik und Therapie der Venenthrombose und der Lungenembolie AWMF online (Reg. Nr. 065/002). URL: http://www.awmf.org/uploads/tx_szleitlinien/065-002_S2_Diagnostik_und_Therapie_der_Venenthrombose_und_der_Lungenembolie_06-2010_2_.pdf (abgerufen am 19.09.2014)

Deutsche Gesellschaft für Gefäßchirurgie (DGG) (vaskuläre und endovaskuläre Chirurgie) (2008) Leitlinie Aortale Dissektion, AWMF online (Reg. Nr. 004/015). URL: http://www.awmf.org/uploads/tx_szleitlinien/004-015_S2_Aortale_Dissektion_09-2008_09-2010.pdf (abgerufen am 19.09.2014)

Deutsche Gesellschaft für Gefäßchirurgie (DGG) (vaskuläre und endovaskuläre Chirurgie) (2008) Leitlinie Bauchaortenaneurysma und Beckenarterienaneurysma. AWMF online (Reg. Nr. 004/01). URL: http://www.awmf.org/uploads/tx_szleitlinien/004-014_S2_Bauchaortenaneurysma_und_Beckenarterienaneurysma_09-2008_09-2010.pdf (abgrufen am 19.09.2014)

Deutsche Gesellschaft für Neurologie (DGN) (2012) Zervikale Radikulopathie. AWMF online (Reg. Nr. 030/082). Stand: September 2012. URL: http://www.awmf.org/uploads/tx_szleitlinien/030-082l_S1_Zervikale_Radikulopathie_2012_1.pdf (abgerufen am 19.09.2014)

Deutsche Gesellschaft für Neurologie (DGN) (2012) Akuttherapie des ischämischen Schlaganfalls. AWMF online (Reg. Nr. 030/46). Stand: September 2012. URL: http://www.awmf.org/uploads/tx_szleitlinien/030-046l_S1_Akuttherapie_des_ischmischen_Schlaganfalls_2012_1.pdf (abgerufen am 19.09.2014)

8 Hautverletzungen

Peter-Friedrich Petersen

Leitsymptomatik

- offene Verletzung der Haut

Sofortmaßnahmen durch den Arzt

- sterile Abdeckung, ggf. lokale Kompression bei Blutung

Diagnosen/Differenzialdiagnosen

- Schnitt-, Riss-, Platzwunden
- s. auch SOP Verbrennung (Sek. S, Kap. 5), SOP Erfrierung /Unterkühlung (Sek. S, Kap. 6), SOP Bissverletzungen (Sek. R, Kap, 9), SOP Offene Frakturen (Sek. R, Kap. 1), SOP Penetrierende Verletzung (Sek. R, Kap. 3), SOP Handtrauma (Sek. P, Kap. 5), SOP Mittelgesichtstrauma (Sek. N, Kap. 2), SOP Unterkiefertrauma Sek. N, Kap. 3

Ursachen/Anamnese

- verschiedene Mechanismen führen zu unterschiedlichen Wunden: Schnitt, Riss, Quetschung, Schürfung
- Unfallhergang, Verschmutzungsgrad, Tetanusschutz

Diagnostik

— Klinische Untersuchung

- *Inspektion:* Größe und Tiefe der Wunde, Begleitverletzungen, Grad der Verschmutzung, Vitalität und Beschaffenheit der Wundränder, Fremdkörper, aktive Blutung
- ggf. Fotodokumentation (z.B. bei V.a. Gewaltverbrechen)
- Funktionsprüfung
- neurovaskulärer Status

— Bildgebung

- Röntgen in 2 Ebenen bei V.a. Fremdkörper oder V.a. Fraktur

➲ Therapie

– **Allgemeine Maßnahmen**
  - Tetanusschutz vervollständigen
  - Desinfektion
  - Thromboseprophylaxe bei Ruhigstellung, Ent- oder Teilbelastung

– **Spezielle Maßnahmen**
  - Analgesie (s. SOP Schmerztherapie in Sek. X, Kap. 6)
  - Lokalanästhesie, Leitungsanästhesie, analgetische Salbe bei Kindern
  - mechanische Wundsäuberung, Debridement, Spülung, Fremdkörpersuche
  - bei Stichverletzungen Begleitverletzungen ausschließen (s. SOP Penetrierende Verletzungen, Sek. R, Kap. 3)
  - primärer Wundverschluss in der Regel innerhalb von 6 h in Abhängigkeit vom Verschmutzungsgrad:
    - Naht, Pflaster, Klebung (in Abhäniggkeit der Lokalisation)
    - ggf. Drainage (nicht im Gesicht)
  - in der Regel ambulante Wundversogung, stationär bei ausgedehnten Verletzungen
  - offene Wundbehandlung:
    - veraltete, verschmutzte Wunde (s. SOP Bissverletzung in Sek. R, Kap, 9)
    - ausgedehnte Wunden an Extremitäten mit Gipsschiene ruhigstellen
    - ggf. Antibiotikum bei tiefen und/oder verschmutzen Wunden

Beachte

- Eigenschutz (HIV, Hep. B + C)!
- Wund-/Gipskontrolle am Folgetag!
- Drainageentfernung und Fädenentfernung terminieren!

9 Bissverletzung

Peter-Friedrich Petersen

Leitsymptomatik

- Abdruck von Zähnen
- unregelmäßige Wundränder
- offene Verletzung durch Tier-/Menschenbiss
- Schmerzen, Rötung, Schwellung

Sofortmaßnahmen durch den Arzt

- sterile Abdeckung
- ggf. lokale Kompression bei Blutungen

Diagnosen/Differenzialdiagnosen

- Hautverletzung, tiefere Weichteilverletzung, offene Fraktur (s. SOP Hautverletzungen in Sek. R, Kap. 8, SOP Handtrauma in Sek. P, Kap. 5)

Ursachen/Anamnese

- Biss durch Mensch oder Tier
- Tetanusschutz
- Information zum Tier: Tollwutgebiet (Kreisveterinäramt, Robert- Koch-Institut: www.rki.de), Tollwut-Impfung
- Information zum beißenden Menschen: HIV, Hepatitis, Risikogruppe (s. SOP Nadelstichverletzung in Sek. X, Kap. 3)

Diagnostik

– Klinische Untersuchung
  - *Inspektion:* Verschmutzung, livide Wundränder, Fremdkörper, aktive Blutung
  - Funktionsprüfung
  - neurovaskulärer Status
  - palpatorisches „Knistern“ bei Gasbranderregern (Clostr. perfringens)

– Bildgebung
  - Röntgen in 2 Ebenen bei V.a. Fremdkörper/Fraktur
  - ggf. Sonographie

– Labor
  - BB, SB, CRP, Q, PTT

Konsil

- Orthopädie/Unfallchirurgie
- Handchirurgie
- plastische Chirurgie

➲ Therapie

– Allgemeine Maßnahmen

- Tetanusschutz vervollständigen
- Tollwutimpfung gemäß Empfehlung Robert-Koch-Institut
- Desinfektion
- Thromboseprophylaxe bei Ruhigstellung der unteren Extremität, Ent- oder Teilbelastung
- stationäre Überwachung erwägen

– Spezielle Maßnahmen

- Lokalanästhesie/Leitungsanästhesie
- mechanische Wundsäuberung, Debridement, Spülung, Fremdkörpersuche
- operative Exploration und Wundversorgung bei tiefen oder ausgedehnte Verletzungen, Infektionen, V.a. Sehnen- und Nervenverletzung, Immunsuppression
- offene Wundbehandlung, ggf. adaptierende Naht, auf suffizienten Abfluss achten
- Wundrandausschneidung bei Katzenbißverletzungen
- ausgedehnte Wunden an Extremitäten mit Gipsschiene ruhigstellen
- speziesspezifische Antibiotikatherapie
  - Mensch, Katze, Hund, Nagetier, Wildtiere: Amoxycillin + Clavulansäure
  - Kratzer durch Katze: Azithromycin
  - Salz-/Süßwasserfische: Fluorchinolone (z.B. Ciprofloxacin)
  - NN: Trimethoprim und Sulfamethoxazol
- **Gasbrand**: rasche chrirugische Intervention (Debridement), intensivmedizinische Therapie; Penicillin G + Metronidazol; **Cave**: Septischer Schock mit MOV

Besonderheit/Beachte

- Eigenschutz! (HIV, Hep. B + C)!
- Indikation zur Postexpositionsprophylaxe (Beißender unbekannt oder mit Risikoprofil) sofort prüfen (vgl. SOP Nadelstichverletzungen in Sek. X, Kap. 3)!
- Vorsicht bei Wunden im Bereich des MHK V Köpfchen (die Verletzungen bei körperlicher Auseinandersetzung wird häufig verleugnet)!

Literatur

Deutsche Gesellschaft für Kinderchirurgie (2011) S1 Leitlinie Wunden und Wundbehandlung im Kindesalter. AWMF online (Reg. Nr. 006-129). Stand: 30.4.2011. URL: http://www.awmf.org/uploads/tx_szleitlinien/006-129l_S1_Wunden_und_Wundbehandlung_2011-07.pdf (abgerufen am 19.9.2014)

Tintinalli JE (2011) Emergency medicine. 7th ed. 353–359, 1358–1360. New York McGraw-Hill. URL: http://accessmedicine.mhmedical.com/book.aspx?bookID=348 (abgerufen am 19.09.2014)

10 Wundinfektion, Wundheilungsstörung

Michael Euler, Markus Baacke und Uwe Schweigkofler

Leitsymptomatik

- Schmerzen, Rötung, Schwellung, Überwärmung, eingeschränkte Funktion, Fieber

Sofortmaßnahmen durch den Arzt

- Vorliegen einer Sepsis prüfen

Differenzialdiagnosen

- Thrombose, Erysipel, (Stauungs-)Dermatitis, Kompartmentsyndrom, Sepsis, andere dermale Verletzungen (s. SOP Hautverletzungen in Sek. R, Kap. 8)

Ursachen/Anamnese

- kontaminierte Wunde nach Trauma oder Operation
- erneutes Trauma einer bereits versorgten Wunde
- verminderte Perfusion (pAVK)
- Stoffwechselentgleisung (z.B. Diabetes mellitus)
- immunsuppressive Therapie (ggf. auch sog. Biologika)
- terminale Niereninsuffizienz
- mangelnde Compliance der Patienten (z.B. übermäßiger Nikotingenuß, Drogenabusus)
- psychiatrische Erkrankungen, z.B. Münchhausen-Syndrom (auch „by proxy")

Diagnostik

– Klinische Untersuchung

- *Inspektion:* Rötung, Schwellung, Sekretion, Wundränder, Wundrandnekrose
- *Palpation:* Druckschmerz, Überwärmung, pDMS, Lymphknotenstatus
- *Funktionsprüfung:* Eingeschränkte/schmerzhafte Beweglichkeit
- Temperaturmessung
- Labor (BB, CRP, ggf. Procalitonin, zu Blutkulturen s. auch SOP Sepsis in Sek. G, Kap. 1), bei OP Indikation ggf. Blutgruppenbestimmung und Kreuzprobe
- mikrobiologische Probe bei Sekretion, Abstrich mit Gramfärbung bei Punktat, PCR für zügiges MRSA-Screening

– Bildgebung
  - Röntgen mit der Fragestellung: Knöcherne Beteiligung, Fremdkörper, Implantatlockerung, Lufteinschlüsse/Muskelfiederung
  - ggf. Sonographie mit der Fragestellung: Flüssigkeitsverhalt, Gelenkerguss

Konsil

- Orthopädie/Unfallchirurgie
- Gefäßchirurgie
- Handchirurgie
- Innere Medizin
- ggf. Psychiatrie

➲ Therapie

– Allgemeine Maßnahmen
  - Wundreinigung
  - Wunddokumentation, auch Fotodokumentation (Ausmaß der Rötung, evtl. begleitende Lymphangitis markieren)
  - Anlegen eines sterilen Verbandes
  - Immobilisation (Thromboseprophylaxe), Hochlagern der Extremität
  - kalkulierte Antibiotikatherapie erst nach Abstrich Entnahme einleiten aber nicht verzögern
  - bei Weichteilinfekten empirische Antibiotikagabe der 1. Wahl: Ampicillin/Amoxicillin + β-Lactam-Inhibitor, Alternative: Ceftriaxon + Clindamycin

– Konservative Therapie
  - engmaschige antiseptische Verbandswechsel und Wundkontrollen
  - ggf. großzügige Indikationsstellung zur stationäre Aufnahme
  - Beheben von reversiblen Ursachen (Konsil Gefäßchirurgie/Innere Medizin)

– Operative Therapie

  Dringlich (< 6 h)
  - gefährdete Osteosynthese/Endoprothese, Infektionen im Bereich der Hand der Gelenke, putride Sekretion, systemische Mitbeteiligung (drohende Sepsis)
  - mögliche OP-Techniken:
    - mikrobiologische Probe
    - radikales Debridement
    - (JET-)Lavage
    - Einlage von Medikamententrägern
    - temporärer Weichteilverschluss

  - Vakuumtherapie
  - kritische Beurteilung, ob Belassen der Osteosynthese möglich ist (Bildung eines Biofilms)
- Erhaltung ggf. bei Frühinfekt (< 6 Wochen nach Osteosynthese) ansonsten eher Wechsel oder Entfernen der Osteosynthese, ggf. mit Verfahrenswechsel (Fixateur Externe) weitere Revisionen/Etappenlavagen (bis zur Keimfreiheit) unmittelbar planen

Im Intervall
- wenn kein Ansprechen auf konservative Maßnahmen
- bei Verschlechterung des Befundes
- positiver Keimnachweis bei milder Klinik

Beachte

- Hand/Fuß: Eine schnelle Infektausbreitung ist z.B. entlang der Sehnen möglich und kann rasch zu einer Phlegmone führen!
- „Wer über eine Revision nachdenkt, hat die Indikation schon gestellt!"

11 Infekt Finger

Felix Walcher

Leitsymptomatik

- Druck- und Bewegungsschmerzen des Fingers
- „pulsierender" oder „pochender" Schmerz
- Schwellung, Rötung

Sofortmaßnahmen durch den Arzt

- keine

Diagnosen/Differenzialdiagnosen

- Infektion
- Distorsion
- Prellung
- Fraktur

Ursachen/Anamnese

- Verletzung an Fingerbeere oder Nagelwall (häufig aber auch keine Verletzung erinnerlich)
- Allgemeinsymptome (Schüttelfrost, Fieber, Leistungsknick, Abgeschlagenheit)

Diagnostik

— Klinische Untersuchung

- Inspektion (Verletzung)
- pDMS
- Bewegungsausmaß
- DS über Hohlhand bei Beugesehenphlegmone
- Lymphangitis, Lymphadenitis (Ausmaß der Rötung ev. begleitende Lymphangitis, Anzeichnen der Ausbreitung)
- Ggf. Sonographie (im Wasserbad zur besseren Ultraschallankopplung)
- Labor (BB, CRP)
- Körpertemperatur

Konsil

- Orthopädie/Unfallchirurgie
- Handchirurgie

➲ Therapie

- bei Nachweis eines putriden Verhaltes Inzision (ggf. in Leitungsanästhesie)
- Abstrich, Antibiogramm
- offene Wundbehandlung, i.d.R. keine Naht oder anderer Wundverschluß
- bei V.a. Sehnenbeteilgung, fortgeschrittenen Infekt oder Hohlhandphlegmone: operative Revision
- Ruhigstellung mit UA-Schiene (bei Lymphangitis OA-Schiene)
- ggf. bilanzierte Antibiose (s. SOP Entzündete Wunde in Sek. R, Kap. 10)
- Kühlung
- stationäre Aufnahme erwägen
- täglich Handbad
- ärztliche Kontrolle am Folgetag sicherstellen

Beachte

- „Wer über eine Revision nachdenkt, hat die Indikation bereits gestellt!“

12 Kompartmentsyndrom

Markus Baacke

Leitsymptomatik

- prall gespannte Weichteile, Glanzhaut
- Umfangsdifferenz
- Muskeldehnungsschmerz
- progredienter, nicht beherrschbarer, analgetikaresistenter Schmerz beim wachen Patienten nach Trauma oder Ischämie (bei analgosediertem Patienten kein Leitsymptom)

Sofortmaßnahmen durch den Arzt

- jegliche äußere Kompression (z.B. durch durch Stützverbände) eliminieren

Differenzialdiagnosen

- akute Ischämie, Phlebothrombose, Nervenläsion, Infektion, Phlegmasia cerulea dolens

Ursachen/Anamnese

- Extremitätentrauma (Fraktur, Quetschung) mit möglicher Einblutung in ein Kompartiment
- Lagerungsschaden bei Bewusstlosigkeit, Somnolenz, Intoxikation, Narkose
- Z.n. Ischämie und Reperfusion postoperativ
- zirkuläre Verbrennung
- iatrogenes Kompartmentsyndrom durch circuläre Stützverbände nach Trauma oder OP
- spontan oder iatrogen durch akzidentelle i.m. Applikation bei Antikoagulation z.B. in Bauchdecke
- i.m. Injektion (M. gluteus)

Diagnostik

– Klinische Untersuchung

- *Anamnese:* Art des Unfallmechanismus, Schmerzanamnese mit Progredienz im Stundenverlauf
- *Inspektion:* Prellmarken, Hämatomverfärbung, glänzende Haut, Weichteilschwellung
- *Palpation:* hartes Kompartiment; Funktionsverlust, Hypästhesie (initial Interdigital Z1/Z2) erst im Spätstadium (bereits eingetretener Defektzustand)

- *ggf. Druckmessung:* Ein Kompartmentsyndrom liegt vor, wenn bei normotensiven Kreislauf
  - der Kompartmentdruck > 30 mmHg ist oder
  - der diastolische Blutdruck minus Kompartmentdruck < 30 mmHg

Konsil

- Orthopädie/Unfallchirurgie
- spezielle Unfallchirurgie

➲ Therapie

– Allgemeine Maßnahmen

- stationäre Aufnahme
- flach lagern
- keine Kompression

– Spezielle Maßnahmen

- konservative Behandlung nur bei Kompartmentdruck unter 30 mmHg und nicht eindeutiger klinischer Symptomatik
- engmaschige klinische Kontrolle und ggf. wiederholte Druckmessung erforderlich

Operative Therapie

- **Notfall (< 2 h):** Dermatofasziotomie

Procedere

- stationäre Aufnahme
- operative Spaltung aller Kompartimente der betroffenen Extremität
- ggf. Vakuum-Therapie
- ggf. rekonstruktiver Wundverschluss im Intervall

Beachte

- Ein erhaltener Puls schließt ein Kompartmentsyndrom nicht aus!
- „Wer über eine Kompartmentspaltung nachdenkt, hat die Indikation schon gestellt!"
- Das Kompartmentsnydrom ist eine klinische Diangose. Eine invasive Druckmessung dient der Diagnosesicherung in unklaren Fällen oder bei bewusstseingetrübten Patienten ohne typische klinische Symptomatik!
- Bei kreislaufinstabilen Patienten muss die aktuelle Kreislaufsituation berücksichtigt werden!
- In allen Kompartimenten des Körpers kann sich ein Kompartmentsyndrom ausbilden!
- Seltenere Manisfestationsorte, z.B. Kompartmentsyndrom des Fußes bei gleichzeitigem Vorliegen eines Kompartmentsyndroms des Unterschenkels oder z.B. Hand/Unterarm sollten nicht übersehen werden!

Literatur

Wall CJ, Lynch J, Harris IA, Richardson MD, Brand C, Lowe AJ, Sugrue M; Liverpool (Sydney) and Royal Melbourne Hospitals (2010) Clinical practice guidelines for the management of acute limb compartment syndrome following trauma. ANZ J Surg 80(3), 151–6

S

Besondere Unfall- und Verletzungsmechanismen

1 Stromunfall

Carsten Kopschina und Matthias Münzberg

Leitsymptomatik

- Strommarken (Ein-/Austrittsstellen) (Verbrennungen I°-III°)
- Herzrhythmusstörungen (Kammerflimmern/Kammerflattern)
- Tetanische Muskelkontraktionen (**Cave**: Crush Niere und ANV)
- Thrombosen (durch Koagulation von Blutgefäßen)
- Vigilanzstörung, ggfs. para-/tetraplegiforme spinale Lähmung, zerebrale Krampfanfälle
- Sonderfall: Blitzunfall
- Hochspannungsunfall mit hoher Stromstärke und kurzer Einwirkzeit durch direkten Blitzeinschlag oder indirekt durch Schrittspannung (Stromfluss von Bein zu Bein)

Sofortmaßnahmen durch den Arzt

- Schockraumindikation prüfen (ABCDE-Evaluation) (s. SOP Polytrauma und Schwerverletztenbehandlung in Sek. A, Kap. 5)
- bei Herz-Kreislauf-Stillstand (SOP Reanimation in Sek. A, Kap. 1)
- bei Herzrhythmusstörungen (SOP Arrhythmie) (s. Sek. B, Kap. 5 u. 6)

Mögliche Begleitverletzungen

- Verbrennung, Explosionsfolgen (Verpuffung von Gasen – Inhalationstrauma)
- Frakturen/Luxation durch Muskelkontraktion und/oder Sturz/Anprall
- Herz-Kreislauf-Erkrankung, neurologische Erkrankung

Ursachen/Anamnese

- Ausmaß der Schädigung hängt ab von:
  - Stromstärke: Niederspannungsbereich < 1.000 Volt/Hochspannung > 1.000 Volt
  - Stromart (Gleich-/Wechselstrom)
  - Stromfrequenz
  - weitere Faktoren (Körperwiderstand, Dauer der Einwirkung, Stromweg, Kontaktfläche)
- Begleitverletzung durch Sturz aus größerer Höhe

Diagnostik

- **Klinische Untersuchung**
  - allgemeine körperliche Untersuchung
  - Neurologischer Status, GCS
  - Suche nach Strommarken (Stromeintritt und Austritt), Stromweg beachten
  - Ausschluss Kompartmentsyndrom
- **Diagnostische Maßnahmen**
  - 12-Kanal-EKG
  - BB, SB, CK, TropT/I (Rhabdomyolyse)
- **Bildgebung**
  - konventionelle Röntgendiagnostik bei V.a. Fraktur
  - ggf. CT bei V.a. Begleitverletzungen bei Z.n. Sturz

Konsil

- Orthopädie/Unfallchirurgie
- Innere Medizin
- Plastische Chirurgie

➲ Therapie

- **Allgemeine Maßnahmen**
  - Analgesie (s. SOP Schmerztherapie in Sek. X, Kap. 6)
- **Spezielle Maßnahmen**
  - **stationäre Aufnahme** zur Überwachung (mind. 24 Stunden)
    - bei pathologischem EKG
    - klinischen Symptomen (kardiale Symptome, zerebrale Auffälligkeiten) Gefäßverschlüssen, Thrombosen, relevanten Verbrennungen, Herz im Stromweg, pathologischen Laborwerten, muskulären Krämpfen, relevanten Vorerkrankungen
  - **ventrikuläre Arrhythmie**: Amiodaron 150 mg i.v.
  - **supraventrikuläre Tachykardie**: Metoprolol 5 mg i.v.
  - **weitere Therapie nach Befunden,** z.B. Behandlung von Verbrennungen (s. Sek. S, Kap. 5), Frakturen
  - **hoher Volumenumsatz** und Harnalkalisierung bei Rhabdomyolyse

Beachte

- Auf Zeichen einer tiefen Gewebeverletzung achten (Ödeme, Störung der Durchblutung, Motorik, Sensibilität, Flexionskontrakturen)!
- Mögliche Begleitverletzungen (s.o.) beachten!

2 Strangulation

Ingo Gräff

Leitsymptomatik

- inspiratorischer Stridor, Atemnot, Schluckstörung
- Vigilanzminderung, path. Neurologie
- hämodynamische Instabilität (Stimulation des Carotissinus)

Sofortmaßnahmen durch den Arzt

- Schockraumindikaiton prüfen (ABCDE-Evaluation) (s. SOP Polytrauma und Schwerverletztenbehandlung in Sek. A, Kap. 5)
- Cervicalstütze bis Ausschluss Fraktur oder diskoligamentärere Instabilitäten

Diagnosen/Differenzialdiagnosen

- Erhängen, Erdrosseln, Erwürgen

Ursachen/Anamnese

- *Erhängen:* Mechanische Einwirkung eines Strangwerkzeuges auf den Hals unter Ausnutzung der Körpermasse mit primärer Hirnanoxie durch Kompression der Carotiden und der Vertebralarterien (Ischämie) (s.a. Abb. 11)

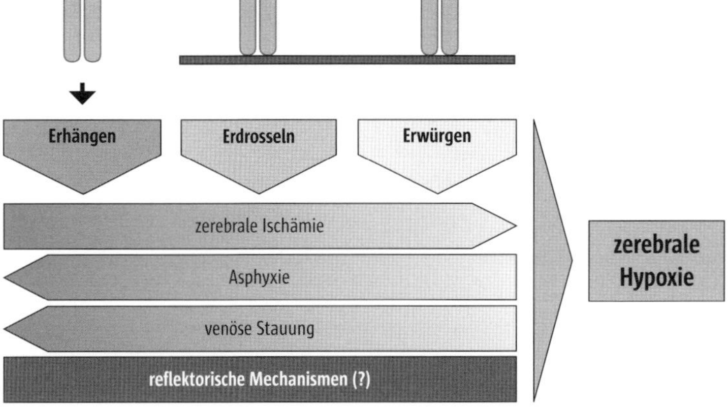

Abb. 11 Erhängen, Erdrosseln, Erwürgen: Pathophysiologie und Folgen

- *Erdrosseln:* Tötung durch Kompression des Halses durch Zusammenziehen eines um den Hals geschlungenen Gegenstandes unter Muskelkraft mit venösem Rückstau und ggf. Atemwegsverlegung
- *Erwürgen:* Tötung durch Kompression des Halses mit bloßen Händen (Pathophysiologie wie Erdrosseln)

Diagnostik

— Klinische Untersuchung
  - Inspektion (Strangulationsfurche, Drosselmarke, Fingerdruckspuren, Kratzer)
  - obere Einflussstauung (Petechien, Zyanose)
  - Palpation (z.B. Hautemphysem)
  - Auskultation Hals (Strömungsgeräusch, Stridor)
  - neurologische Untersuchung
  - Laryngoskopie
  - BB, SB, CK, aBGA
  - 12-Kanal-EKG

— Bildgebung
  - Röntgen HWS in 2 Ebenen und Densziel: Ausschluss HWS Fraktur
  - ggf. statt Röntgen: CT Hals mit KM: Ausschluss Kehlkopf Fraktur, Ödem, HWS Fraktur, Gefäßverletzung

— Weiterführende Diagnostik
  - Röntgen Thorax bei V.a. Aspiration
  - CCT: bei Bewusstseinsstörung und/oder neurologischem Defizit

Konsil

- HNO
- bei Suizidversuch Psychiatrie
- Orthopädie/Unfallchirurgie
- Anästhesiologie
- Rechtsmedizin

➲ Therapie

— Allgemeine Maßnahmen
  - Sicherung der Vitalfunktionen (frühzeitige Intubation bei resp. Insuffizienz und/oder Bewusstseinsstörung (**Cave**: Difficult Airway)
  - abschwellende Maßnahmen
  - stationäre Aufnahme überprüfen (Klinik)

— Spezielle Maßnahmen
  - stationäre Aufnahme, ggf. ICU oder IMC (bei V.a. Suizidalität)
  - ggf. erweitertes Monitoring

Operative Therapie
- ggf. Tracheotomie
- ggf. HWS Stabilisierung (s. SOP HWS-Trauma Sek. O, Kap. 1)

Beachte

- sorgfältige Dokumentation, ggf. Fotodokumentation!
- Suizidalität abklären!
- postakute Schwellung!
- Alarmierung Polizei erwägen/empfehlen!

3 Ertrinken, Beinahe-Ertrinken

Ingo Gräff, Michael Euler und Michael Leenen

Leitsymptomatik

- akute Dyspnoe, Zyanose durch Ein-/Untertauchen in Flüssigkeit, meist Aspiration
- Unterkühlung
- Angst, Erregungszustand
- ggfs. zerebrale Krämpfe, Bewusstlosigkeit
- traumatologische Begleitverletzungen: u.a. HWS-Trauma mit hohem Querschnittssyndrom nach Sprung in flaches Gewässer

Sofortmaßnamen

- Schockraumindikation prüfen (ABCDE-Evaluation) (s. SOP Polytrauma- und Schwerverletztenbehandlung in Sek. A, Kap. 5)
- schnellstmöglich Gabe von Sauerstoff ($FiO_2 = 1,0$)
- Wärmeerhalt
- Cervicalstütze bei V.a. HWS-Trauma
- hypotherme Patienten wenig bewegen (Vermeidung After drop)

Differenzialdiagnosen

- primär keine Differenzierung in Süß- oder Salzwasserertrinken
- Ursachen internistisch (akuter Myokardinfarkt, Intoxikation etc.) oder neurologisch (z.B. Apoplex, ICB etc.) bedenken

Ursachen/Anamnese

- Stürze von Nichtschwimmern ins Wasser
- Erschöpfungszustand und Unterkühlung
- epileptischer Anfall, Bewusstseinsstörung
- Tauchunfall
- Suizidversuch
- „feuchtes Ertrinken“: Ertrinkungsunfall mit Aspiration (90%)
- Lungenödem, Hypovolämie, Hämokonzentration bei > 2 l Salzwasser
- Hypervolämie, Hämolyse bei > 2 l Süßwasser
- „trockenes Ertrinken“ durch reflektorischen Atemstillstand durch Glottisschluss (10%)

Diagnostik

- Klinische Untersuchung
  - ausführliche klinische cranio-kaudale Untersuchung (Body Check)
  - Messung Körperkerntemperatur
- Weiterführende Diagnostik
  - 12-Kanal-EKG
  - Labor: BB, SB, CK, TropT/I, CRP, aBGA
  - Röntgen Thorax
  - Röntgen Extremitäten bzw. ggf. CCT/HWS und CT Stamm gemäß klinischem Verdacht auf Verletzungen
  - Evaluation eines sek. Ertrinkens (kardiale Ursache/Intoxikation/Stoffwechselstörung)

Konsil

- Orthopädie/Unfallchirurgie
- bei ungeklärter Ursache: Kardiologie, Neurologie
- Psychiatrie bei V.a. Suizid
- Anästhesie

➲ Therapie

- Allgemeine Maßnahmen
  - Sicherung der Vitalfunktionen (frühzeitige Intubation bei resp. Insuffizienz und/oder Bewusstseinsstörung)
  - stationäre Überwachung überprüfen
  - ggf. intensivmedizinische Therapie
- Spezielle Maßnahmen
  - CPR bei hypothermen Patienten nach ERC Guidelines
  - Hypothermiebehandlung (CPR-pflichtige Patienten ggf. mit HLM/ECMO wiedererwärmen)

Beachte

- „Nobody is dead until he is warm and dead!"

Literatur

Muth CM, Georgieff M, Winkler BE (2013) Tauch- und Ertrinkungsunfälle. Notfall Rettungsmed 16, 309–323

Schröder S, Muth CM (2011) Ertrinken, Tauchunfall, Unterkühlung: Praxis der Intensivmedizin. Springer Berlin. S. 673–684

4 Tauchunfall/Gasembolie (M. Caisson, Dekompressionskrankheit)

Ingo Gräff, Michael Euler und Michael Leenen

Leitsymptomatik

- leichte Symptome
  - Gelenkschmerzen („bends")
- schwere Symptome
  - Hautjucken („Taucherflöhe"/Cutis marmorata)
  - Bewusstseinsstörungen (Müdigkeit, Schwindel bis zur Bewusstlosigkeit)
  - neurol. Störung aller Schweregrade (Taubheitsgefühl, Lähmung, Stroke-Symptome, Querschnittsymptomatik, Koma)
  - cardiopulmonale Symptome (AP-Symptomatik, Dyspnoe)

Diagnosen/Differenzialdiagnosen

- Ursachen internistisch ACS (Stroke/ICB)
- neurologisch
- Unterkühlung/Vita minima

Sofortmaßnamen

- Schockraumindikation prüfen (ABCDE-Evaluation) (s. SOP Polytrauma und Schwerverletztenbehandlung in Sek. A, Kap. 5)
- schnellstmöglich Gabe von Sauerstoff ($FiO_2 = 1{,}0$)
- Wärmeerhalt
- großzügige Flüssigkeitsgabe

Ursachen/Anamnese

- Tauchgangsanamnese (Tauchtiefe, Tauchdauer, Flugreise nach Tauchgang, Wiederholungstauchgang, Tauchgang mit/ohne Drucklufttauchgerät)
- bekannte Lungenerkrankung, PFO
- Gasembolie nach z.B. elektrophysiologischer oder kardiochirurgischer Intervention

Konsil

- bei ungeklärter Ursache: Kardiologie, Neurologie

➲ Therapie

– Allgemeine Maßnahmen

Wache Patienten ohne Ateminsuffizienz:

- highflow O_2-Applikation mit höchstmöglichem FiO_2 (z.B. CPAP)
- Volumensubstitution nach Klinik

– Spezielle Maßnahmen

Patienten mit Bewusstseinseintrübung und/oder Ateminsuffizienz

- Intubation 100% Sauerstoff
- Volumengabe nach Monitoring/Bilanzierung
- Überwachung ggf. ICU
- CPR-pflichtige hypotherme Patienten ggf. mit HLM/ECMO wiedererwärmen

Hyperbare Sauerstofftherapie (HBO)

- Vorstellung/Rücksprache aller Patienten im Druckkammerzentrum oder Taucherarzt (beides unter: www.gtuem.org) zur Indikationsüberprüfung einer Rekompressionstherapie

Beachte

- „Nobody is dead until he is warm and dead!“
- Taucher dissimulieren nicht selten!

Literatur

Deutsche Gesellschaft für Tauch- und Überdruckmedizin (GTÜM) (2011) S2k Leitlinie Tauchunfall. AWMF online (Reg. Nr. 072-001). Stand: 20.3.2011. URL: http://www.awmf.org/uploads/tx_szleitlinien/072-001l_S2k_Tauchunfall_2011-03.pdf (abgerufen am 19.09.2014)

Deutsche Gesellschaft für Tauch- und Überdruckmedizin (GTÜM) (2014) Verzeichnis der Behandlungs-Druckkammern. URL: www.gtuem.org/33/Druckkammern.html (abgerufen am 19.09.2014)

Muth CM, Georgieff M, Winkler BE (2013) Tauch- und Ertrinkungsunfälle. Notfall Rettungsmed 16, 309–323

Schröder S, Muth CM (2011) Ertrinken, Tauchunfall, Unterkühlung: Praxis der Intensivmedizin. Springer Berlin. S. 673–684

5 Verbrennung

Peter-Friedrich Petersen, Sven Antweiler und Ingo Gräff

Leitsymptomatik

- Rötung
- Blasenbildung
- Verkohlung
- Schmerz
- Atemnot, Schock

Sofortmaßnahmen durch den Arzt

- Schockraumindikation prüfen (ABCDE-Evaluation) (s. SOP Polytrauma und Schwerverletztenbehandlung in Sek. A, Kap. 5)
- Kühlung bis max. 10 Minuten bei kleinflächigen Verbrennungen (Wasser 15–20°C – Patient darf nicht auskühlen)
- Insgesamt auf aktiven Wärmeerhalt achten, Kinder evtl. gar nicht kühlen!

Diagnosen/Differenzialdiagnosen

- Verpuffung
- Verbrühung
- Hochspannung/Lichtbogen
- Verätzung
- allergische Hautreaktion, Infektion, Erfrierungen (s. auch SOP Inhalationstrauma in Sek. K, Kap. 9)

Ursachen/Anamnese

- Hitze (Feuer, Herd, Heizung etc.)
- Stromunfall
- Strahlung (Sonne, Sonnenbank)
- Explosion

Diagnostik

– Klinische Untersuchung

- Inspektion
  - Dyspnoe, Stridor, Heiserkeit, Schluckbeschwerden, Rußreste (Anzeichen für Inhalation)
  - Augenbeteiligung
  - DSM peripher, Kompartment

- Ein- und Austrittswunden bei Stromverletzungen
- Beurteilung von Schweregrad (I–III) und Ausdehnung (9er Regel!) der Verbrennung (bei Kindern: Handflächenregel =1% der KOF)

— **Schweregrade**
- **Grad 1**: Epidermal; Rötung, Schwellung, starker Schmerz, intaktes Epithel
- **Grad 2a**: Oberflächlich dermal; Blasenbildung, feuchter hyperämischer Wundgrund, prompte Rekapillarisierung, Hautanhangsgebilde intakt, starker Schmerz
- **Grad 2b**: Tief dermal; Haarfollikel und Schweißdrüsenausführungsgänge mitbetroffen und teilweise zerstört, Fetzenförmige Epidermolyse; Blasenbildung, weißlicher, feuchter Wundgrund, gestörte Rekapillarisierung, Hautanhangsgebilde partiell vorhanden, mäßiger Schmerz
- **Grad 3**: Komplett dermal trockene, weiße, elfenbeinfarbige Hautnekrose bis hin zur Verkohlung, Verlust von Hautanhangsgebilden, keine Schmerzen

— **Palpation**
- Druckschmerz/Instabilität/Hautemphysem

— **Bildgebung**
- Röntgen Thorax bei V.a. Inhalationstrauma

— **Weiterführende Diagnostik**
- arterielle BGA bei V.a. Inhalationstrauma
- Intoxikationen bei Bränden in geschlossen Räumen (CO, Säuredämpfe, Halogene, Phosgene) beachten (s. entsprechende SOP Inhalationstrauma in Sek. K, Kap. 9)

Konsil

- Orthopädie/Unfallchirurgie
- Plastische Chirurgie
- HNO bei Explosionstrauma
- Ophtalmologie bei Augenbeteiligung
- zentrale Anlaufstelle für die Vermittlung von Betten für Schwerbrandverletzte: Feuerwehr Hamburg Tel. 040/4 28 51-39 98/leitstelle@feuerwehr.hamburg.de

➲ Therapie

— **Allgemeine Maßnahmen**
- bei Inhalationstrauma und respiratorischer Insuffizienz ggf. frühzeitige Intubation, ansonsten keine prophylaktische Intubation
- sterile Abdeckung, Verbrennungs-Verband

- **Cave**: keine prophylaktische systemische Antibiotikatherapie
- topisch antimikrobielle Sustanzen, keine farbigen oder gerbenden Desinfektionsmittel
- ggf. Tetanusschutz vervollständigen
- bei chemischen Verbrennungen Gefahrenblatt beachten (spezielle Maßnahmen)

– **Kriterien für Verbrennungszentrum**
- alle Patienten mit Verbrennung an Gesicht/Hals, Händen, Füßen, Ano-Genital- Region, Achselhöhle, Bereiche über großen Gelenken
- Patienten mit mehr als 15% zweitgradig verbrannter KOF
- Patienten mit mehr als 10% drittgradig verbrannter KOF
- Patienten mit Begleitverletzungen
- alle Patienten mit Inhalationstrauma
- alle Patienten mit schweren Vorerkrankungen
- Patienten mit Alter < 8 Jahre und > 60 Jahre
- alle Patienten mit elektrischen Verletzungen

– **Infusionstherapie**
- Erwachsene: 500 ml/h Kristalloid (bis 1 l/h); Kinder: 10–20 ml/kg KG/h
- nur Kristalloide (z.B. Ringer-Lösung), keine Kolloide (z.B. HAES, Gelatine oder Albumin)
- Parkland-Baxter-Formel:
  4 ml Ringerlösung x kg Körpergewicht x% verbrannte Körperoberfläche in 24 Stunden, wobei die Hälfte des errechneten Volumens in den ersten 4–8 h nach dem Trauma zugeführt werden soll bzw. in der ersten Stunde 1 ml x kg Körpergewicht x% verbrannte Körperoberfläche
- **Cave**: Überinfusion, daher Zielparameter:
  - arterieller Mitteldruck > 60 mmHg
  - Herzfrequenz < 120/min
  - Urinmenge (0,5–1 ml/kg KG)
  - Hämoglobin < 180 g/l
- ggf. Debridement

Beachte

- Eigenschutz (HIV, Hep. B + C)!
- Inhalationstrauma nicht übersehen! (**Cave**: Rettungspersonal)!
- Bei Verbrennung im Rahmen einer Explosion oder bei Rettungssprung immer Schockraum indiziert!
- Ab einem Verbrennungsausmaß von über 15% verbrannter Körperoberfläche (VKOF) beim Erwachsenen bzw. über 10% VKOF bei Kindern ist mit einem hypovolämischen Schock zu rechnen!
- Auf ausreichende Analgesie achten!

Literatur

Dt. Gesellschaft für Kinderchirurgie (2009) S2 Leitlinie Thermische Verletzungen im Kindesalter (Verbrennung, Verbrühung). AWMF online (Reg. Nr. 006-128). Stand: 1.1.2009. URL: http://www.awmf.org/leitlinien (in Überarbeitung) (abgerufen am 06.10.2014)

Dt. Gesellschaft für Verbrennungsmedizin (2011) S1 Leitlinie Thermische und Chemische Verletzungen. AWMF online (Reg. Nr. 044-001). Stand: 6.4.2011. URL: http://www.awmf.org/uploads/tx_szleitlinien/044-001l_S1_Thermische_und_Chemische_Verletzungen.pdf (abgerufen am 06.10.2014)

Gille J, Fischer H, Willms-Jones J-C (2012) Versorgung von Brandverletzten. Notfallmedizin up2date 7. URL: https://www.thieme.de/statics/bilder/thieme/final/de/bilder/tw_anaesthesiologie/Versorgung_Brandverletzungen.pdf (abgerufen am 26.09.2014)

Spelten O, WetschWA, Braunecker S, Genzwürker H, Hinkelbein J (2011) Abschätzung des Substitutionsvolumens nach Verbrennungstrauma. Der Anästhesist 60 (4), 303

Tintinalli JE (2011) Emergency medicine 7th ed., 1374–1380, McGraw-Hill

6 Erfrierung/Unterkühlung

Peter-Friedrich Petersen

Leitsymptomatik

- Rötung, Blässe, Blasenbildung, Nekrose, Schmerzen
- Körperkerntemperatur < 32°C
- Bewusstseinsstörung
- Langsame flache Atmung
- Hypotonie Schock
- Bei hoher kardialer Vulnerabilität Arrhythmien

Sofortmaßnahmen durch den Arzt

- Schockraumindikation prüfen (ABCDE-Evaluation) (s. SOP Polytrauma und Schwerverletztenbehandlung in Sek. A, Kap. 5)
- weiteres Auskühlen vermeiden, feuchte Kleidung entfernen
- bei möglicher Hypothermie abrupte Lagewechsel vermeiden (Mobilisation von kaltem Blut aus der Peripherie – after drop)
- CPR immer weiterführen bis Patient wiedererwärmt

Diagnosen/Differenzialdiagnosen

- Erfrierung Grad I–III
- allergische Hautreaktion
- Infektion
- Verbrennung
- Verätzung

Ursachen/Anamnese

- Kältetrauma: Wasser-, Ski- Bergunfall u.a. (Schnee, Eis, Feuchtigkeit, Wind)
- Bekleidung, Dauer der Exposition
- bereits aufgewärmt/aufgetaut
- Begleitverletzungen

Diagnostik

– Klinische Untersuchung

- *Inspektion:*
  - pDSM
  - Erhebung des neurovasculären Status
  - Beurteilung von Schweregrad (I–IV) und Ausdehnung der Erfrierung

  - Anzeichen einer systemischen Unterkühlung, Körperkerntemperatur (valideste Messung rektal/vesikal)
  - 12-Kanal EKG; **Cave**: Arrhythmien (insbes. Bradyaarhythmia absoluta, Asystolie, KF)

- Labor
  - BB, SB, CK, TropT/I, aBGA

- Schweregrade Erfrierung
  - **Grad 1**: Störung der Durchblutung (weiße Verfärbung der Haut, Hyposensibilität), nach Erwärmung Rötung, Schwellung, starker Schmerz, intaktes Epithel
  - **Grad 2**: Blasenbildung, serös bis blutig (tiefere Verletzung), bläulich-rötliche Verfärbung, Schwellung, starker Schmerz, partielle Hautnekrose
  - **Grad 3**: schwarze, harte (panzerartige) Gangrän der Haut, mäßiger Schmerz, vollständige Hautnekrose
  - **Grad 4**: trockene, schwarze, harte (panzerartige) Gangrän der gesamten betroffenen Körperteile inklusive Muskel- und Knochengewebe

Konsil

- Orthopädie/Unfallchirurgie
- Plastische Chirurgie
- HNO
- Handchirurgie

➲ Therapie

- Allgemeine Maßnahmen
  - Monitor-Überwachung bei Hypothermie mit KKT unter 34°C
  - Rhythmusüberwachung

- Spezielle Maßnahmen
  - **lokale Erfrierung**: rasches Auftauen der erfrorenen Körperteile in einem körperwarmen Wasserbad bis maximal 40° über einen Zeitraum von 20–30 min, *kein* akutes Debridement, trockene Wundbedeckung, keine Kompression, Debridement/Amputationen spät im Intervall (Wochen bis Monate)
  - **Hypothermie**: vorsichtige Erwärmung mit angewärmten Infusionen (37°), Heizdecken, ggf. externe Wiedererwärmung mittels extracorporaler Technik

Beachte

- CPR immer weiterführen bis wiedererwärmt!
- „Nobody is dead until he is warm and dead!“

Literatur

Soar et al. (2010) Kreislaufstillstand unter besonderen Umständen: Elektrolytstörungen, Vergiftungen, Ertrinken, Unterkühlung, Hitzekrankheit, Asthma, Anaphylaxie, Herzchirurgie, Trauma, Schwangerschaft, Stromunfall, Sektion 8 der Leitlinien zur Reanimation 2010 des European Resuscitation Council, Notfall Rettungsmed 13, 690–693

Tintinalli JE (2011) Emergency medicine 7th ed. 1331–1339. McGraw-Hill

7 Strahlenunfall

Sabine Blaschke

Anamnese/Unfallhergang

- Strahlenkontamination
  - von extern
  - radioaktiv
  - Inkorporation radioaktiver Nuklide
- Betriebsunfall (medizinische Einrichtung, Reaktorunfall, Transport radioaktiver Substanzen)

Symptome

- abhängig von
  - Art der Strahlung (Röntgen-, α-, β-, γ- radioaktive Strahlung
  - Strahlendosis (Äquivalenzdosis = Energiedosis, bewertet nach Strahlenart, Sievert Sv)
  - Dauer der Strahleneinwirkung
  - Größe des bestrahlten Körperareals
- Abgeschlagenheit
- Übelkeit, Erbrechen
- Kopfschmerzen, Bewusstseinstrübung
- Erythem

Diagnostik

– Klinische Untersuchung

- Vitalparameter, Body Check

– Labor

- BB, Kreatinin, Elektrolyte, CK, Q, PTT

➲ Therapie

– Sofortmaßnahmen

- Nachalarmierung Feuerwehr, betrieblicher Strahlenschutz
- Selbstschutz: Handschuhe, Schutzkleidung, Brille, Mundschutz
- Patienten aus der Gefahrenzone retten
- Abschätzung der Strahlendosis (Messergebnisse Dosisleistungsmessgerät, Zeit)

Bei Hautkontamination

- kontaminierte Kleidung entfernen
- Haut intensiv reinigen
- liegende Lagerung und in Decke einwickeln

Bei Inkorporation

- Erbrechen auslösen, ggfs. Magenspülung
- Transport in Strahlenschutzzentren

– **Weitere Therapie**

- konservativ im Strahlenschutzzentrum

T

Verletzungen und Erkrankungen im Kindesalter/im Alter

1 Trauma obere Extremität beim Kind

Janosch Dahmen, Michael Leenen und Alexandros P. Anastasiadis

Leitsymptomatik

- Schmerzen der oberen Extremität nach Trauma
- Fehlstellung
- eingeschränkte Beweglichkeit
- Schonhaltung
- Schwellung
- Wunden

Sofortmaßnahmen durch den Arzt

- Analgesie (s. SOP Schmerztherapie in Sek. X, Kap. 6), Ruhigstellung
- Grobreposition in Achse bei deutlicher Fehlstellung oder drohender Durchspießung nach ausreichender Analgesie

Diagnosen/Differenzialdiagnosen

- Frakturen Oberarm: subcapitale Humerusfraktur, Humerusschaft, supracondyläre (häufigste) Frakturen, Frakturen des Condylus radialis oder Epicondylus ulnaris, Apophysenabrissfrakturen
- Frakturen Unterarm (Besonderheiten: Grünholzfraktur, Wulstbruch)
- Sonderformen: Monteggiaverletzung
- Luxation/Subluxation des Radiuskopfes („Chassaignac-Lähmung")
- Luxationen, Bursaverletzung, Kompartmentsyndrom, proximaler gelegene Ursache möglich (Clavicula, Plexusschädigung, Wirbelsäulenverletzung)

Ursachen/Anamnese

- direkte Gewalt auf den Arm
- indirekte Gewalt durch Sturz auf den gestreckten/leicht gebeugten Arm
- Bagatelltrauma: forcierter axialer Zug am Arm bei Chassaignac-Lähmung

Diagnostik

— Klinische Untersuchung

- *Inspektion:* Fehlstellung, Wunde, Prellmarke, Hämatom, Schwellung
- *Palpation:* pDMS, Druckschmerz, Krepitationen, Instabilität
- *Funktionsprüfung:* Bewegungseinschränkung (mit angrenzenden Gelenken)

– **Bildgebung**
- *Röntgen:* betroffene Region in 2 Ebenen
  - auch auf indirekte Zeichen wie „Fat-Pad-Sign" achten
  - *Ellenbogen:* Zentrierung des Radiusköpfchens auf das Capitulum in jeder Stellung des Gelenkes; im seitlichen Strahlengang verläuft die Verlängerung der ventralen Corticalis des Humerus durch die Mitte oder ventral des Capitulums (Rogersche Hilfslinie)
- *Sonographie:* Frakturzeichen, Erguss, Bandläsion, Hämatom, Bursa
- *MRT:* bei komplexen oder unklaren Verletzungen

Konsil

- Orthopädie/Unfallchirurgie
- Pädiatrie
- Neurologie
- Gefäßchirurgie

➲ Therapie

– **Allgemeine Maßnahmen**
- Analgesie (s. SOP Schmerztherapie in Sek. X, Kap. 6)
- Ruhigstellung
- Schonung, Lagerung/Schienung, Kühlen

– **Spezielle Maßnahmen**
- antibiotische Therapie bei kontaminierter Wunde, offener Fraktur (s. SOP Offene Fraktur in Sek. R, Kap. 1)
- bei klinischem Verdacht auf Chassaignac-Lähmung (meist 1.–5. Lebensjahr, Bewegungseinschränkung und Schonhaltung häufig nach forciertem axialem Zug am Arm sowie fehlenden klinischen Frakturhinweisen) Reposition durch zeitgleiche Extension im Ellenbogengelenk, Supination des Unterarmes und Druck auf das Radiusköpfchen. Wenn dann wieder normale Bewegung, keine weitere Ruhigstellung und keine Bildgebung;
- bei Verdacht auf traumatische Bursaeröffnung: Bursektomie

Konservative Therapie
- bei wenig/nicht dislozierten Frakturen in Abhängigkeit von Alter und Lokalisation
- bei Schmerzen großzügige Indikation zur Ruhigstellung auch bei Fehlen von Frakturzeichen in der Bildgebung (Wiedervorstellung am Folgetag)

Operative Therapie

Notfall (< 2 h):

- bei verbleibender peripherer Pulslosigkeit nach Reposition oder sensomotorischem Defizit nach Reposition

Dringlich (< 6 h):

- offene Frakturen, drohende Perforation, erfolglose Reposition nach Luxation, Luxationsfrakturen, grobe Fehlstellung, komplexe Weichteilverletzung
- alle operativen Verfahren sollten je nach Begleitumständen mit Rücksicht auf Alter und Beschwerdelage des Kindes möglichst ohne zeitliche Verzögerung zum nächsten günstigen Zeitpunkt durchgeführt werden!

Beachte

- Vertrauensvolle Kommunikation aufbauen, Behandungsschritte erläutern, sorgfältige Aufklärung!
- Einerseits Zurückhaltung bei einer zu erwartenden schmerzhaften, klinischen Untersuchung und andererseits kritische Indikationsstellung der radiologischen Diagnostik! Daher: ggf. schrittweise Ausschlussdiagnostik durch gezielte Aufnahmen, keine Aufnahme „ganze Extremität" etc. bei unklarer Schmerzlokalisation
- Kein Röntgen der asymptomatischen Gegenseite!
- Röntgenkontrolle nach Reposition und ggf. nach Gipsanlage!
- Gipskontrolle am Folgetag und pDMS Kontrolle sicherstellen!
- Beurteilung der Wachstumsfugen im Vergleich mit dem Kinderröntgenatlas!
- Auf Zeichen einer Misshandlung achten: bagatellisierende oder auch überbesorgte Eltern, wiederholter Arztwechsel, Verletzungen unterschiedlichen Alters!

2 Trauma untere Extremität beim Kind

Martin Scheele und Janosch Dahmen

Leitsymptomatik

- Schmerzen der unteren Extremität nach Trauma
- Fehlstellung
- eingeschränkte Beweglichkeit, Schonhaltung
- Schwellung, Rötung, Wunde

Sofortmaßnahmen durch den Arzt

- Analgesie (s. SOP Schmerztherapie in Sek. X, Kap. 6)
- Grobreposition in Achse bei deutlicher Fehlstellung oder drohender Durchspießung nach ausreichender Analgesie

Diagnosen/Differenzialdiagnosen

- Epiphyseolysis capitis femoris: akut, akut auf chronisch, chronisch
- Differenzialdiagnose Coxitis: kein Trauma, Fieber (septische Coxitis), meist übertriebene Sportbelastung oder Infekt in der Anamnese
- Luxationen: Hüftgelenk (auch bei Bagatelltraumen bei jungen Kindern), Patellaluxationen, Luxationsfrakturen des Fußes
- *Femur-Frakturen:*
  - selten: Femurkopf, Schenkelhals, Trochanterregion, Kondylen
  - häufiger: Femurschaft, Supracondyläre Frakturen, Epiphysenverletzung, Apophysenabrissverletzungen
- *Kniegelenk:* osteochondrale Frakturen, knöcherner Ausriß des vorderen Kreuzbandes, intraligamentäre vordere Kreuzbandruptur, Meniskusverletzungen
- *Tibia-Frakturen:* Tibia Eminentia-Ausrisse, Ausrisse der Tuberositas tibia (*Diff.:* Osgood-Schlatter), Frakturen des Tibiakopf, der proximale Tibiametaphyse, Tibiaschaft, Malleolus medialis, Übergangsfrakturen insbes. distale Tibia
- Frakturen der Fibula, Calcaneus, Metatarsale, Zehen
- Kniebinnenschäden: Kreuzbandapparat, Menisken, Patellaluxation
- *Distorsionsverletzungen:* Knie und OSG (Syndesmose, LTFA = vorderes Aussenband)
- Muskelfaserriss, Bursaverletzung, Kompartmentsyndrom
- Weichteilverletzungen, Überrolltrauma insbes. Fuß
- nicht traumatische Ursachen (Epiphysiolyse, Coxitis, rheumatisches Fieber) s. u.a. SOP Schmerzen Hüfte beim Kind (Sek. T, Kap. 3)

Ursachen/Anamnese

- direkte Gewalt auf das Bein
- indirekte Gewalt/Verdrehtrauma des Beines bei gestrecktem oder gebeugtem Kniegelenk
- Bagatelltrauma/Bewegungsablauf z.B. bei habitueller Patellaluxation oder Epiphysiolyse capitis femoris/Coxitis
- Kettenverletzung bei Hochrasanztrauma z.B. Dashboard-Injury

Diagnostik

– Klinische Untersuchung

- *Inspektion:* Fehlstellung, Wunde, Prellmarke, Hämatom, Schwellung
- *Palpation:* pDMS, Druckschmerz, Krepitationen, Instabilität
- *Funktionsprüfung:* Bewegungseinschränkung (mit angrenzenden Gelenken), Dokumentation nach Neutral-Null-Methode
- *spezielle Funktionsuntersuchung* (Knie: Kreuz-/Seitenband-Stabilität, Meniskuszeichen; OSG: Syndesmoseninstabilität)

– Bildgebung

- Röntgen: betroffene Region in 2 Ebenen (auch auf indirekte Zeichen wie „Fat-Pad-Sign" achten), ggf. Spezialaufnahmen
- Sonographie: Frakturzeichen, Erguss, Bandläsion, Hämatom, Bursa
- MRT bei unklaren oder komplexen Verletzungen: Indikation zur dringlichen Intervention prüfen
- CT: regionsbezogen z.B. Übergangsfrakturen und Luxationsfrakturen der distalen Tibia oder des Fußes

Konsil

- Orthopädie/Unfallchirurgie
- Pädiatrie
- Kinderchirurgie
- Neurologie
- Gefäßchirurgie

➲ Therapie

– Allgemeine Maßnahmen

- Analgesie (s. SOP Schmerztherapie in Sek. X, Kap. 6)
- Ruhigstellung
- Kühlung, Schonung, Lagerung/Schienung, ggf. Thromboseprophylaxe bei adoleszenten Kindern

– **Spezielle Maßnahmen**
  - antibiotische Therapie bei kontaminierter Wunde, offener Fraktur (s. SOP Offene Fraktur in Sek. R, Kap. 1)
  - bei traumatischer Bursaeröffnung: Bursektomie

Konservative Therapie

- bei Prellungen/Distorsion Salbenverbände, symptomatische Therapie und beschwerdeadaptierte Aufbelastung, ggf. Unterarmgehstützen, ggf. bildgebende Verlaufskontrolle nach 3–5 Tagen
- bei wenig/nicht dislozierten Frakturen in Abhängigkeit von Alter und Lokalisation Ruhigstellung und Verlaufskontrollen
- bei Schmerzen großzügige Indikation zur Ruhigstellung auch bei Fehlen von Frakturzeichen in der Bildgebung (Wiedervorstellung am Folgetag)

Operative Therapie

Notfall (< 2 h):

- bei verbleibender peripherer Pulslosigkeit oder schwerem sensomotorischen Defizit nach Reposition

Dringlich (< 6 h):

- offene Frakturen, drohende Perforation, erfolglose Reposition nach Luxation, Luxationsfrakturen, grobe Fehlstellung, komplexe Weichteilverletzung
- Epiphyseolysis capitis und Schenkelhalsfraktur:
  - immer Entlastung des Hämarthros, bei Epiphyseolysis capitis
  - ggf. Extension über Nacht, wenn Notfallversorgung akut nicht möglich
  - grundsätzlich aber schnellstmögliche Versorgung empfohlen

Allgemeines zur operativen Therapie

- Alle übrigen operativen Verfahren sollten je nach Begleitumständen mit Rücksicht auf Alter und Beschwerdelage des Kindes möglichst ohne zeitliche Verzögerung zum nächsten günstigen Zeitpunkt durchgeführt werden.
- Kindgerechte Versorgungen in erster Linie anstreben, wie z.B. minimalinvasive Osteosynthesen, die eine Frühmobilisation erlauben.
- Bei relevanter klinischer Kniegelenksinstabilität und Verdacht auf Einklemmungszeichen sollte eine frühzeitige MRT-Diagnostik und/oder umgehende arthroskopische Versorgung veranlasst werden.

Beachte

- Knieschmerzen können aktue Hüftprobelmatik maskieren!
- Vertrauensvolle Kommunikation aufbauen, Behandungsschritte erläutern, sorgfältige Aufklärung!
- Einerseits Zurückhaltung bei einer zu erwartenden schmerzhaften, klinischen Untersuchung und andererseits kritische Indikationsstellung der radiologischen Diagnostik!
- Kein Röntgen der asymptomatischen Gegenseite!
- Beurteilung der Wachstumsfugen im Vergleich mit dem Kinderröntgenatlas!
- Kettenverletzung der angrenzenden Abschnitte ausschließen!
- Komplikationen erwähnen: Hüftkopfnekrose bei akuter Epiphyseolysis capitis femoris, Schenkelhalsfraktur und Hüftgelenksluxation!
- Röntgenkontrolle nach Reposition und ggf. nach Gipsanlage!
- Gipskontrolle am Folgetag und pDMS Kontrolle sicherstellen!
- Auf mögliche Zeichen der Misshandlung/Mißbrauch achten (bagatellisierende oder auch überbesorgte Eltern, wiederholter Arztwechsel, Verletzungen unterschiedlichen Alters)!

3 Schmerzen Hüfte beim Kind

Peter Cornelius Kreuz, Wolfram Mittelmeier, Philipp Bergschmidt und Jörg Nowotny

Leitsymptomatik

- Schmerzen Leisten-, Trochanter- und/oder Glutealregion
- Schonhaltung, Schonhinken, ggf. Schmerzausstrahlung bis zum Kniegelenk
- ggf. auch isolierter Knieschmerz
- Verstärkung unter Belastung

Sofortmaßnahmen durch den Arzt

- keine

Diagnosen/Differenzialdiagnosen

- Epiphyseolysis capitis femoris (ECF), Morbus Perthes
- septische Coxitis, Osteomyelitis, Coxitis fugax
- Hüftgelenksdysplasie, Coxa valga antetorta, Coxa saltans
- benigne Tumoren: Osteochondrom, Chondroblastom, fibröse Dysplasie, juvenile Knochenzyste, Osteoidosteom
- maligne Tumoren: Osteosarkom, Ewing-Sarkom, ALL (akute lymphat. Leukämie)
- Metastasen: z.B. beim Neuroblastom
- rheumatische Erkrankungen: juvenile rheumatoide Arthritis, reaktive Arthritiden als Monarthritis (z.B. Borreliose), Oligoarthritis (z.B. Salmonellen) oder Polyarthritis (z.B. Viren), rheumatisches Fieber/Poststreptokokkenarthritis, Kollagenosen (z.B. system. Lupus erythematodes SLE, juvenile Dermatomyositis, Mischkollagenosen), Vaskulitiden (z.B. Purpura Schönlein-Hennoch)
- battered Child
- Wachstumsschmerz, Beinlängendifferenz
- BSV, Radikulopathie

Ursachen/Anamnese

- Hinken, Lähmung, Stolpern, Schongang, Watscheln
- Fieber, Schmerzen, apathisch oder reizbar, Bewegungseinschränkung, Alter (Differenzialdiagnose bei M. Perthes, ECF, Knochentumoren)
- B-Symptomatik bei Tumoren (Fieber, Nachtschweiß, Abgeschlagenheit, Gewichtsverlust)

- vorangegangene Hüftgelenkserkrankungen, Hüftscreening U3
- Syndrome (z.B. M. Gaucher, Mukopolysaccharidose, multiple epiphysäre Dysplasie, spondyloepiphysäre Dysplasie)
- hämatologische Erkrankungen (Hämophilie, ALL), bakterielle Streuung durch vorangegangene/persistierende Infekte (offene Wunden, HNO, cardial, pulmonal, GIT, UGT), Familienanamnese (Erkrankungen des rheumatoiden Formenkreises, Tumoren, Hüftgelenkserkrankungen, Syndrome)
- Habitus, Wachstumsschmerz
- neurologische Erkrankungen
- Zeckenbiss
- Trauma, Missbrauch

Diagnostik

– Klinische Untersuchung
  - *Inspektion:* 5 Entzündungszeichen (**Cave**: oft bland trotz septischer Arthritis, rheumatischer Erkrankungen, Tumoren), Hautveränderungen (Borreliose, Purpura, Kollagenosen, Hämatome z.B. bei Misshandlung), Gangbild, Beckenschiefstand, Beinlänge, Achse und Rotation (Beinverkürzung und Außenrotation bei ECF), Muskelatrophien, Kontrakturen, Ausweichbewegungen, Befall anderer Gelenke
  - *Palpation und klinische Untersuchung:* Druckschmerz Leiste, Trochanter, M. piriformis, ISG, Bewegungsprüfung nach Neutral-Null-Methode im Seitenvergleich, Trendelenburgzeichen, Tractusschnappen, Lymphknotenstatus, Hernie
  - *orientierende neurologische Untersuchung* (Sensibilität/Motorik/Reflexe) in Abhängigkeit von der entsprechenden Segmenthöhe, Lasègue- und umgekehrter Lasègue-Test, Wirbelsäulenkrümmungen, Hüftlendenstrecksteife (Brettsyndrom) bei jugendlichem BSV oder Spondyloptose

  Typische klinische Befunde
  - M. Perthes, Coxitis fugax, sept. Coxitis: Abduktionshemmung, pos. Patrick-Test (Differenzialdiagnose: ISG-Syndrom, Adduktorensyndrom, funktionelle Störungen des Hüftgelenkes)
  - ECF: Drehmann-Zeichen, Beinverkürzung und Außenrotation
  - Coxa valga antetorta: vermehrte Innenrotation in Bauchlage
  - sept. Coxitis: Fieber, Infektanamnese, Labor (CRP, BB)

– Bildgebung
  - Sonographie (intraartikulärer Erguss im Seitenvergleich, Weichteile, Hernie, Lymphknoten)
  - Röntgen Hüfte in 2 Ebenen, ggf. Röntgen Beckenübersicht (bei ECF und M. Perthes immer Röntgen der Gegenseite, da häufig bds.!), ggf. Imhäuser-Aufnahme (ECF) und Rippstein-Aufnahmen (Hüftdysplasie)
  - MRT ggf. mit KM bei weiter unklarer Ursache

– **Umfelddiagnostik**

Allgemein

- BB, CRP, bei positiver Infektanamnese
- Blutkulturen bei Fieber

Speziell

- rheumatoide Arthritis: CRP, RF, ELISA-Tests für anti-CCP- (zyklische citrullinierte Peptid-)Antikörper
- rheumat. Fieber: ASL-Titer, Rachenabstrich, EKG (PQ-Zeit ↑)
- Hämophilie, Von-Willebrand-Jürgens-Syndrom: PTT, Blutungszeit, ggf. Faktorenanalyse (vWF, FVIII, FIX)
- Kollagenosen (z.B. SLE): ANA (antinukleäre AK)
- Vasculitiden: ANCA (Antineutrophilen-Cytoplasma-AK)
- Urinuntersuchung (Hämaturie, Proteinurie, Bakterien)
- Borreliose: PCR für Borrelien-DNA aus Synovia, Liquor, Urin (da erregerspezif. IgM- und IgG-AK erst 3–8 Wochen nach der Infektion auftreten)
- Osteitis, Coxitis: Erregernachweis mittels Biopsie/Punktion (**Cave:** 14 Tage Bebrütung; chron. Osteitiden oft ohne Erregernachweis)

Konsil

- Orthopädie/Unfallchirurgie
- Kinderorthopädie
- Pädiatrie
- Rheumatologie

➲ Therapie

– **Allgemeine Maßnahmen**

- analgetisch-antiphlogistische Therapie: Iburofen-Saft bei Kindern ab 6. Monat (**Cave:** Dosierung gewichts- und altersadaptiert)
- Schonung (ggf. Bettruhe oder Unterarmgehstütze mit Entlastung)

– **Spezielle Maßnahmen**

spezifische Therapie in Abhängigkeit von der Diagnose!
(Cave: ECF akut und septische Coxitis sind orthopädische Notfälle!)

- Bakterielle Infektionen: Antibiose nach Antibiogramm, Spülung bei Coxitis
- Epiphyseolysis capitis femoris (ECF): Bettruhe, immer Operation (meist bilateral)
  - *ECF akut und akut auf chronisch:* sofortige Bettruhe, schonende Reposition und Fixierung mit K-Drähten, Hämatomentlastung, ggf. Fixierung der Gegenseite

  - ECF *chronisch:* keine Reposition, Therapie je nach Dislokationsgrad: <30°: in situ Fixierung mit K-Drähten oder Schrauben; 30°–50°: in situ Fixierung und intertrochantäre Korrekturosteotomie nach Imhäuser (flektierend, valgisierend, derotierend); >50°: Schenkelhalsosteotomie, ggf. in Kombination mit Hüftluxation (**Cave**: hohe iatrogene Nekroserate!)
- M. Perthes
  - **Catterall I, II, Herring A**: konservativ mit Entlastung, Physiotherapie zur Verbesserung der Beweglichkeit, ggf. Analgesie
  - **Catterall III, IV, Herring B, C und Alter > 6–8, Auftreten von Risikozeichen**: operativ mit intertrochantärer Varisationsosteotomie

Beachte

- Entlastung bei fraglichen Befunden bis zur Durchführung der weiterführenden Diagnostik!

Literatur

Deutsche Gesellschaft für Rheumatologie (2011) S3 Leitlinie Frühe Rheumatoide Arthritis, Management der frühen Rheumatoiden Arthritis. AWMF online (Reg. Nr. 060-002). Stand: 31.8.2011. URL: http://www.awmf.org/uploads/tx_szleitlinien/060-002p_S3_Management_fr%C3%BChe_rheumatoide_Arthritis_2011-10.pdf (abgerufen am 19.09.2014)

Grifka J, Kuster M (2011) Orthopädie und Unfallchirurgie. Heidelberg Springer

Hefti F (2009) Kinderorthopädie in der Praxis. 2. Auflage. Heidelberg Springer

Niethard FU (2009) Kinderorthopädie. 2. Auflage. Stuttgart Thieme

4 Geriatrischer Patient nach Trauma

Roland Biber, Nikolai Fleiter, Uwe Schweigkofler, Matthias Münzberg und Carsten Kopschina

Leitsymptomatik

- Unfälle von Patienten
  - ≥ 70 Jahre + geriatrietypische Multimorbidität oder
  - ≥ 80 Jahre

Sofortmaßnahmen durch den Arzt

- je nach vorliegendem Verletzungsmuster (s. entspr. SOP)

Definition

Definition für geriatrietypische Multimorbidität

- wenn 2 oder mehr der folgenden Merkmalkomplexe vorliegen:
  - Immobilität
  - Sturzneigung und Schwindel
  - kognitive Defizite (z.B. Demenz, Delir)
  - Inkontinenz
  - Dekubitalulzera
  - Fehl- oder Mangelernährung
  - Störung des Flüssigkeits-/Elektrolythaushalts
  - Depression oder Angststörung
  - chronische Schmerzen
  - Sensibilitätsstörung
  - Gebrechlichkeit
  - Seh- oder Hörbehinderung
  - fehlerhafte Medikamenteneinnahme
  - hohes Komplikationsrisiko

Alterstraumatologische Tracer-Diagnosen

- Frakturen des coxalen Femur
- Frakturen des proximalen Humerus
- Wirbelkörperfrakturen
- periprothetische Frakturen
- distale Radiusfrakturen

Anamnese

- Kontaktdaten (Hausarzt/Pflegeheim) von Rettungsdienst oder Angehörigen erheben!
- häufig Fremdanamnese erforderlich:
  - Patientenwille (Patientenverfügung, Betreuung)
  - bisherige Medikation (mögliche Überdosierung, Sturz- oder Delirursache, Gerinnungshemmer)
  - psychosoziale Situation (Mobilität und Unterbringung vor Unfall, bekannte Demenz oder Pflegebedürftigkeit, Angehörige)
  - Kontaktdaten Angehörige/Betreuer
  - frühere Frakturen (ggf. Hinweise auf Osteoporose)

Diagnostik

- Untersuchungen gemäß SOP des jeweiligen Verletzungsmusters
- Labor (BB, SB, Glc, CRP, Q, PTT)
- Puls und RR, Temperatur
- 12-Kanal-EKG

Konsil

- Orthopädie/Unfallchirurgie
- je nach vorliegendem Verletzungsmuster (s. entsprechende SOP in Sek. R, Kap. 8) Innere Medizin oder Geriatrie
- Neurologie
- Psychiatrie

➲ Therapie

- Therapien gemäß SOP des jeweiligen Verletzungsmusters
- frühzeitig Ausgleich des **Flüssigkeits-/Elektrolythaushalts** und BZ
- **ein Delir** (hyper-/hypoaktiv) ist ein Notfall und erhöht die Letalität beträchtlich (mögliche Konsile und medikamentöse Behandlung, wenn keine Ursache ersichtlich)
- **bei OP-Indikation** zügige operative Versorgung durchführen, längere präoperative Nüchternheit vermeiden

Beachte

- subtile Symptome
- Symptomarmut (fehlende Organschmerzen)
- atypische Beschwerden oder mehrdeutige Symptomatik

- Delir: oft dominantes Symptom bei Myokardinfarkt, Harnverhalt, Elektrolytentgleisung, Infekt oder Apoplex
- unklarer Sturz: evtl. Apoplex, Synkope, Gebrechlichkeitssyndrom (Frailty)
- Somatisierung: organische Leiden werden bei Depression überbetont
- Wirkungen häuslicher Medikation (Priscus-Liste): z.B. Antiparkinsonmittel (Dyskinesien, Inkontinenz, Halluzination), Betablocker (Bradykardie mit Maskierung von Schockzeichen), NSAR (Niereninsuffizienz, Hämoglobinmangel bei latenten GIT-Blutungen)
- FA Geriatrie frühzeitig hinzuziehen zur Prüfung der Indikation einer geriatrischen frührehabilitativen Komplexbehandlung (OPS 8-550)!
- OP-Verfahren anstreben, die eine Vollbelastbarkeit der Extremität oder Wirbelsäule erlauben!
- keine OP-Verzögerung durch unrealistische Verbesserungsversuche des Allgemeinzustandes, jedoch Ausgleich von Flüssigkeitsdefizit, Elektrolyten etc. idealerweise in Rücksprache mit Geriater oder geriatrisch erfahrenem Internisten!
- ggf. Optimierung der Gerinnung!

U

Ophthalmologische Notfälle

1 Augenverletzungen

Sabine Blaschke

Anamnese/Unfallhergang

- mechanische Verletzungen
  - nicht-penetrierende Fremdkörper ohne Penetration
  - penetrierende/perforierende Verletzung
  - stumpfe Verletzung (Contusio bulbi)
- Verbrennung/Verätzung (Laugen, Säuren)

Symptome

- Augenreizung (Rötung der Bindehaut, Tränen, Schmerzen, Blepharospasmus)
- Sehstörungen
- **Cave**: Visusverlust durch direkte Verletzung, sekundäre Infektion

Diagnostik

- klinische Untersuchung: lokale Inspektion
- Differenzialdiagnose/Begleitverletzungen

➲ Therapie

– Sofortmaßnahmen

- präklinische spezifische Therapie nur bei
  - V.a. nicht penetrierende Fremdkörper
  - Augenverätzung/verbrennung

Augenspülung

- grobe Partikel mit Kompresse oder Wattestäbchen entfernen
- Kopf zur Seite des erkrankten Auges
- Auge durch Helfer offen halten
- Flüssigkeit: Wasser oder Ringerlösung
- Flüssigkeit ausgiebig über Horn- und Bindehaut fließen lassen
- gezieltes Nachspülen der Bindehautumschlagsfalten mit 10–20 ml Spritze
- Fortführung der Spülung auch während des Transports

nichtpenetrierende Augenverletzung

- Augenspülung

penetrierende Augenverletzung

- steriles Abdecken mit Mullkompressen

Verbrennungen/Verätzungen

- ausgiebige Augenspülung

– **Weitere Therapie**
  - Fortführung der spezifischen Therapie durch Augenarzt

2 Glaukomanfall

Sabine Blaschke

Anamnese/Ursachen

- Erhöhung des Augeninnendrucks (> 60 mmHg)

Symptome

- starke Augenschmerzen
- Übelkeit, Erbrechen, Kopfschmerzen
- Visusverschlechterung

Diagnostik

– Klinische Untersuchung
  - Inspektion: entzündliche Rötung des Auges
  - unregelmäßig erweiterte Pupille, träge Lichtreaktion
  - Palpation (Oberlid): „steinharter" Bulbus

– Differenzialdiagnose/Begleitverletzungen

➲ Therapie

– Sofortmaßnahmen
  - Lagerung: Oberkörper hoch
  - venöser Zugang
  - Pupillenverengung: Pilocarpin 1%-Lösung alle 10 min 1 Tropfen
  - Sedierung: Midazolam 2,5–5 mg i.v.
  - Analgesie: Morphin 5–10 mg i.v.

– Weitere Therapie
  - konservativ: spezifische Therapie durch den Augenarzt

V

Spezielle Notfälle bei Säuglingen und Kindern

1 Anaphylaxie, Säuglings- und Kindesalter

Sabine Blaschke

Anamnese/Ursachen

Allergische Reaktion

- Medikamente (Antibiotika, Lokalanästhetika, jodhaltige Kontrastmittel, ...)
- Insektengifte
- Vakzinen
- Nahrungsmittel

Symptome

- Urtikaria, Juckreiz
- Bronchospasmus
- Schock, Herz-Kreislaufstillstand

Diagnostik

- klinische Untersuchung: Vitalparameter, Auskultation Lunge
- Sonographie
- Labor

➲ Therapie

– Sofortmaßnahmen

- Unterbinden der weiteren Allergenzufuhr!
- bei Bewusstlosigkeit: stabile Seitenlage
- bei Atemnot: Oberkörper hoch
- bei Hypotonie: Schocklagerung

– Medikation

- Antihistaminika: Clemastin (Tavegil) 0,025–0,05 mg/kg KG i.v.
- Methylprednisolon 2 mg/kg KG i.v.
  - < 15 kg KG: 50 mg
  - 15–30 kg KG: 100 mg
  - 30–60 kg: 250 mg
  - > 60 kg KG: 500–1.000 mg

Allergischer Schock

- Adrenalin 0,01 mg/kg KG i.v.
  - < 15 kg: 0,1 ml/kg KG (von 1 mg/10 ml)
  - 15–30 kg: 0,1 ml/kg KG (von 1 mg/10 ml)
  - 30–60 kg KG 0,05–0,1 ml/kg KG (von 1 mg/10 ml)
  - > 60 kg KG: 0,05–0,1 ml/kg KG (von 1 mg/10 ml)
- *oder per Inhalation* Adrenalin 5–10 Hübe

Bronchospasmus

- Theophyllin 5 mg/kg KG i.v.

— **Weitere Therapie**
- konservativ

Literatur

Deutsche Gesellschaft für Allergologie und klinische Immunologie (DGAKI) et al. (2014) S2 Leitlinie Akuttherapie und Management der Anaphylaxie. AWMF online (Reg. Nr. 065-025). In: Allergo J Int 23, 96-112. URL: http://www.awmf.org/uploads/tx_szleitlinien/061-025l_S2k_Akuttherapie_anaphylaktischer_Reaktionen_2013-12.pdf (abgerufen am 24.09.2014)

2 Akute Atemnot im Säuglings- und Kindesalter

Sabine Blaschke

Anamnese/Ursachen

- Aspiration von Fremdkörpern
- Asthma bronchiale
- Epiglottitis, perakute bakterielle Infektion der Epiglottis durch H. influenzae
- Krupp bzw. Pseudokrupp: stenosierende Laryngotracheitis (meist viral)

Symptome

- *Aspiration von Fremdkörpern:* plötzlicher Husten, Dyspnoe (bis Apnoe), Stridor
- akute Dysnoe, Stridor, Unruhe, Angst, verlängertes Exspirium
- bellender Husten, Heiserkeit, inspiratorische Einziehungen am Thorax und Halsbereich, periorale Blässe, Zyanose, Tachypnoe

Diagnostik

- klinische Untersuchung
- Sonographie
- Labor

➲ Therapie

– Sofortmaßnahmen

- stabile Seitenlage
- Absaugen des Nasopharynx
- O_2-Gabe über Maske

Beruhigen des Kindes

- Kind auf dem Arm der Mutter an die frische Luft bringen
- O_2 per Nasensonde
- Inhalation: Adrenalin
- Luftbefeuchtung (Wasserdampf)
- Corticoide: Prednisolon rectal 100 mg oder i.v. 2–4 mg/kg KG, i.e. ca. 20–125 mg Solu-Decortin

– **Weitere Maßnahmen**

Atmung sichern

- 5 Rückenschläge
- 5 Thoraxstöße
- Mundinspektion
- Atemwege freimachen
- ggfs. Intubation und Beatmung
- falls erfolglos: Notfallkoniotomie

Medikamente

- β_2 Sympathomimetika p.i.
  - Salbutamol/Terbutalin/Fenoterol 1 Hub
- Kortikoide
  - Prednisolon 2–4 mg/kg KG 20–125 mg Solu Decortin
- Theophyllin
  - 5 mg/kg KG
- Sedierung
  - Promethazin 1Trp/kg KG
  - Atosil
  - Chloralhydrat Rectiole

– **Weitere Therapie**

- konservativ

3 Dehydratation/Exsikkose

Sabine Blaschke

Anamnese/Ursachen

- hoher Flüssigkeitsverlust durch
  - akute Gastroeneteritis
  - Dyspepsie
  - Fieber
- *leichte Dehydratation:* Gewichtsverlust von 5% beim Säugl.
- *schwer:* 10% beim SG

Symptome

- Hautturgor ↓, trockene Schleimhäute
- Tachykardie, Hypotonie
- schnelle flache Atmung
- eingesunkene Fontanelle und Bulbi
- Lethargie, Bewusstseinsstörung

Diagnostik

- klinische Untersuchung
- Vitalparameter
- Temperatur
- Röntgen
- Sonographie
- Labor BZ, vBGA

➲ Therapie

– Sofortmaßnahmen

- stabile Seitenlage
- O_2 per NS
- Atemwege freimachen

– Volumenersatz

- 10–20 ml/kg KG i.v. Kristalloide (Ringerlactat, 0,9% NaCl)
- Glucose 40% 1 ml/kg KG
- **bei Fieber** Paracetamol 125–250 mg

– Weitere Therapie

- konservativ

4 Krampfanfall

Sabine Blaschke

Anamnese/Ursachen

- Fieber
- Flüssigkeitsmangel
- Meningitis/Enzephalitis
- Intoxikation
- Stoffwechselstörung
- Trauma
- idiopathische Epilepsie

Symptome

- tonisch-klonische Krämpfe
- Zungenbiss
- Einnässen
- Bewusstlosigkeit, Terminalschlaf
- evtl. hohes Fieber

Diagnostik

- klinische Untersuchung
- Sonographie
- Labor BZ, vBGA

➲ Therapie

– **Sofortmaßnahmen**

- Lagerung: stabile Seitenlage
- Atemwege freimachen
- **Diazepam rektal**: Säugl. 5–10 mg, KK 10–20 mg od i.v. Säugl. 2–5 mg, Kleinkind 5–10 mg
- falls unzureichend: Clonazepam 0,01–0,05 mg/kg KG
- **bei Status epilepticus**: Phenobarbital 5–20 mg/kg KG 200 mg ¼-1/2 Amp. i.v.
- **bei Fieber**: Paracetamol 125–250 mg rektal

– **Weitere Therapie**

- konservativ

W

Notfälle in der Schwangerschaft

1 EPH-Gestose und HELLP-Syndrom

Sabine Blaschke

Anamnese/Ursachen

- schwangerschaftsassoziierte Erkrankung mit
  - Ödemen (Edema)
  - Proteinurie
  - Hypertonie
- Komplikation: Eklampsie: tonisch-klonischer Krampfanfall
- Sonderform HELLP-Syndrom: *H* Hemolysis, *EL* elevated liver enzymes, *LP* low platelet

Symptome

- arterielle Hypertonie
- Ödeme
- Krampfanfälle
- HELLP-Syndrom:
  - gastrointestinale Symptome: Schmerzen im rechten Oberbauch, Übelkeit, Erbrechen

— Komplikationen

- Plazentalösung, ANV, Lungenödem, Leberruptur

Diagnostik

- klinische Untersuchung Vitalparameter
- Sonographie
- Labor
  - BB, Kreatinin Elektrolyte, AST, ALT, LDH, Haptoglobin, freies Hb, Q, PTT
  - Urinstatus, Proteinuriediagnostik

➲ Therapie

— Sofortmaßnahmen

- Oberkörper hoch oder stabile Seitenlage
- O_2 per NS
- venöser Zugang
- kristalloide Lösung
- Patientin beruhigen
- Schutz vor Unterkühlung

- RR, EKG Monitoring
- Sedierung:
  - Diazepam 5–10 mg i.v.
- bei RR> 180/100 mmHg:
  - Urapidil 12,5–50 mg i.v. (Ebrantil©)
  - Dihydralazin 2,5–25 mg (Nepresol©) i.v.
- bei Krampfanfall:
  - Diazepam 10–20 mg i.v.
  - Magenesiumsulfat 2–4 g i.v.
  - ggf. Thiopental 125 mg (Trapanal©)

— **Weitere Therapie**

- konservativ
- operativ
  - Operationszeitpunkt
  - akut/Notfall
  - dringlich
  - elektiv

2 Nabelschnurvorfall

Sabine Blaschke

Anamnese/Ursachen

- *Def.*: Vorfallen der Nabelschnur vor den vorangehenden Kindsteil nach dem Blasensprung

— Komplikationen

- akute Durchblutungsstörung der Nabelschnur
- akute Minderversorgung des Kindes

Symptome

- Abgang von Fruchtwasser, Blut und/oder Schleim
- evtl. Wehen
- evtl. sichtbarer Vorfall der Nabelschnur

Diagnostik

- Vitalparameter!
- klinische Untersuchung
- Damminspektion
- Sonographie
- Labor
  - BB, Kreatinin Elektrolyte, CK, LDH, Q, PTT
  - Blutgruppe

➲ Therapie

— Sofortmaßnahmen

- Beckenhochlagerung
- O_2 per NS
- venöser Zugang
- kristallode Lösung
- vorangehenden Kindsteil vaginal hochdrücken
- zügiger Transport in nächste Gynäkologische Fachabteilung
- Wehenhemmung: Fenoterol (Berotec®) 0,5–1 mg p.i.

— Weitere Therapie

- konservativ
- operativ

3 Placenta praevia/vorzeitige Plazentalösung

Sabine Blaschke

Anamnese/Ursachen

- *Placenta praevia:* Plazena liegt teilweise, ganz oder minimal vor dem inneren Muttermund
- Komplikationen
  - Verlegung der Geburtswege
  - Ablösung der Plazenta bei Uteruskontraktion
  - Blutungsgefahr für Mutter und Kind
- *vorzeitige Plazentalösung:* teilweise oder vollständige Ablösung der Plazenta vor abgeschlossener Geburt des Kindes

Symptome

— Placenta praevia

- schmerzlose stärkere bis massive Blutung, ggfs. Hämorrhagischer Schock
- weiches Abdomen
- keine oder normale Wehen

— Vorzeitige Plazentalösung

- meist plötzlich einsetzende wehenunabhängige Unterbauchschmerzen
- Brettharter Uterus
- vaginale Blutung (**Cave**: Blutung nicht immer vorhanden, wenn Hämatom zwischen Plazenta und Uterus)

Diagnostik

- Vitalparameter!
- klinische Untersuchung
- Sonographie
- Labor
  - BB, Kreatinin Elektrolyte, CK, LDH, Q, PTT
  - Blutgruppe, Kreuzblut für EK

➲ Therapie

– Sofortmaßnahmen
  - Linksseitenlage mit Beckenhochlagerung
  - evtl. mit Schocklage
  - O_2 per NS
  - venöser Zugang
  - Kristalloide Lösung
  - RR und Pulsüberwachung
  - schonender Transport in gynäkologische Fachabteilung
  - *Wehenhemmung:* **Cave**: nur bei Placenta praevia!
  - Fenoterol 5–10 Hübe alle 10 min

– Cave
  - keine vaginale Untersuchung!
  - keine Tamponade!

– Weitere Therapie
  - konservativ
  - operativ
  - Operationszeitpunkt
    - akut/Notfall
    - dringlich
    - selektiv

4 Vaginale Blutungen

Sabine Blaschke

Leitsymptomatik

- plötzlich auftretende starke vaginale Blutung
- akutes Abdomen bei Peritonismus (bei perforierender Verletzung)

— Komplikationen

- hämorrhagischer Schock

Ursachen

- In der Schwangerschaft: Abort, vorzeitige Plazentalösung
- Tumoren: Cervix-/Endometriumkarzinom, submuköses Myom, hormonbildende Ovarialtumoren, Vaginalkarzinom
- Trauma: (Pfählungs)-Verletzung (Fremdkörper, Auto-/Fahrradunfall), Kohabitationsverletzung
- Kolpitis
- Defloration, Vergewaltigung

Diagnostik

— Klinische Untersuchung

- starke vaginale/uterine Blutung
- Abdomenpalpation (Peritonismus Zeichen?)
- Vitalparameter

— Sonographie

- freie Flüssigkeit intraabdominell?

— Labor

- BB, Kreatinin Elektrolyte, CK, LDH, Q, PTT
- Blutgruppe, Kreuzblut für EK

Konsil

- Gynäkologie, ggf. Abdominalchirurgie

➲ Therapie

– Sofortmaßnahmen

- Schocklage
- O_2 per Nasensonde
- venöser Zugang
- kristalloide Lösung 1–2 l Ringerlactat
- kolloidale Lösung: 500–1.000 ml HAES
- EK Transfusion (nach Hb)
- *bei kolikartigen Schmerzen:* Butylscopolamin (Buscopan) 20 mg i.v.

– In der Schwangerschaft

- Wehenhemmung: Fenoterol (Berotec®) 5–10 Hübe
- *In der Frühschwangerschaft* evtl. Druck auf Uterusfundus ausüben

5 V. cava Kompressionssyndrom

Sabine Blaschke

Anamnese/Unfallhergang

- Kompression der V. cava inferior durch den Uterus

– Komplikationen

- akute Hypovolämie

Symptome

- Blässe, kalter Schweiß
- Schwindel, Bewusstseinsstörung
- RR ↓, Tachykardie

Diagnostik

- klinische Untersuchung
  - Vitalparameter
- Sonographie
- Labor
  - BB, Kreatinin Elektrolyte, CK, Q, PTT

➲ Therapie

– Sofortmaßnahmen

- Linksseitenlage (wichtigste Maßnahme!)
- O_2 per NS
- venöser Zugang
- Kristalloide Lösung 1–2 l Ringerlactat
- RR, Pulsüberwachung

– Weitere Therapie

- Gynäkologie

X

Diagnostische und therapeutische Verfahren in der Notaufnahme

1 Notfallsonographie (E-FAST und FEEL)

Raoul Breitkreutz, Daniel Kiefl, Stephanie Blum, Armin Seibel, Ulf Hannemann, Sebastian Schellhaas, Dorothea Hempel und Marco Campo dell'Orto

Einführung

Die Notfallsonographie umfasst die Integration einer sonographischen Diagnostik und sonographisch-gestützten Therapiesteuerung im klinischen Kontext der Akutbehandlung. Diese Technik wird daher auch *„Point-of-Care" Sonographie* oder *Echtzeitbildgebung* genannt. Es handelt sich um eine fokussierte, verkürzte Anwendung von Ultraschallanlotungen, die dazu dienen, den aktuellen physiologischen oder klinischen Status des Patienten besser zu verstehen. Sie dienen als Erweiterung der körperlichen Untersuchung und werden meist unter Zeitdruck durchgeführt, daher wurden standardisierte Untersuchungsarten „sog. Ultraschallprotokolle" entwickelt. Klinische Entscheidungen werden parallel und unmittelbar aus dem Untersuchungsergebnis abgeleitet.

E-FAST („Erweitertes Fokussiertes Assessment mit Sonographie bei Trauma") und *FEEL* („Focused Emergency Echocardiography in Life Support") enthalten den „Workflow". Dabei werden Diagnose, Therapieentscheidung in der Notfallsonographie verschmolzen sowie Verlaufskontrollen integriert.

Die Flussdiagramme vermitteln die zeitliche Reihenfolge der Untersuchung und Entscheidungen („Step-by-step"). Zusatzinformationen geben Hinweise auf die Schallkopfposition, -haltung und das zu erzielende sonographische Bild. Zudem werden (teilweise bewusst reduzierte) klinische Umgebungsparameter und Hilfsgerüste für Entscheidungsprozesse angegeben, um den klinischen Kontext mit einzubeziehen.

Fokussiertes Assessment mit Sonographie bei Trauma (FAST) und Zusatzdiagnostik Pneumothorax als E-FAST

— Fokussiertes Assessment mit Sonographie bei Trauma (FAST)

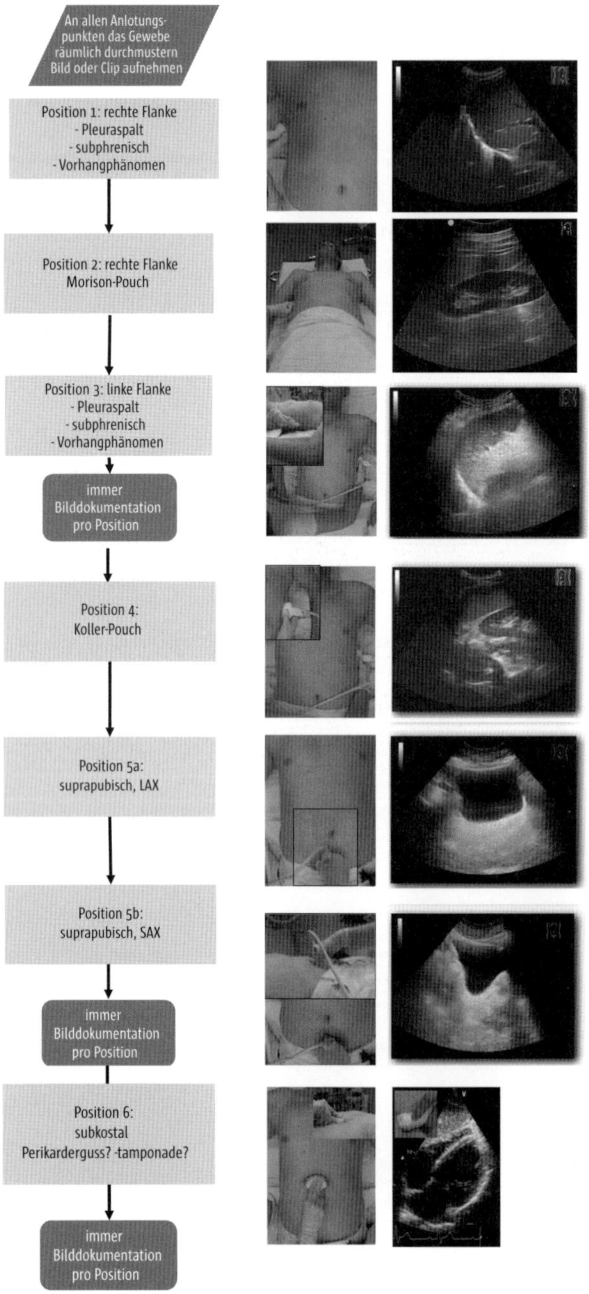

Abb. 12 Untersuchungsgang FAST (Erläuterung s. nächste Seite)

Untersuchungsgang FAST: Die Schallkopforientierung ergibt sich aus der Ansicht im Ultraschallbild (s. Abb. 12): Bei cranio-caudaler (= coronarer) Ausrichtung des Schallkopfes zeigt vom Betrachter aus gesehen der linke Bildrand die topographische Lage der Strukturen oder Organe des Patienten „oben" und der rechte Bildrand „unten" an (Beispiel: Lunge links, Leber rechts im Bild in der Position 1 nach FAST). Bei Querschnitten ist rechts im Bild immer die linke Patientenseite dargestellt (wie bei einem CT-Bild).

– **E-FAST: Zusatz Pneumothoraxdiagnostik**

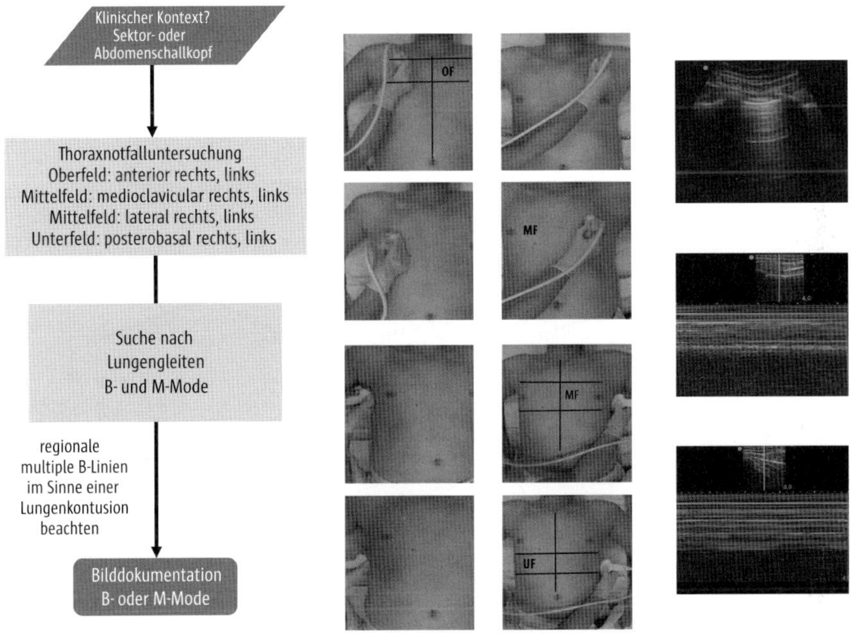

Abb. 13 Untersuchungsgang Extended-FAST (E-FAST) mit Zusatz Pneumothoraxdiagnostik (Erläuterung s. unten)

E-FAST: Zusatz Pneumothoraxdiagnostik: Der anteriore Thorax wird in Ober-, Mittel-, und Unterfeld eingeteilt und dann innerhalb von 3–4 Quadranten wie angegeben systematisch auf das Vorliegen oder Fehlen von Lungengleiten untersucht. Dies kann im B-Mode oder sehr sensitiv auch im M-Mode aufgezeichnet werden (s. Abb. 13).

– **Entscheidungsprozess bei freier Flüssigkeit im Abdomen**

Aus dem ersten Befund der E-FAST Untersuchung ergeben sich für den Verlauf Entscheidungsprozesse (s. Abb. 14).

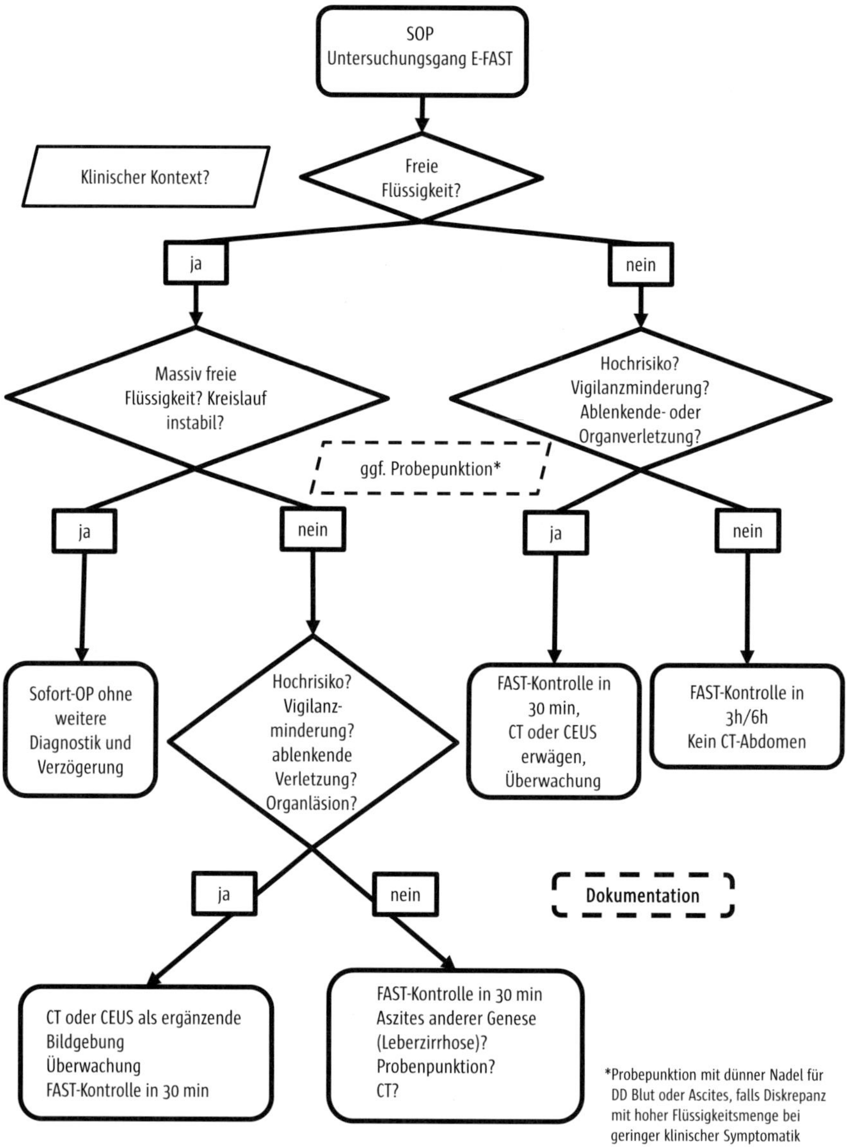

Abb. 14 Entscheidungsprozess E-FAST im Schockraum – bei freier Flüssigkeit im Abdomen

– Entscheidungsprozess bei Pleuraerguss/Pneumothorax

Aus dem ersten Befund der E-FAST Untersuchung ergeben sich für den Verlauf Entscheidungsprozesse (s. Abb. 15).

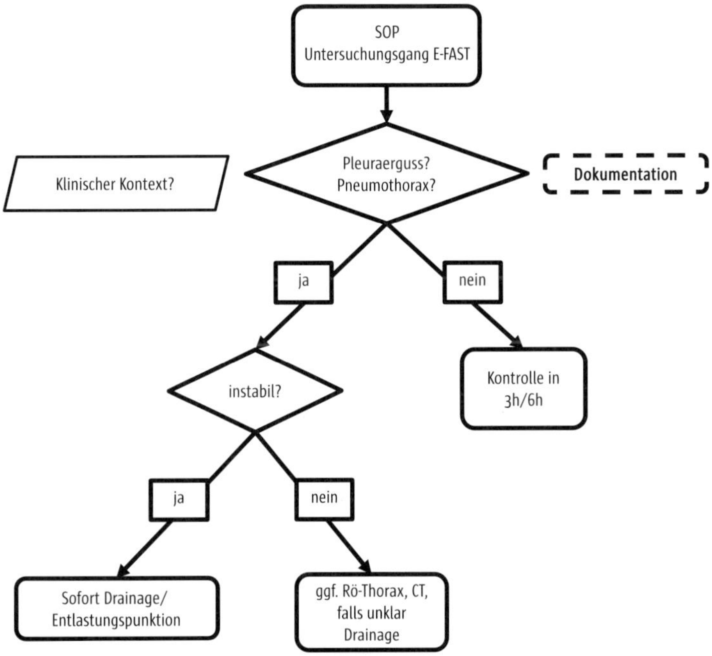

Abb. 15 Entscheidungsprozess E-FAST im Schockraum – bei Pleuraerguss/Pneumothorax

— Entscheidungsprozess bei Perikarderguss

Aus dem ersten Befund der E-FAST Untersuchung ergeben sich für den Verlauf Entscheidungsprozesse (s. Abb. 16). Für die Position 6 im E-FAST gilt der „FEEL-Untersuchungsgang" mit Anlotung des Herzens (s. Abb. 19).

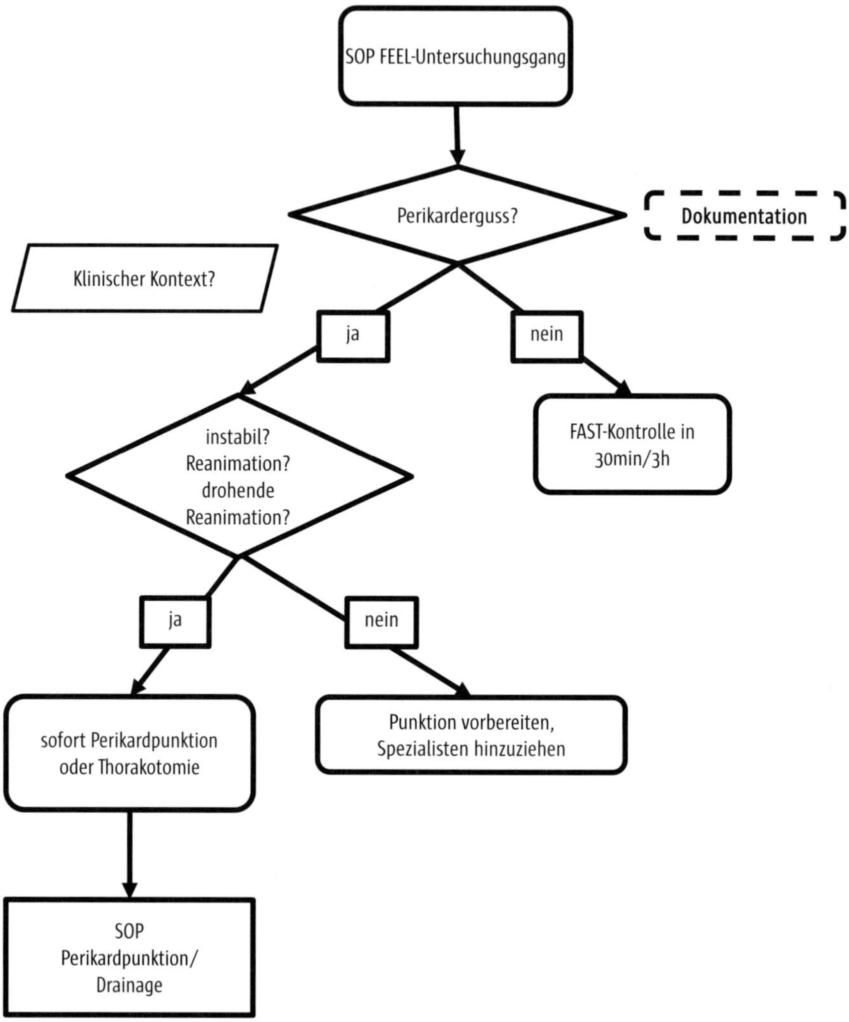

Abb. 16 Entscheidungsprozess zu E-FAST im Schockraum – bei Perikarderguss

— Praxis und Grenzen des E-FAST

In den Tabellen 15 und 16 werden wichtige Hinweise für die praktische Anwendung und Grenzen der Methode zusammengefasst.

Tab. 15 E-FAST: Hinweise für die praktische Anwendung und Grenzen der Methode

Extended-FAST	Bemerkung
klinischer Kontext/ Indikationen	Stumpfes Trauma, Dezelerationstrauma, Schockraum (ATLS), unklare Hypotension Post-operativ, präklinisch, Verlaufsuntersuchungen
klinische Frage(n)	Freie thorakale oder abdominelle Flüssigkeit im Pleuraspalt, Perikard oder Abdomen? Luft im Pleuraspalt?
Position des Ultraschallgerätes des Untersuchers	Links an rechter Patientenseite, ca. auf Kopfhöhe Links an rechter Patientenseite, unterhalb des Geräts mit Blick auf Xiphoid und Bildschirm
Schallkopfwahl	Sektor- oder Abdomen
Voreinstellung Eindringtiefe	20 cm bei Erwachsenen, 15 cm bei Kindern, 10 cm bei Säuglingen
Anlotungspositionen	Positionen thorakal (anterior im Oberfeld, lateral/vorder Axillarlinie im Mittelfeld und posterobasal. Positionen subdiaphragmal: Morison, Koller und Harnblase SAX, LAX
Dokumentation (Bilder, Filme, Texte)	Einzelbilder mit Sonoanatomie, ggf. clips/Videos mit Schwenkmanöver, Durchmustern der Anlotungsposition post-hoc Textbefundung ist forensisch obligat (Standardtexte, DIVI Protokoll, handschriftlich, bei Übergabe)
wann Verlaufsuntersuchungen?	Bei Dezeleration und stumpfem Trauma nach Schwere des Traumas immer 30 min (mit ablenkender Verletzung) und alle 2–4 Stunden
Pitfalls	Nicht-Anwendung bei Kindern oder Schwangeren, Zwerchfell nicht sicher dargestellt (unkl. ob thorakale oder abdominelle Flüssigkeit) Leber- und Nierenzysten, Flüssigkeit-gefüllter Magen, Zustand nach Nephrektomie, Nephrotrauma mit Einblutung in die Nierenkapsel, leere Harnblase/Z.n. Katheterisierung, FAST a.e. sicher bei positivem Befund, Überwässerung „anderer" Genese (z.B. erhöhter Pfortaderdruck, Niereninsuff), Übersehen von Kontusionen und Rupturen solider Organe (Abhilfe: CEUS, Angio-CT) für subkostalen 4-Kammerblick: schlechte oder keine Sicht bei Luft im Magen und Quercolon, Bauchumfang, Lagerung (wenn nicht Rückenlage) Übersehen von anderen wichtigen Blutungsquellen (Oberschenkel, retroperitoneal) Nicht-Durchführen einer Verlaufsuntersuchung Wunden und chirurgische Verbände Hautemphysem Räumlich nicht komplett durchgemustert, Unterschätzen diskreter Befunde keine Bildbefunde gespeichert Pneumothoraxdiagnostik bei CPR ist nicht ALS-konform, nicht sicher und nahezu unmöglich
Ausbildung in Notfallsonographie	Ja, erforderlich ab Zertifikat unter Aufsicht, bis einschl. Zertifikat unter Aufsicht, beachte Mindestuntersuchungszahlen ab DEGUM Stufe I oder Facharzt selbstständig

Extended-FAST	Bemerkung
empfohlener Ausbildungsweg und Untersuchungszahlen	Mindest-Lernweg: 1–2 strukturierte Kurstage inkl. Theorie (Lunge und FAST), 10 Untersuchungen am Probanden, 20–30 Untersuchungen unter Aufsicht. Danach mindestens 50 Untersuchungen pro Jahr mit mindestens 5 pathologischen Befunden.
weiterführende sonographische Untersuchungen	Contrast-enhanced Ultrasound (CEUS) für besondere Patientengruppen oder wenn CT nicht verfügbar oder nicht wiederholt eingesetzt werden soll (**Cave**: besondere Geräte und Untersucherqualifikation)
Spezialist/Facharzt	nicht erforderlich, weiterführende Ausbildung für CEUS ratsam
Besonderheiten	sehr gut für Kinder und Schwangere geeignet beliebig wiederholbar kann für die Untersuchung nach Lungenkontusion (s. B-Linien Diagnostik) erweitert werden geeignet in allen Notfallsituationen mittels mobiler Sonographietechnik

Literatur

American College of Emergency Physicians (2008) ACEP Policy Statements. Emergency Ultrasound Guidelines. URL: http://www.acep.org/(abgerufen am 24.09.2014)

Arbeitskreis Notfallsonographie. URL: www.degum.de (abgerufen am 24.09.2014)

Osterwalder JJ, Mathis G, Nürnberg D, Schwarzenbach HR (2011) 3-Länderübergreifende Basisausbildung und Curriculum Notfallsonographie. Ultraschall in Med. 32, 21 8–20

Shackford SR, Rogers FB, Osler TM, Trabulsy ME, Clauss DW, Vane DW (1999) Focused abdominal sonogram for trauma: thelearning curve of nonradiologist clinicians in detecting hemoperitoneum. J Trauma 46, 553–564

Stengel D, Bauwens K, Rademacher G, Mutze S, Ekkernkamp A (2005) Association between compliance with methodological standards of diagnostic research and reported test accuracy: meta-analysis of focused assessment of US for trauma. Radiology 236 (1), 102–1

Focused Emergency Echocardiography im Life Support (FEEL)

— FEEL Teil 1: Entscheidung CPR oder Hypotension/Schock (Abb. 17)

Zuerst ist es unbedingt notwendig zu wissen, ob Zeitdruck besteht (CPR), da die ALS-konforme fokussierte Echokardiographie für die Anlotung auf 10 Sekunden begrenzt ist.

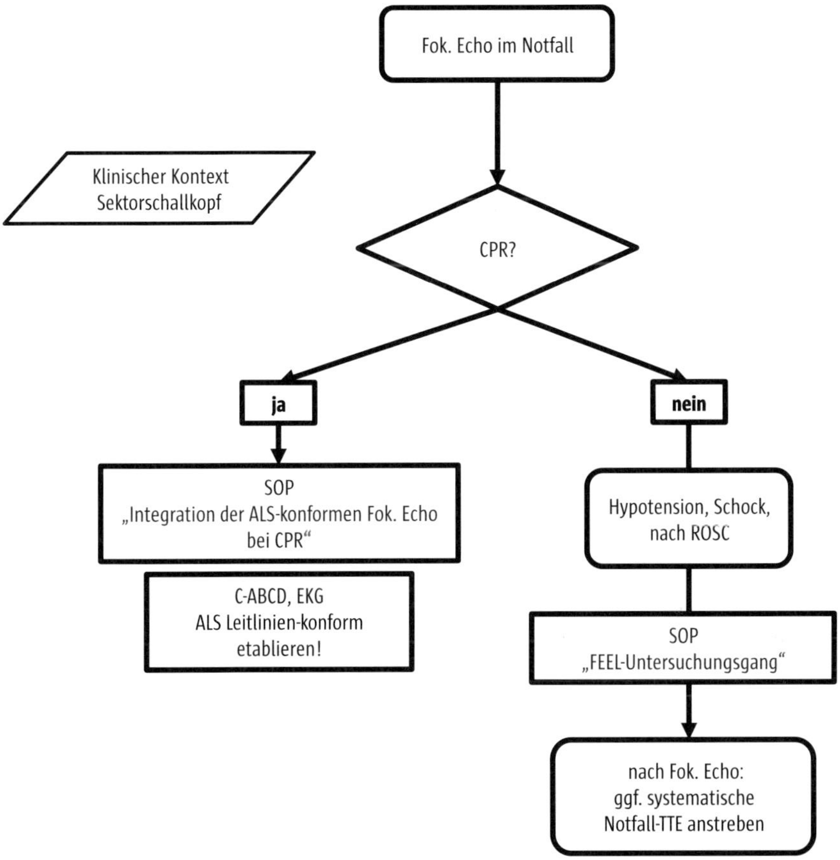

Abb. 17 Fokussierte Echokardiographie im Notfall (Teil 1): Unterscheidung zum Vorgehen bei funktionellem Herzstillstand/CPR – Reanimation und Hypotension/Schock

– FEEL Teil 2: Integration der ALS-konformen Fokussierten Echokardiographie bei CPR

Falls eine CPR vorliegt, ist der Teil 2 SOP Fokussierte Echokardiographie im Notfall anzuwenden (s. Abb. 18).

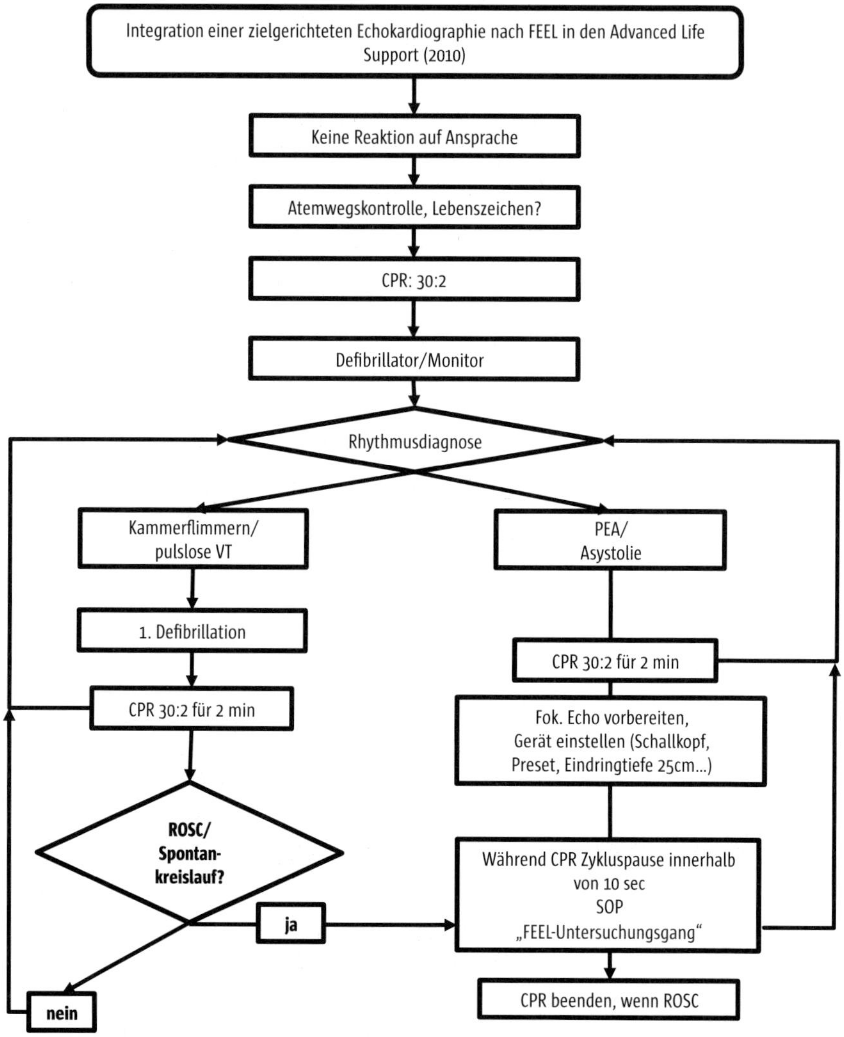

Abb. 18 Fokussierte Echokardiographie im Notfall (Teil 2): Integration der ALS-konformen Fokussierten Echokardiographie bei CPR

– FEEL Teil 3: FEEL-Untersuchungsgang

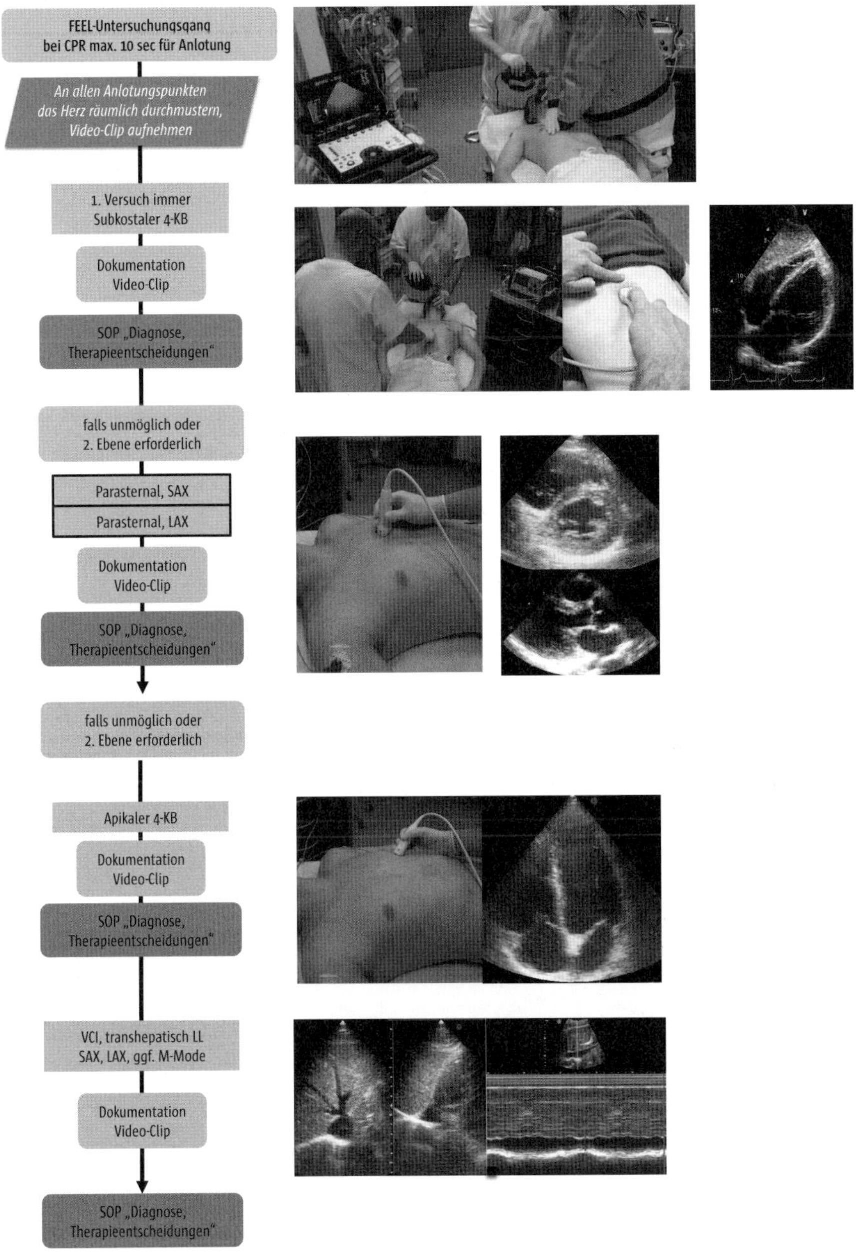

Abb. 19 Fokussierte Echokardiographie im Notfall (Teil 3): FEEL-Untersuchungsgang (Erläuterung s. nächste Seite)

Fokussierte Echokardiographe im Notfall (Teil 3): FEEL-Untersuchungsgang: Der Teil 3 SOP Fokussierte Echokardiographie im Notfall „FEEL-Untersuchungsgang" kommt in beiden Fällen zur Anwendung. Bei Hypotension/Schock, kann er aber mit erheblich weniger Zeitdruck genutzt werden (s. Abb. 19).

— FEEL Teil 4: Diagnose, Therapientscheidung

Sind behandelbare Ursachen gefunden worden, so kann man zum Teil 4 der SOP Fokussierte Echokardiographie im Notfall „Diagnose, Therapieentscheidungen" übergehen (s. Abb. 20).

Danach schliesst sich der Kreis und beginnt wieder beim Teil 1 der SOP.

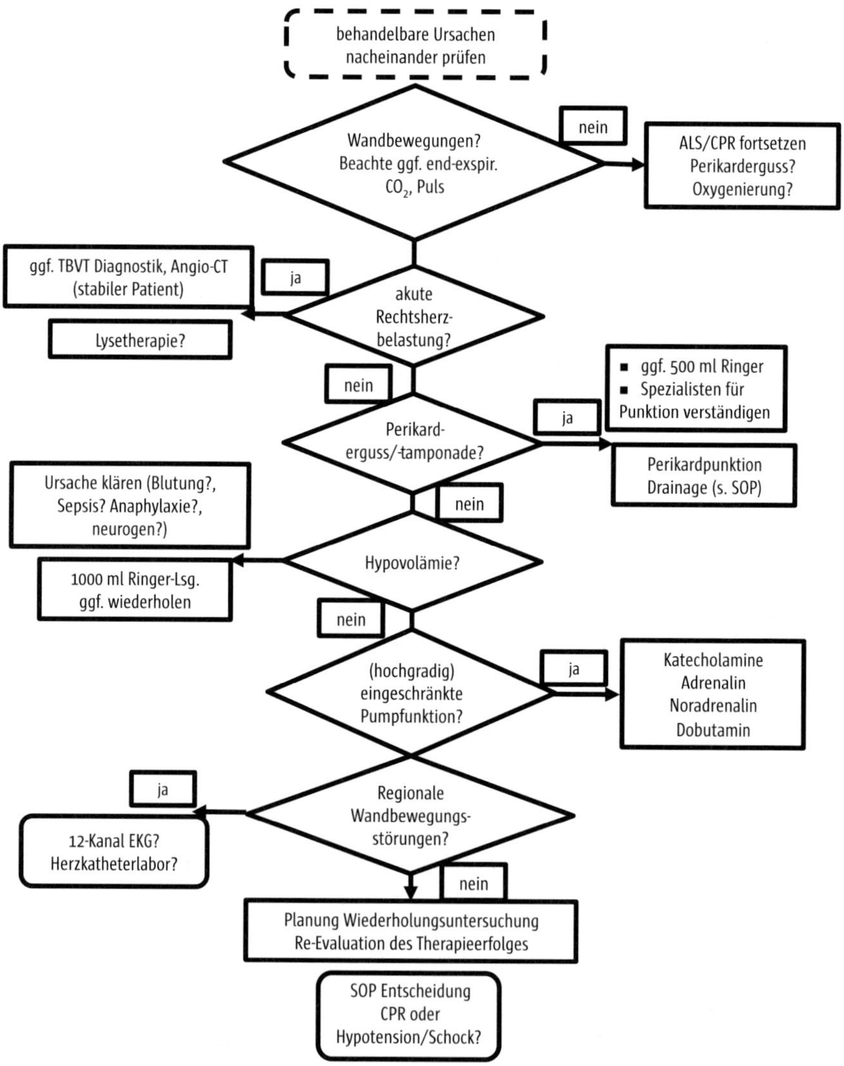

Abb. 20 Fokussierte Echokardiographie im Notfall (Teil 4): Diagnose, Therapieentscheidung

– Praxis und Grenzen Methode FEEL

Tab. 16 Fokussierte Echokardiographische Evaluation im Life Support (FEEL): Hinweise für die praktische Anwendung und Grenzen Methode

FEEL	Bemerkung
klinischer Kontext/ Indikationen	Erstversorgung im Schockraum, laufende Reanimation, Hypotension unkl. Ursache, in jedem Kontext perioperativ, intensivmedizinisch, IMC
klinische Frage(n)	Perikarderguss und -tamponade, akute Rechtsherzbelastung, Hypovolämie, ROSC, EMD?
Position	
■ des Ultraschallgerätes	links an rechter Patientenseite, ca. auf Kopfhöhe
■ des Untersuchers	links an rechter Patientenseite, unterhalb des Geräts mit Blick auf Xiphoid und Bildschirm
Schallkopfwahl	Sektor- oder Abdomen
Lagerung des Patienten	Rücken/Links-Seitenlage, bis ca. 45° Oberkörper-hochlage für subkostalen 4-KB möglich
Voreinstellung Eindringtiefe	subkostal und Vena cava inferior: 20 cm bei Erwachsenen, 15 cm bei Kindern Bei parasternalem und apikalem Fenster kann während der Untersuchung die Eindringtiefe angepasst werden
Anlotungspositionen	Zuerst immer subkostal, dann ggf. nachfolgend parasternal, apikal, Vena cava mit transhepatischer Anlotung
Dokumentation (Bilder, Filme, Texte)	Standardanlotung mit optimaler Sonoanatomie immer erforderlich, Videos (mindestens 2 vollständige Herzzyklen), Einzelbilder oder atypische Sonoanatomie nicht interpretierbar, 2 Ebenen sind anzustreben, wenn eine Therapieentscheidung für Thrombolyse erfolgen soll oder Zeit für eine bessere Befundung ist (s. Pitfalls) post-hoc Textbefundung ist forensisch obligat (Standardtexte, DIVI Protokoll, handschriftlich, bei Übergabe)
wann Verlaufs-untersuchungen?	Während der Reanimation, wenn ALS-konform in günstigen Abständen möglich, nach Therapieeinleitung (Nadelpunktion, Lyse, Volumengabe, Beatmungs- und Katecholamintherapie) oder Stabilisierung
Pitfalls	Nicht vorbereitet sein auf Therapiekonsequenzen (Volumen, Nadelpunktion, Lyse, Katecholamine) Hypovolämie: paramediane Anlotung bei VCI LAX, Überbewertung „kissing trabecular muscles" in der TTE Perikardtamponade: Entscheidung nach Größe des Erguss und nicht nach Geschwindigkeit der Entstehung oder hämodynamischer Instabilität, organisierter Erguss (hier sofortige Thorakotomie erforderlich) ARHB: Verwechslung der Ventrikel bei 180 Grad Drehung, Verwechslung des RV mit Perikarderguss, Verkippen im subcostalen 4KB: artifiziell vergr. RV, nur von subkostal beurteilt (= unsicher, daher immer 2. Ebene (parasternal SAX, LAX oder apikal), insbesondere wenn Therapieentscheidung für Lyse erfolgen sollte). ARHB bei Z.n. Intubation (= ARHB ohne Embolie möglich), chron. RHB, keine TBVT Diagnostik vor Therapieentscheidung durchgeführt, falls Grosser Stadien 1–3

FEEL	Bemerkung
Ausbildung in Notfall-sonographie	Ja, erforderlich bis einschl. Zertifikat unter Aufsicht, beachte Mindestuntersuchungszahlen ab Zertifikat unter Aufsicht, beachte Mindestuntersuchungszahlen ab DEGUM Stufe I oder Facharzt selbstständig
empfohlener Ausbildungs-weg und Untersuchungs-zahlen	Mindest-Lernweg: 1–2 strukturierte Kurstage inkl. Theorie (Fok. Echokardio-graphie für Notfalluntersuchungen), bis zu 40 Untersuchungen am Probanden, so dass standardisierte Anlotungen sicher durchgeführt werden können, danach 20–30 Untersuchungen unter Aufsicht. Insgesamt im ersten Jahr mindestens 80 supervidierte Untersuchungen mit mindestens 20 pathologischen Befunden.
weiterführende sonographische Untersuchungen	Erweiterte Notfallechokardiographie des Kardiologen mit fokussierter Beurteilung der Klappenfunktion für akute RHB z.B. TAPSE, RV, RA, Exzentrizitätsindex für Perikardtamponade: Septumshift im M-Mode respiratorische Beurteilung E-Welle Mitral und Trikuspidal, gepulste Doppleruntersuchung Lebervenen Strukturierte LV-Funktion (Simpson) für Hypovolämie TTE nicht ratsam, VCI vorziehen
Spezialist/Facharzt	für die Notfallsituation zunächst nicht erforderlich, Kooperation, falls in Echokardiographie ausgebildeter, erfahrener Untersucher verfügbar immer ratsam
Besonderheiten	sehr gut auch für Kinder geeignet beliebig wiederholbar geeignet in allen Notfallsituationen mittels mobiler Sonographietechnik

Literatur

DEGUM Arbeitskreis Notfallsonographie. URL: www.degum.de (abgerufen am 24.9.2014)

Neskovic A et al. (2013) Emergency echocardiography: the European Association of Cardiovascular Imaging recommendations. Eur Heart J Cardiovasc Imaging 14 (1), 1–11

Osterwalder JJ, Mathis G, Nürnberg D, Schwarzenbach HR (2011) 3-Länderübergreifende Basisausbildung und Curriculum Notfallsonographie. Ultraschall in Med. 32 (21), 8–20

Torbicki et al.(2008) Akute Rechtsherzbelastung. Eur Heart J 29, 2276–2315

2 Berufsgenossenschaftliche Heilbehandlung

Christoph Reimertz und Reinhard Hoffmann

Leitsymptomatik

- BG (berufsgenossenschaftliches) Heilverfahren (Arbeits- und Wegeunfälle)

Sofortmaßnahmen durch den Arzt

- s. entspr. SOPs

Behandler

- Verletzungen nach den Katalogen des D-Arztverfahrens (DAV), z.B. extraartikuläre distale Radiusfrakturen, Verletzungsartenverfahrens (VAV), z.B. Frakturen großer Gelenke oder Schwerverletztenartenverfahrens (SAV), z.B. Polytraumata müssen unverzüglich in eine von der DGUV zugelassene Einrichtung überwiesen werden (§ 37 ÄV).
- *Handverletzungen* dürfen bei einem nach § 37 Abs. 3 zugelassenen Handchirurgen behandelt werden und bedürfen keiner separaten Vorstellung beim D-Arzt (auch HNO und Augenverletzungen).
- Bei Arbeitsunfähigkeit über den Unfalltag hinaus zwingende Vorstellung beim D-Arzt notwendig.

Definitionen

- Der Verletzung muss ein geeignetes Unfallereignis im Sinne der Gesetzgebung zugrundeliegen, d.h. ein plötzlich von außen unerwartet auf den Körper einwirkendes Ereignis, das zur Gesundheitsschädigung führt.
- *Bei Wegeunfällen* sind Umwege mitversichert, z.B., um Kinder während der Arbeitszeit unterzubringen, bei Fahrgemeinschaften oder auch Straßenumleitungen.
- *Unfälle* während eigenwirtschaftlicher Tätigkeiten in Arbeitspausen, wie z.B. Essen, Rauchen und Toilettengänge sind nicht versichert.
- Beamte sind nicht BG-versichert, sondern GKV oder Privat versichert.
- *Schul-, Arbeits- und Wegeunfälle* bei abhängig Beschäftigten, Studierenden und ehrenamtlich Tätigen sowie bei Nachbarschaftshilfe. Berufsgruppen wie Mini-Jobber und versicherte Selbstständige sind ebenfalls versichert.
- Bei Unklarheit des Unfallzusammenhanges oder der Kausalität ist diese durch den Unfallversicherungsträger zu klären. Dies ist im jeweiligen Bericht zu vermerken.

Ursachen/Anamnese

- Die Beschreibung von klinischen Normalbefunden bei der körperlichen Untersuchung ist ebenso wie eine detaillierte Beschreibung des Unfallereignisses im D-Arztbericht wichtig für eine spätere Klärung von Kausalitätsfragen.

Berichtswesen/Dokumentation

- Bei Übernahme eines Patienten mit D-Arztbericht in das besondere Heilverfahren, verzögertem Verlauf oder drohendem besonderem Heilverfahren wird ein Zwischenbericht (F2100) erstellt.
- Bei Übernahme eines Patienten ohne D-Arztbericht wird ein solcher erstellt.
- D-Arzt- (Formular F1000) oder H-Arztbericht (F1020), ggf. Ergänzungsberichte bei Kopf- (F1002), Knie- (F1004), Stromunfall (F1006) oder schwerer Verbrennung (F1008), Augenarztbericht (F1030), HNO-Arztbericht (F1040);
- Bei bestehender allgemeiner Heilbehandlung und vorliegendem D-Arztbericht sowie absehbarer Arbeitsfähigkeit wird ein Nachschaubericht (F2106) erstellt.

➲ Therapie

- erfolgt nach dem SGB VII mit allen geeigneten Mittel von der Rettung bis zur Rehabilitation
- Heilverfahren beinhaltet Prävention, Therapie, Rehabilitation inkl. Leistungen zur beruflichen und sozialen Teilhabe sowie Entschädigung nach MdE

Beachte

- Bedeutung der Allgemeinen Heilbehandlung: Wenn eine Verletzung zu einer Arbeitsunfähigkeit nicht über einen Tag und die Behandlungsbedürftigkeit nicht über eine Woche hinaus besteht und keine besonderen spezifischen Qualifikationen notwendig sind!
- Es dürfen dabei keine Heil- oder Hilfsmittel verordnet werden!

Literatur

Deutsche Gesetzliche Unfallversicherung e.V. (2014) Neuordnung der stationären Heilverfahren. URL: http://www.dguv.de/medien/landesverbaende/de/rundschreiben/lv9_suedost/h_arzt/pdf_archiv_h13/lv9_h01_2013.pdf (abgerufen am 24.09.2014)

3 Akzidentelle Nadelstichverletzung

Sabine Blaschke, Heiko Himmelreich und Markus Baacke

Erstversorgung

- Nadelstichverletzung
  - Blutung anregen (drücken ohne zu quetschen) > 1 min
  - lokale Desinfektion mit alkoholischem Hautdesinfektionsmittel (Alkohol, PV-Jod, ...) und mit Kompresse feucht halten > 5 min
- Haut-/Schleimhautkontakt
  - Spülen unter fließendem Wasser
  - Desinfektion mit 80% Ethanol oder alkoholischem Hautdesinfektinsmittel > 5 min
- Kontamination des Auges
  - Spülen mit wässriger PVP-Jod Lösung 5% > 5 min (Braunol 1:1 verdünnt); alternativ: 0,9% NaCL, Wasser

Indexpatient

- Asservieren der Nadel, Kanüle, Skalpell, etc.
- Asservieren einer Blutprobe mit Einverständnis des Indexpatienten zur Bestimmung von:

Serologie

- Hepatitis B
  - HBV-Serologie: HBsAG
  - falls positiv: HBV-DNA PCR
- Hepatitis C
  - Hepatitis C Serologie: anti-HCV
  - falls positiv: HCV-RNA PCR
- HIV
  - HIV-Antikörper-Schnelltest
- **Beachte**: Falls der Serostatus aus der Krankenakte des Indexpatienten schon bekannt ist, ist dieser dem verletzten Mitarbeiter mitzugeben.

Unfallverletzter

– **D-Arztverfahren**

  Unfallchirurgie

  - Unfallmeldung an die zuständige Landesunfallkasse oder Berufsgenossenschaft
  - Wundversorgung, Tetanusimpfung (falls erforderlich)
  - Labor
    - BB, Krea, E'lyte, ALT, AST
  - Serologie
    - Hepatitis B: anti-HBs (falls geimpft); anti-HBc (falls nicht geimpft); anti-HBc, anti-HBs (bei unklarer Immunität)
    - Hepatitis C: anti-HCV
    - HIV: anti-HIV
  - D-Arztbericht erstellen

– **Internistisches Konsil**

  Interdisziplinäre Notaufnahme

  - Serostatus des Unfallverletzten in der Betriebsmedizin erfragen
  - Beurteilung des Transmissionsrisikos nach:
    - Art der Exposition (übertragene Blutmenge, Hohlraumkanüle etc.)
    - Infektionsstatus Indexpatient (ggfs. Höhe der Viruslast, Resistenzen)
  - Beratung über Maßnahmen zur Postexpositionsprophylaxe (PEP) gem. RKI Richtlinien und Durchführung (s. Abb. 22)
  - frühzeitiger Beginn der PEP (< 2 h) u.a. bei penetrierender Verletzung oder anderer gegebener Indikation
  - Befunddokumentation (Konsilschein)
  - Weiterleitung der Information an D-Arzt, weiteren Behandler und Betriebsarzt

– **Betriebsmedizin**

  - Laborkontrollen: nach 6 Wo, 3 und 6 Monaten
    - AST, ALT
  - Serostatus:
    - Anti-HBS (bei fehlender Impfung oder nicht ausreichendem anti-HBs Titer), anti-HBc, ggfs. HBV-DNA
    - Anti-HCV, ggfs. HCV RNA
    - Anti-HIV, ggfs. HIV-RNA

– **Innere Medizin**

  - internistische Kontrolle bei HIV-PEP
  - Labor: BB, Krea, Glc, AST, ALT, γGT, TG, Chol
    - nach 2 und 4 Wochen sowie nach 3 und 6 Mon. nach PEP

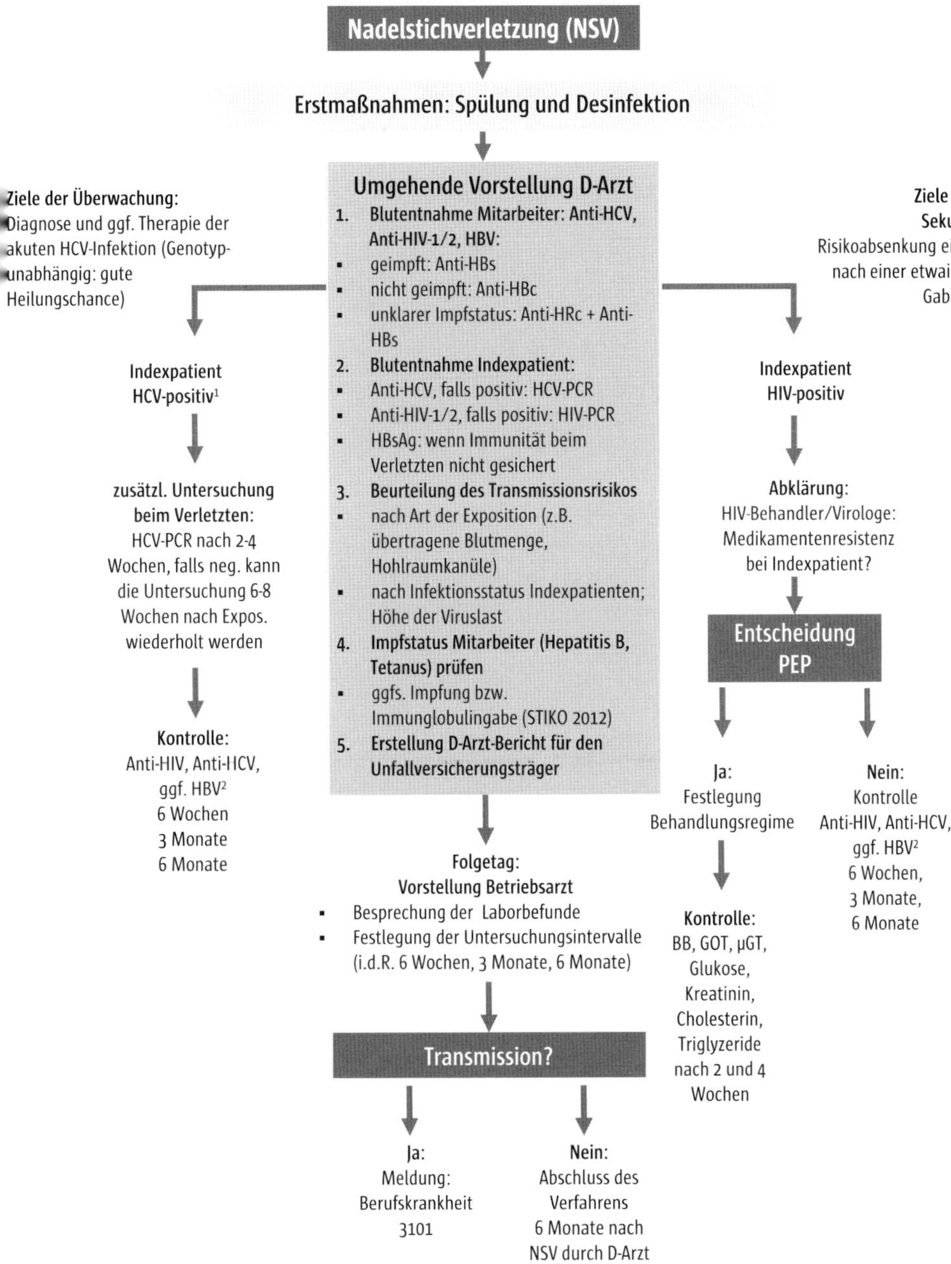

Abb. 21 Akzidentelle Nadelstichverletzung (NSV)

[1] HCV: Falls anti-HCV positiv, HCV-PRC-Testung zur Bestimmung der Viruslast des Indexpatienten durchführen

[2] HBV: Testung auf anti-HBs nach 6 Wochen, falls zum Zeitpunkt der NSV keine ausreichende HBV-Immunität bei dem betroffenen Mitarbeiter bestanden hat und deswegen eine Boosterimpfung erfolgte

4 Postexpositionsprophylaxe

Sabine Blaschke und Heiko Himmelreich

Hepatitis B

- Passive Immunisierung (s. auch Abb. 22)
  - Hepatitis B Immunglobulin (z.B. Hepatect CP©) 0,06 ml/kg KG (i.d.R. 5 ml beim Erwachsenen) i.v. (ZNA)
- Aktive Immunisierung
  - Rek. Hepatitis B-Impfstoff (z.B. EngerixB®) (ZNA)
  - Wiederholung nach 1 Mon und 6 Mon (Betriebsmedizin/HA)
  - Anti-HBs Titerkontrolle (Betriebsmedizin)

Hepatitis C

- aktuell weder aktive noch passive Immunisierung möglich
- Für das adäquate Follow-up ist die Identifikation einer frühen HCV-Infekltion entscheidend, i.e. frühe Durchführung einer HCV-PCR 2–4 Wochen nach Verletzung

HIV

- Sofortmedikation (s. auch Abb. 22)
  - Emtricitabin 200 mg/Tenofovir 300 mg (Truvada®) 1–0–0 p.o. (ZNA)
  - + Lopinavir 200 mg/Ritonavir 50 mg (Kaletra©) 2–0–2 p.o.
- Ablauf
  - Aufklärung (s. Abb. 23)

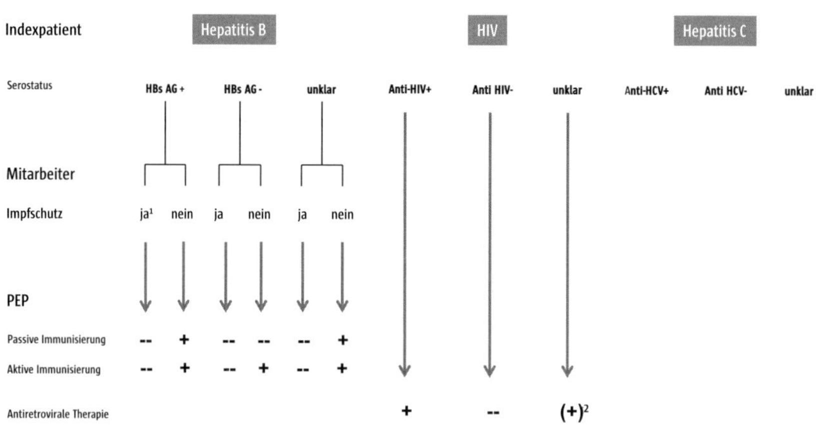

Abb. 22 Richtlinien zur Durchführung Postexpositionsprophylaxe nach Nadelstichverletzung; [1] Impfschutz: anti-HBs > 100 IE/ml und Impfung vor ≤ 5 Jahre; [2] Indikation PEP abhängig vom Transmissionsrisiko

Ich bin heute von Frau/Herrn Dr.____________ über die Risiken und den Ablauf einer postexpositionellen antiviralen Prophylaxe (PEP) mit __________ (Truvada©) und __________ (Kaletra©) aufgeklärt worden.

Mir ist bekannt, dass alle Medikamente zur Behandlung der HIV-Infektion (AIDS) zugelassen sind, und dass die PEP eine Chance, aber keine sichere Möglichkeit darstellt, die HIV-Infektion zu verhindern.

Mir sind ernstzunehmende, in der Regel reversible Nebenwirkungen genannt worden, nämlich

- Störungen der Hämatopoese (Anämie, Leukopenie, Neutropenie)
- gastrointestinale Beschwerden (Übelkeit, Erbrechen, Appetitlosigkeit, Diarrhoe)
- Muskelschmerzen
- Hautausschlag
- Schlafstörungen
- Nierenschäden
- andere____________________________

Ich bin auf die Notwendigkeit der Durchführung von Blutwertkontrollen und die Notwendigkeit einer ca. 6-monatigen Empfängnisverhütung sowie Infektionsschutz beim Geschlechtsverkehr hingewiesen worden.

Ort, Datum: Unterschrift:

Abb. 23 Einverständniserklärung zur PEP

- Erstgabe der Dosis auf ZNA
  - Rezept über den Hausarzt ausstellen lassen, bei Arbeitsunfall via BG
- Dauer: 4–6 Wochen
- engmaschige Kontrolle der PEP und Kommunikation mit dem D-Arzt

— Cave
  - Bei bekannter Infektionsquelle müssen bezüglich der Auswahl der antiretroviralen Medikamente auch Resistenzen berücksichtigt werden.

Konsil

- Innere Medizin

Literatur

DAIG (2013) S2 Leitlinie Postexpositionelle Prophylaxe der HIV-Infektion. AWMF online (Reg. Nr. 055-004). Stand: 31.05.2013. URL: http://www.awmf.org/uploads/tx_szleitlinien/055-004l_S2k_Postexpositionelle_Prophylaxe_PEP_nach_HIV_Infektion_2013-05_1.pdf (abgerufen am 24.09.2014)

DGVS (2009) S3 Leitlinie Hepatitis C Virus Infektion – Prophylaxe, Diagnostik und Therapie. AWMF online (Reg. Nr. 021-012). Stand: 01.09.2009. URL: http://www.awmf.org/leitlinien (in Überarbeitung) (abgerufen am 24.09.2014)

DGVS (2011) S3 Leitlinie Hepatitis B Virus Infektion – Prophylaxe Dagnostik und Therapie. AWMF online (Reg. Nr. 021-011). Stand: 31.1.2011. URL: http://www.awmf.org/uploads/tx_szleitlinien/021-011l_S3_Hepatitis_B_Virusinfektionen_Prophylaxe_Diagnostik_Therapie_2011-07.pdf (abgerufen am 24.09.2014)

Haamann F (2008) Vorgehen nach Stich- und Schnittverletzungen – Begründung für das Regeluntersuchungsprogramm der BGW. Stand 02/2008. BGW (Berufsgenossenschaft für Gesundheitsdienst und Wohlfahrtspflege, Hamburg). URL: http://www.bgw-online.de/SharedDocs/Downloads/DE/Medientypen/Fachartikel/Regeluntersuchungsprogramm-Nadelstichverletzungen_Download.pdf;jsessionid=19E6E0AFC08F82067C23FD91B80D5730.live1?__blob=publicationFile (abgerufen am 24.09.2014)

Himmelreich H, Rabenau HF, Rindermann M, Stephan C, Bickel M, Marzi I, Wicker S (2013) Management von Nadelstichverletzungen. Dtsch Ärztebl 110 (5), 61–67

Himmelreich H, Walcher F, Marzi I, Wicker S (2013) Nadelstichverletzungen. Trauma und Berufskrankheit, 1–5

Robert Koch Institut (RKI) (2012) Infektionsschutz. Von Antibiotikaresistenz bis Zeckenstich. Stand. 07.03.2012. URL: http://www.rki.de/infektionsschutz (abgerufen am 24.09.2014)

5 Tetanusschutz

Sabine Blaschke und Heiko Himmelreich

Erreger

- Clostridium tetani
- Vorkommen: Erdreich ubiquitär, Darminhalt und Fäzes von Pferden, selten Rindern

Infektionsweg

- Verletzung, meist kaum sichtbare Bagatellverletzungen
- Verunreinigungen mit Cl. tetani-Sporen durch Holzsplitter, Nägel, Dornen etc.

Inkubationszeit

- 3 Tage bis 3 Wochen

➲ Therapie

— Sofortmaßnahmen

- Neutralisation von noch nicht gebundenem Toxin Applikation von humanem Tetanusimmunoglobulin (HTIG bis 10.000 IE i.m.)
- Reinigung der Wunden
- chirurgische Wundversorgung (Excision)
- sterile Abdeckung/Verband

— Prävention

- aktive Immunisierung entsprechend der Empfehlungen der Ständigen Impfkommission (STIKO)

Grundimmunisierung

- aktive Immunisierung nach Vollendung des 2. Lebensmonats + Vervollständigung gemäß Impfkalender
- *Auffrischimpfung:* alle 10 Jahre

Indikationen zur Tetanus-Immunprophylaxe bei Verletzungen

- alle Personen mit fehlender oder unvollständiger Grundimmunisierung
- alle Patienten mit letzter Grundimmunisierung oder letzter Auffrischimpfung vor mehr als 10 Jahren
- **Cave**: Ein aktiver Impfschutz ist besonders wichtig für ältere Menschen mit gestörten Durchblutungsverhältnissen, Diabetiker und Personen mit Erkrankungen der Hautoberfläche (z.B. Ulcus cruris, offenes Ekzem)!

Tetanus-Immunprophylaxe im Verletzungsfall

- Die Immunprophylaxe richtet sich nach dem Grad der Verwundung (s. Tab. 17).

Tab. 17 Tetanus-Immunprophylaxe in Abhängigkeit von Wundgrad

Vorgeschichte der Tetanus-Immunisierung (Anzahl der erhaltenen Tetanus-Impfdosen)	saubere, kleine Wunden		alle anderen Wunden*	
	Dtap/Tdap	TIG	Dtap/Tdap	TIG
Unbekannt	ja	nein	ja	ja
0 bis 1	ja	nein	ja	ja
2	ja	nein	ja	nein
3 oder mehr	nein	nein	nein	nein

* tiefe und/oder verschmutzte (mit Staub, Erde, Speichel, Stuhl kontaminierte) Wunden, Verletzungen mit Gewebszertrümmerung und reduzierter Sauerstoffversorgung oder Eindringen von Fremdkörpern (z.B. Quetsch-, Riss-, Biss-, Stich-, Schusswunden)
- schwere Verbrennungen und Erfrierungen
- Gewebsnekrosen
- septische Aborte

— Aktive Immunisierung

Kinder
- ≤ 6 Jahre Kombinationsimpfstoff mit *DTaP*
- > 6 Jahre Kombinationsimpfstoff Tdap (= Tetanus-Diphtherie-Impfstoff mit verringertem Diphtherietoxoid-Gehalt und verringerter azellulärer Pertussiskomponente)

Erwachsene
- Kombinationsimpfstoff *Tdap* bei bisher fehlender Tdap Impfung im Erwachsenenalter oder aktueller Indikation für Auffrischung Pertussis Impfung

— Passive Immunsierung

- *TIG* = Tetanus-Immunglobulin
- *Dosis* (i.d.R.): 250 I.E. (bis zu 500 IE)
- *Applikation:* immer simultan mit DTap/Tdap-Impfstoff

Indikation
- Verletzung innerhalb der letzten 24 h
- *und* letzte Impfung vor mehr als 5 Jahren

Literatur

Robert Koch Institut (2014) Influenza in Deutschland. Aktuelle Empfehlungen der Ständigen Impfkommission. Stand: 23.09.2014. URL: http://www.rki.de/(abgerufen am 24.09.204)

Robert Koch Institut (2010) Tetanus RKI Ratgeber Infektionskrankheiten – Merkblätter für Ärzte. Stand: 3/2010. URL: http://www.rki.de/DE/Content/Infekt/EpidBull/Merkblaetter/Ratgeber_Tetanus.html (abgerufen am 24.09.2014)

6 Schmerztherapie

Markus Baacke, Barbara Dudew, Ingo Gräff und Bernhard Kumle

Grundsätze der Schmerztherapie

- Schmerzbehandlung ist als symptom- und dringlichkeitsorientierte Maßnahme nicht das Resultat einer Notfallbehandlung, sondern steht an deren Anfang.
- Schmerzbehandlung ist eine Individualverordnung.
- Diese Empfehlung entbindet den Behandler nicht von der Überprüfung der Anwendbarkeit empfohlener Substanzen, deren Kontraindikationen und deren individuellen Dosierung.

Schmerzanamnese

- Intensität: wie stark? (nach Skala)
- Lokalisation: wo?
- Dauer: Seit wann? Akut/chronisch, intermittierend, dauernd?
- Schmerzqualität: Wie fühlt sich der Schmerz an? Kolikartig, brennend, einschießend, ziehend, drückend, stechend?

— Schmerzintensität

Die Intensität soll mit einer eindimensionalen Schmerzskala (s. auch Tab. 18) erfasst und reevaluiert werden (S3-Leitlinie, GoR A):

- **2–4 niedrig** (leicht/fast alle Aktivitäten möglich)
- **5–7 mittel** (mäßig, stark/nicht alle Aktivitäten möglich)
- **8–10 hoch** (stark, qualvoll/inaktivierend, Kontrollverlust)

— Medikamentenanamnese

- Haben Sie schon Schmerzmittel eingenommen?
- Welche, wie lange, wie viel, wann zuletzt?

— Wichtige Leitfragen der Anamnese

- Arzneiunverträglichkeit gegen angebotenes Medikament? *Konsequenz:* nicht geben!
- Allergie gegen angebotenes Medikament? *Konsequenz:* nicht geben!
- Nierenfunktionsstörung, Magenprobleme, Ulcusdiathese, Asthma oder Einnahme eines ACE-Hemmers? *Konsequenz:* keine NSAR!
- Leberfunktionsstörung? *Konsequenz:* kein Paracetamol
- Glucose-6-Phosphat-Dehydrogenasemangel, Porphyrie, Hypotension? *Konsequenz:* kein Metamizol
- Grüner Star (Glaucom), Myasthenia gravis, Tachykardie? *Konsequenz:* kein Butylscopolamin
- Knochenmarkserkrankung? *Konsequenz:* kein Metamizol

➲ Therapie

- Anwendung und Kombination verschiedener Schmerzmittel nach Schmerzintensität (s. Tab. 18)
- Symptom-/organbezogene Anwendungsempfehlung beachten (s. Tab. 19)
- Schmerztherapie besteht nicht nur aus der oralen oder intravenösen Applikation von Analgetika:
  - Immer auch an den Einsatz von Regionalverfahren denken!
  - Immer nach der Ursache von Schmerzen fahnden und deren Beseitigung anstreben!

– Hinweise zur Schmerztherapie

- Bei Übelkeit oder Erbrechen ist die i.v.-Applikation vorzuziehen!
- Bei Paracetamol ist auf eine kurze Infusionszeit (< 15 min) zu achten!
- Bei sonstiger Kurzinfusion ist auf eine ausreichend lange (> 15 min) Infusionszeit zu achten!
- Bei älteren Patienten Dosisreduktion bei Opiaten (2/3 der Dosis)!
- Bei i.v.-Opiatgabe sollte eine Monitorüberwachung erwogen werden!
- Die Indikation zur Kombination von i.v.-Opiatgabe und Benzodiazepinen sollte kritisch überprüft werden!
- Wegen der Gefahr einer Agranulozytose, ist die Indikation zur Gabe von Metamizol streng zu stellen!
- Die begleitende Gabe eines Protonenpumpenhemmers ist zu erwägen.

Tab. 18 Schmerzintensitätsorientierter Vorschlag zur Anwendung und Kombination verschiedener Schmerzmittel nach WHO-Stufenschema

niedrige Intensität (2–4)	mittlere Intensität (5–7)		hohe Intensität (8–10)
Nichtopioid/NSAID	Nichtopioid/NSAID	zusätzlich: stark wirksames Opioid	stark wirksames Opioid
Ibuprofen 400–800 mg p.o. (10 mg kg KG) alle 8 Std. (THD 30 mg/kg KG) *oder* **Diclofenac** 50 mg p.o. alle 8 Std. *oder* 75 mg p.o. ret. alle 12 Std. *oder* 75 mg i.v. alle 12 Std. (THD 150 mg) *oder* **Paracetamol** 1 g p.o. alle 6 Std. 15 mg/kg KG i.v./p.o. (THD 60 mg/kg KG) *oder* **Metamizol** bei 30–55 kg KG: 20 Trpf. p.o. bei ≥ 55 kg KG: 20–40 Trpf. p.o. (THD 5.000 mg)	**Ibuprofen** 400–800 mg p.o. (10 mg kg KG) alle 8 Std. (THD 30 mg/kg KG) *oder* **Diclofenac** 50 mg p.o. alle 8 Std. *oder* 75 mg p.o. *ret.* alle 12 Std. *oder* 75 mg i.v. alle 12 Std. (THD 150 mg) *oder* **Paracetamol** 1 g p.o. alle 6 Std. 15 mg/kg KG i.v./p.o. (THD 60 mg/kg KG) *oder* **Metamizol** bei 30–55 kg KG: 20 Trpf. p.o. *oder* 0,5 g i.v. bei ≥ 55 kg KG: 20–40 Trpf. p.o. *oder* 0,5–1 g i.v. (THD 5.000 mg)	**Oxycodon** 5–10 mg p.o. (individuelle THD) *oder* **Morphin** 10–20 mg p.o. alle 4 Std. (indiv. THD) *oder* **Piritramid** 0,1–0,3 mg kg KG i.v.	**Oxycodon** 5–10 mg p.o. (individuelle THD) *oder* **Morphin** initial 5 mg i.v. dann 2–3 mg i.v. alle 5–10 min. (individuelle THD) *oder* **Morphin** 10–20 mg p.o. alle 4 Std. (kein retard!) bis Schmerzreduktion auf VAS ≤ 4 *oder* **Piritramid** 0,1–0,3 mg/kg KG i.v. dann 2–3 mg i.v. alle 5–10 min. (individuelle THD)

Hinweis: Wegen einer mutmaßlichen Steigerung des Risikos einer Blutung aus dem oberen Intestinaltrakt sollte von der Ibuprofengabe bei bestehender ASS-Therapie abgesehen werden (lt. Arzneimittelkommission der Dt. Ärzteschaft)

Durchschnittsangaben für den 70 kg schweren Erwachsenen, eine gewichtsadaptierte Anwendung ist anzustreben

kg KG = Dosierung je Kilogramm Körpergewicht

THD = Tageshöchstdosis

Tab. 19 Symptom-/organbezogene Anwendungsempfehlung

niedrige Intensität (2–4)	mittlere Intensität (5–7)	hohe Intensität (8–10)
kardialer Schmerz		
	Morphin i.v.	*Morphin* i.v.
Abdominelle Schmerzen		
Paracetamol i.v.	*Metamizol* p.o./i.v. Die Gabe von Butylscopolamin 40 mg i.v. (THD 100 mg) kann erwogen werden	*Piritramid* i.v.
Hinweis: Die Schmerztherapie soll auch beim Abdominalschmerz unmittelbar nach Dokumentation des Initialbefundes und adaptiert an die Schmerzintensität beginnen		
Schmerzen des Bewegungsapparats		
Diclofenac p.o.	*Paracetamol* i.v. bei Beschwerdepersistenz: *Metamizol* p.o./i.v.	*Piritramid* i.v.
Kryotherapie, Immobilisation, hochlagern		
Lumbago		
Diclofenac oder *Ibuprofen*	*Metamizol* 2,5 g in 500 ml NaCl *Tramadol* 300 mg *Metoclopramid* 20 mg i.v., max 500 ml/h Die Gabe von *Tizanidin* kann erwogen werden	*Piritramid* i.v. Die Gabe von Tizanidin kann erwogen werden
Nierenkolik		
Ibuprofen p.o. oder anderes *NSAID*	*Metamizol* 0,5 g i.v. bei 30–55 kg KG *oder* 0,5–1 g i.v. bei ≥ 55 kg KG und *Morphin* initial 2,5 bis 5 mg i.v., dann dann 2–3 mg alle 5–10 min.	oder *Piritramid* 0,1–0,3 mg kg KG i.v. Die Gabe eines *α-Blockers* oder von *Butylscopolamin* 40 mg i.v. (THD 100 mg) kann erwogen werden
Schmerzen bei Kindern		
Ibuprofen (THD 30 mg/kg KG) ab 3. Lebensmonat		*Piritramid*: 0,1–0,3 mg/kg KG bei Kindern < 5 kg KG: 0,05 mg/kg KG

Literatur

BÄK (2011) Agranulozytose nach Metamizol – sehr selten, aber häufiger als gedacht („Aus der UAW-Datenbank"). Deutsches Ärzteblatt Jg. 108, Heft 33. URL: http://www.akdae.de/Arzneimittelsicherheit/Bekanntgaben/Archiv/2011/20110819.html (abgerufen am 24.09.2014)

British Association of Urological Surgeons (2012) Guidelines for Acute Management of First Presentation of Renal/Ureteric Lithiasis. URL: http://www.baus.org.uk/Resources/BAUS/Documents/PDF%20Documents/Sections/Endourology/Revised%20Acute%20Stone%20Mgt%20Guidelines.pdf (abgerufen am 13.10.2014)

Deutsche Gesellschaft für Urologie (2009) S2k Leitlinie Diagnose, Therapie und Metaphylaxe der Urolithiasis. AWMF online (Reg. Nr. 043-025). Stand: 1.2.2009. URL: http://www.awmf.org/leitlinien (in Überarbeitung) (abgerufen am 18.09.2014)

Deutsche Interdisziplinäre Vereinigung für Schmerztherapie (DIVS) S3-Leitlinie Behandlung akuter perioperativer und posttraumatischer Schmerzen. AWMF online (Reg. Nr. 001-025). Stand: 01.04.2009. URL: http://www.awmf.org/leitlinien (in Überarbeitung) (abgerufen am 24.09.2014)

European Association of Urology (2011) Guidelines on Urolithiasis. URL: http://www.uroweb.org/gls/pdf/18_Urolithiasis.pdf (abgerufen am 24.09.2014)

National Institute of Clinical Studies (2011) Emergency Care Acute Pain Management Manual. National Health and Medical Research Council. Canberra

WHO (2014) WHO's pain ladder for adults. URL: http://www.who.int/cancer/palliative/painladder/en/ (abgerufen am 24.09.2014)

Y

Anhang

1 Giftinformationszentren und Giftnotrufzentren in Deutschland, in der Schweiz und in Österreich

Die europäische Fachgesellschaft für Giftinformationszentren und Klinische Toxikologie (EAPCCT) stellt eine Weblink-Liste aller europäischer Giftinformationszentren aktuell zur Verfügung: http://www.eapcct.org/index.php?-page=links

Vergiftungszentralen in Deutschland

— Berlin

Giftnotruf der Charité – Universitätsmedizin Berlin
Oranienburger Str. 285
13437 Berlin
Tel.: +49-30-19 24 0/+49-30-30 68 6-7 11
Fax: +49-30-30 68 6-7 99
E-Mail: mail@giftnotruf.de
WWW: http://www.giftnotruf.de

— Bonn

Informationszentrale gegen Vergiftungen
Zentrum für Kinderheilkunde – Universitätsklinikum Bonn
Adenauerallee 119
53113 Bonn
Tel.: +49-228-19 24 0/+49-228-28 7-3 32 11
Fax: +49-228-28 7-3 32 78/+49-228-28 7-3 33 14
E-Mail: gizbn@ukb.uni-bonn.de
WWW: http://www.giftzentrale-bonn.de

— Erfurt

Gemeinsames Giftinformationszentrum der Länder Mecklenburg-Vorpommern, Sachsen, Sachsen-Anhalt und Thüringen (GGIZ)
Nordhäuser Str. 74
99089 Erfurt
Tel.: +49-361-73 07 30
Fax: +49-361-73 07 31 7
E-Mail: ggiz@ggiz-erfurt.de
WWW: http://www.ggiz-erfurt.de

– Freiburg

Vergiftungs-Informations-Zentrale Freiburg (VIZ)
Universitätsklinikum Freiburg – Zentrum für Kinderheilkunde und Jugendmedizin
Mathildenstraße 1
79106 Freiburg
Tel.: +49-761-19 24 0
Fax: +49-761-27 0-4 45 7
E-Mail: giftinfo@uniklinik-freiburg.de
WWW: http://www.giftberatung.de

– Göttingen

Giftinformationszentrum-Nord der Länder Bremen, Hamburg, Niedersachsen und Schleswig-Holstein (GIZ-Nord)
Universitätsmedizin Göttingen – Georg-August-Universität
Robert-Koch-Str. 40
37075 Göttingen
Tel.: +49-551-19 24 0/+49-551-38 31 80
Fax: +49-551-38 31 88 1
E-Mail: giznord@giz-nord.de
WWW: http://www.giz-nord.de

– Homburg

Informations- und Behandlungszentrum für Vergiftungen des Saarlandes
Universitätsklinik für Kinder- und Jugendmedizin
Gebäude 9
66421 Homburg/Saar
Tel.: +49-6841-19 24 0
Fax: +49-6841-16 28 43 8
E-Mail: giftberatung@uniklinikum-saarland.de
WWW http://www.uniklinikum-saarland.de/giftzentrale

– Mainz

Giftinformationszentrum der Länder Rheinland-Pfalz und Hessen
Klinische Toxikologie
Universitätsmedizin der Johannes Gutenberg Universität
Langenbeckstr. 1
55131 Mainz
Tel.: +49-6131-19 24 0/+49-6131-232466
Fax: +49-6131-17 66 05
E-Mail: giftinfo@giftinfo.uni-mainz.de
WWW: http://www.giftinfo.uni-mainz.de

– **München**
Giftnotruf München
Toxikologische Abteilung der II. Medizinischen Klinik rechts der Isar
Technische Universität München
Ismaninger Straße 22
81675 München
Telefon +49-89 – 19 240
Telefax +49-89 – 41 40 24 67
E-Mail: tox@lrz.tum.de
WWW: http://www.toxinfo.org

– **Nürnberg**
Giftinformationszentrale Nürnberg
Medizinische Klinik 1
Klinikum Nürnberg
Prof. Ernst Nathan Str. 1
90419 Nürnberg
Telefon 0911 – 39 8-2 451
Telefax 0911 – 39 8-2 205
E-Mail: giftnotruf@klinikum-nuernberg.de

Vergiftungszentralen in Österreich
– **Wien**
Vergiftungsinformationszentrale Wien
Gesundheit Österreich Nord GmbH
Stubenring 6
1010 Wien
Österreich
Telefon +431 406 43 43
Fax +43-1-404-004225
E-Mail: viz@meduniwien.ac.at
WWW: http://www.giftinfo.org

Vergiftungszentralen in der Schweiz
– **Zürich**
Schweizerisches Toxikologisches Informationszentrum (STIZ)
Freiestr. 16
8028 Zürich
Schweiz
Tel. +41-44 251 51 51
Fax + 41 44 25 28 83 3
E-Mail: info@toxi.ch
WWW: http://www.toxi.ch

2 ICD-Kodierung für die Interdisziplinäre Notaufnahme

Katrin Esslinger

In diesem SOP Handbuch für Interdisziplinäre Notaufnahmen sind die häufigsten Krankheiten der Internistischen, Neurologischen, Psychiatrischen, Orthopädischen, Ophthalmologischen Fachbereiche sowie spezielle Notfälle bei Kindern, Säuglingen und Schwangeren mit ihren entsprechenden Symptomen und Diagnosen nach der Internationalen Klassifizierung von Krankheiten (International Classification of Diseases, ICD-10-GM, Stand 2014) verschlüsselt und aufgelistet.

Auf der Interdisziplinären Notaufnahme wird in den meisten Fällen zunächst eine unspezifische Fachabteilungs-Diagnose kodiert. Die Patienten der Notaufnahme werden zum größten Teil auf bettenführende Stationen verlegt, erst dort wird bei Entlassung die Krankenhaus-Hauptdiagnose festgestellt bzw. kodiert. Bei der Entlassung der Patienten von der Interdisziplinären Notaufnahme ist eine spezifische Kodierung, die gelegentlich von der Aufnahme-Kodierung abweicht, notwendig.

Schockraumbehandlung

Diagnose – Symptome	ICD-Code
Herzkreislaufstillstand mit erfolgreicher Wiederbelebung	I46.0
Herzkreislaufstillstand	I46.9
Schock:	
■ Hypovolämisch	R57.1
■ Kardiogen	R57.0
■ Anaphylaktisch	T78.2
■ durch Nahrungsmittelunverträglichkeit	T78.0
■ als Nebenwirkung von Arzneimitteln	T88.6
■ Septisch	R57.2
Koma*:	R40.2
■ Intoxikation	siehe 2.9
■ Zerebral	siehe 3. und 5.1
■ Apoplex	I63.3
■ Schock	siehe Schock
■ Endokrin	siehe 2.5
■ Metabolisch	
■ Coma hepaticum	K72.0 + K72.74!
■ Coma Uraemicum	N19
■ Hitzschlag	T67.0
■ Unterkühlung	T68

Diagnose – Symptome	ICD-Code
Akutes Abdomen:	R10.0
■ Abdominalschmerz	R10.4
■ Oberbauch-/Unterbauchschmerz	R10.1/R10.3
Polytrauma u. Schwerverletztenbehandlung*	T07

* nicht näher bezeichnet

Internistische Notfälle

– Kardiovaskuläre Notfälle

Diagnosen – Symptome	ICD-Code
Thoraxschmerz	R07.4
Dyspnoe	R06.0
Akutes Koronarsyndrom (AP-Beschwerden)	I20.0
Kardiogener Schock	R57.0
Lungenödem – Linksherzinsuffizienz	I50.14
Bradykarde Arrhythmien	
■ Myokardinfarkt akut	I21.0/I21.1
■ Vorderwand – STEMI/Hinterwand	I21.4
■ Subendokardial – NSTEMI	I25.11–I25.13
■ Athereosklerotische Herzkrankheit (Ein- bis Drei-Gefäß-Erkrankung)	I48.9
■ Bradyarrhythmia absoluta	R00.1
■ Sinus-Bradykardie	I44.1/I44.2
■ AV-Block 2./3. Grades	
Tachykarde Arrhythmien	
■ Sinus-Tachykardie (Herzrasen)	R00.0
■ Palpitationen	R00.2
■ Supraventriküläre Tachykardie	I47.1
■ Tachyarrhythmia absoluta (Vorhofflattern, -flimmern)	I48.0–I48.4
■ Ventrikuläre Tachykardie	I47.2
Aneurysma dissecans	
■ nicht rupturiert	I71.00
■ rupturiert	I71.04
Akute Lungenembolie	I26.9
■ Hypotonie	I95.9
■ Zyanose	R23.0
■ Hämoptoe (Hämoptysen)	R04.2
■ Infarktpneumonie	J18.8
Tiefe Venenthrombose	I80.28
■ Ödeme umschrieben	R60.0
■ Lymphödem	I89.0

Diagnosen – Symptome	ICD-Code
Akuter arterieller Verschluss (thrombotisch/embolisch)	I74.0–I74.5, I74.8
■ Periphere arterielle Verschlusskrankheit (pAVK)	I70.20
■ Phlebothrombose	I82.9
Synkope	R55

— Pulmonale Notfälle

Diagnosen – Symptome	ICD-Code
Respiratorische Insuffizienz	J96.09
■ Chronisch obstruktive Lungenkrankheit (COPD), exazerbiert	J44.19
Pneumonie – CAP*	J18.9
■ Fieber	R50.9
■ Nosokomiale Pneumonie	J18.9 + U69.00!**
Akutes Asthma bronchiale*, Asthmaanfall	J45.9
Pneumothorax*	J93.9
■ Spontanpneumothorax	J93.1
■ Spannungspneumothorax	J93.0

* nicht näher bezeichnet

** Sekundärkode der einem Primärkode einer im Krankenhaus erworbenen Pneumonie nachgestellt wird

— Nephrologisch-rheumatologische Notfälle

Diagnosen – Symptome	ICD-Code
Akutes Nierenversagen	N17.9
■ Oligurie und Anurie	R34
■ Pulmonale Stauung (Linksherzinsuffizienz)	I50.19/I50.14
Dekompensierte chronische Niereninsuffizienz*	N19/N18.5
Akuter Harnwegsinfekt	N39.0
■ Dysurie	R30.0
■ Pollakisurie (Polyurie)	R35.0
Akute Pyelonephritis	N10
■ Fieber mit Schüttelfrost	R50.88
■ Flankenschmerz	R10.4
Urolithiasis*	N20.9
■ Nephrolithiasis	N.20.0
■ Nierenkolik	N23
■ Blasensteine	N21.0
■ Übelkeit und Erbrechen	R11
Hypertensive Krise	I10.91
■ Arterielle Hypertonie, primär	I10.90

Diagnosen – Symptome	ICD-Code
Elektrolytentgleisung	
■ Hyperkaliämie	E87.5
■ Hypokaliämie	E87.6
■ Hyponatriämie	E87.1
■ Hyperkalziämie	E83.58
Rhabdomyolyse*	M62.89
Akute Notfälle nach Nierentransplantation	
■ Akute Abstoßung	T86.10
■ Infektion*	A49.9
■ Immunsuppressiva Überdosierung	T45.1
Pulmorenales Syndrom*	M31.0
■ Epistaxis	R04.0
■ Purpura	D69.2
Akuter Gichtanfall**	M10.99

* nicht näher bezeichnet

** nicht näher bezeichnete Lokalisation

– Gastrointestinale Notfälle

Diagnosen – Symptome	ICD-Code
Obere Gastrointestinale Blutung	
■ Hämatemesis	K92.0
■ Meläna	K92.1
■ Akute hämorrhagische Gastritis	K29.0
Untere Gastrointestinale Blutung*	K92.2
■ Rektale Blutung (Hämatochezie)	K62.5
■ Hämorrhoiden	K64.9
■ Kolitis, infektiös	A09.0
Akute Pankreatitis mit/ohne Organkomplikation	K85.90/K85.91
■ Exsikkose	E86
■ Multiorganversagen	R57.8
Akutes Leberversagen	K72.0
■ Hepatische Enzephalopathie	K72.74!**
■ Ikterus	R17
Gallenkolik	
■ mit akuter/ohne Cholezystitis***	K80.00/K80.20
■ Gallengangsstein mit Cholangitis***	K80.30
Ileus* (Subileus)	K56.7
■ Paralytischer Ileus	K56.0
■ Mechanischer Ileus	K56.6

* nicht näher bezeichnet

** erfordert einen Primärkode K72.0, .1, .9

*** ohne Angaben einer Gallenwegsobstruktion

— Endokrine-metabolische Notfälle

Diagnosen – Symptome	ICD-Code
Akute diabetische Stoffwechselentgleisung*	
■ Diabetes Mellitus Typ I	E10.91
■ Diabetes Mellitus Typ II	E11.91
Hypoglykämie**	siehe oben
Thyreotoxische Krise	E05.5
Hypothyreose (Myxödem)	E03.9
Akute Nebennierenrinden-Insuffizienz (Addisson-Krise)	E27.2
* ohne Komplikationen ** im Zusammenhang mit Diabetes Mellitus zu kodieren	

— Infektionen

Diagnosen – Symptome	ICD-Code
Sepsis* und SIRS (siehe Sepsis-Kriterien)	A41.9 + R65.0!
Akute Gastroenteritis**	A09.0
Infektion der oberen Luftwege/HNO Trakt**	J06.9
■ Sinusitis	J01.9
■ Tonsillitis	J03.9
■ Akute Epiglottitis	J05.1
Hautinfektion**	L08.9
■ Erysipel	A46
Weichteilinfektion**	M79.89
■ Fasziitis nekrotisierend**	M79.69
■ Gangrän	R02
Infektion nach Zeckenstichverletzung	
■ Lyme Borreliose	A69.2
■ Frühsommer-Meningoenzephalitis	A84.1
Tetanus	A35
Tollwut	A82.9
Tuberkulose	A16.9
Malaria	B54
HIV-Infektion	B24
■ Notfälle bei HIV-Infektion	
■ Pneumonie	J18.9 + B20
■ Gastroenteritis	A09.0 + B20
■ Sehstörungen durch Virus	H53.9 + B20
■ Neurologische Notfälle ohne Infekt	B22
* siehe spezielle Kodierrichtlinie 0103f. ** nicht näher bezeichnet	

— Empirische Antibiotika-Therapie

Diagnosen – Symptome	ICD-Code
Sepsis	s.o., Infektionen
Pneumonie und Nosokomiale Pneumonie	s.o. Pulmonale Notfälle
Intraabdominelle Infektionen (Peritonitis)	K65.0

— Hämatologische und onkologische Notfälle

Diagnosen – Symptome	ICD-Code
Fieber bei Neutropenie	R50.9, D70.18*
Hämorrhagische Diathese	D69.9
■ Koagulopathie	D68.30/D68.4
■ Thrombozytopenie	D69.61
Disseminierte intravasale Gerinnung (DIC) (Verbrauchskoagulopathie)	D65.1
Obere Einflussstauung (V. cava superior Syndrom)	I87.1
Tumorlyse-Syndrom	E88.3
Vorgehen bei Zytostatika-Paravasat	T80.8*
* siehe Kodierrichtlinien	

— Intoxikation*

Diagnosen – Symptome	ICD-Code
Allgemeine Intoxikation (Polyintoxikation)	F19.0
■ Vigilanzminderung	R53
■ Somnolenz/Koma	R40.0/R40.2
■ Verwirrtheit	R41.0
■ Dysarthrie	R47.1
■ Ataxie	R27.0
Sedativa	F13.0/T42.7
■ Benzodiazepine	T42.4
■ Barbiturate	T42.3
Neuroleptika	F15.0/T43.5
Antidepressiva	F15.0
■ Trizyklische Antidepressiva	T43.0
Analgetika	
■ Morphin, Heroin	F11.0
■ Paracetamol	T39.1
Digitalis	T46.0
Alkohol	F10.0

Diagnosen – Symptome	ICD-Code
Inhalationstrauma (Rauchgasintoxikation)	T59.9
■ mit Entzündung der oberen Atemwege	J68.2
■ mit Krankheiten der Atemwege**	J68.9
Säuren und Laugen Verätzung**	T28.9
■ mit Koagulations- oder Kolliquationsnekrose	T30.7
■ Glottisödem	J38.4
■ Metabolische Azidose	E87.2
■ Aspirationspneumonie	J69.0
* Intoxikationen werden in Abhängigkeit von den Nebendiagnosen mit einem F- oder T-Kode kodiert	
** nicht näher bezeichnet	

Neurologische Fälle

Diagnose – Symptome	ICD-Code
Ischämische Schlaganfall	I63.3
Intrakranielle Blutung, nicht traumatisch	I62.9
■ Sinusvenenthrombose	I67.6
Subarachnoidalblutung, nicht traumatisch	I60.9
Epileptischer Anfall	G40.9
Status epilepticus	G41.9
Bakterielle Meningitis	G00.9
Virale Meningitis	A87.9
Virale Meningoenzephalitis	G04.9
Häufige Kopfschmerzen	R51
■ Migräne-Aura	G43.1
■ Cluster-Kopfschmerz	G44.0
■ Trigeminusneuralgie	G50.0
■ Spannungskopfschmerz	G44.2
■ Arteriitis cranialis	M31.6
Schwindel	R42
■ Lagerungsschwindel	H81.1
■ Ménière-Krankheit	H81.0
Akute Muskelschwäche	
■ Guillain Barre Syndrom	G61.0
■ Myasthenie	G70.9/G72.9
■ Myositis	M60.99
Querschnittssyndrom*	
■ traumatisch, Bsp. Commotio spinalis	S14.11/S24.11
■ nicht traumatisch, Bsp. Ischämie	I99
Multiple Sklerose	G35.9

Diagnose – Symptome	ICD-Code
Parkinson-Syndrom	
▪ ohne Wirkungsfluktuation	G20.90
▪ Wirkungsfluktuation	G20.91
Malignes Neuroleptika-Syndrom	G21.0
* Spezifizierung notwendig	

Psychiatrische Notfälle

Diagnose – Symptome	ICD-Code
Erregungs-, Unruhezustand	R45.1
Delir	F05.9
Suizidale Symptome*	
▪ Bsp. Depression	F32.9
▪ Bsp. Persönlichkeitsstörung	F60.9
Substanzentzugssyndrom	
▪ Alkohol	F10.3
▪ Benzodiazepine	F13.3
▪ Opioide	F11.3
Paranoid-halluzinatorisches Syndrom	
▪ Paranoide Schizophrenie	F20.0
Panikattacke	F41.0
Dissoziative Anfälle	F44.5
Katatoner Stupor	F20.2
Akute Belastungsreaktion	F43.0
Depressives Syndrom	F32.9
Manisches Syndrom**	F30.9
Wernicke-Enzephalopathie	E51.2 + F10.1
Somatoformes Schmerzsyndrom	F45.40
* Ursache kodieren ** nicht näher bezeichnet	

Traumatologisch-orthopädische Notfälle

Bei der Kodierung von traumatologisch-orthopädischen Notfällen ist es notwendig die speziellen Kodierrichtlinien im Kapitel 19 „Verletzungen, Vergiftungen und bestimme andere Folgen äußerer Ursachen“ zu beachten.

Die Kodierung von Frakturen und Luxationen erfordert einen zusätzlichen Ausrufezeichenkode, um den Schweregrad des Weichteilschadens zu kodieren. Offene Frakturen mit einem Weichteilschaden 4. Grades werden als Amputationen nach deren Lokalisation kodiert.

Beispiel Oberschenkelfraktur, offen/geschlossen:

S72.3 Fraktur des Femurschaftes

S71.87–89! Weichteilschaden 1.–3. Grades bei **offener** Fraktur oder Luxation der Hüfte und des Oberschenkels

S71.84–86! Weichteilschaden 1.–3. Grades bei **geschlossener** Fraktur oder Luxation der Hüfte und des Oberschenkels

— Schädel-Hirn-Trauma

Diagnosen – Symptome	ICD-Code
Schädel-Hirn-Trauma* 1. Grades (Commotion cerebri)	S06.0 + S06.70!–S06.79!
Schädelprellung	S00.85
Kalottenfraktur**	S02.0
Schädelbasisfraktur**	S02.1
Densfraktur**	S12.1
Epidurale, supdurale, subarachnoidale Blutung	S06.4, .5, .6

* Erfordert die Bestimmung und Kodierung des Bewusstseinsverlusts mit einem Ausrufezeichenkode
** erfordert die Kodierung des Weichteilschadens 1.–3. Grades mit einem Ausrufezeichenkode

— Verletzungen des Gesichtes und des Kopfes

Diagnosen – Symptome	ICD-Code
Mittelgesichtstrauma	
■ Gesichtsprellung	S00.85
■ Monokelhämatom	S00.1
■ Epistaxis	R04.0
■ Mittelgesichtsfraktur*	S02.80**
■ Nasenbeinfraktur*	S02.2
Unterkiefertrauma	
■ Kieferluxation	S03.0
■ Verstauchung und Zerrung Kiefer	S03.4
■ Unterkieferfraktur*	S02.60 – S02.68

* Erfordert die Kodierung des Weichteilschadens 1.–3. Grades mit einem Ausrufezeichenkode
** wenn genaue Lokalisation nicht möglich

– Verletzungen und Schmerzen der Wirbelsäule und des Stammes

Diagnosen – Symptome	ICD-Code
HWS-Trauma	
■ HWS-Syndrom	M54.12
■ HWS-Distorsion (Schleudertrauma)	S13.4
■ HWS-Fraktur*	S12.0 – S12.25
BWS-LWS-Trauma	
■ BWS-LWS-Syndrom	M54.15
■ BWS-Syndrom	M54.14
■ BWS-Distorsion	S23.3
■ BWS-Fraktur*	S22.01 – S22.06
■ LWS-Syndrom	M54.16
■ LWS-Fraktur*	S32.01 – S32.05
Rückenschmerzen ohne Trauma	
■ Lumboischialgie	M54.4
■ Kreuzschmerz	M54.5
Schiefhals (Tortikollis)	M43.6
Thoraxtrauma	
■ Pneumothorax, traumatisch	S27.0
■ Rippenfraktur*	S22.31 – S22.32
■ Rippenserienfraktur*	S22.41 – S22.44
■ Thoraxverletzung	S29.8
Abdominaltrauma	
■ stumpf:	
■ Bauchdeckenspannung	R19.3
■ Prellung	S30.1/S30.85
■ perforierend:	S31.1
■ Gefäßverletzung	S35.9
■ Offene Wunde (Messerstichverletzung)	S31.80
Beckentrauma	
■ Beckenprellung	S30.0
■ Beckenluxation	S33.3
■ Beckenfraktur* (Beckenringfraktur*)	S32.1 – S32.89
■ Kreuzbeinfraktur*	S32.1
■ Steißbeinfraktur*	S32.2
■ Azetabulumfraktur*	S32.4

* Erfordert die Kodierung des Weichteilschadens 1.–3. Grades mit einem Ausrufezeichenkode

– Verletzungen und Erkrankungen der oberen Extremitäten

Diagnosen – Symptome	ICD-Code
Schulter-Trauma	
■ Schulterblattprellung und -verletzung	S40.0
■ Schultergelenksdistorsion	S43.4
■ Schultergelenkluxation	S43.01–S43.08
■ AC-/SK-Gelenkluxation	S43.1/S43.2
■ Schulterblattfraktur*	S42.10–S42.19
■ Proximale Humerusfraktur*	S42.20–S42.29
■ Glenoidfraktur*	S42.14
■ Klavikularfraktur*	S42.01–S42.09
■ Humeruskopffraktur*	S42.21
■ Humerusschaftfraktur*	S42.3
■ Humerusfraktur distal*	S42.40
■ Rotatorenmanschettenruptur	S46.0
■ Bizepssehnenruptur	S46.1/S46.2
■ Nervenverletzung Schulter	S44.0–S44.8
Schmerzen Schulter ohne Trauma	M54.12
■ Arthrose Schulterregion	M19.91
Ellenbogentrauma	
■ Ellenbogenprellung	S50.0
■ Ellenbogendistorsion	S53.40
■ Ellenbogenluxation	S53.10
■ Ellenbogen-/Unterarmfraktur*	S52.00/S52.90
Hand- und Handgelenkstrauma	
■ Handgelenksprellung	S60.2
■ Handgelenksdistorsion	S63.50
■ Handgelenksluxation	S63.00
■ Handgelenksfraktur*	S62.8
■ Mittelhandfraktur*	S62.30
■ Muskel- und Sehnenverletzung Hand	S66.9
■ Nervenverletzung Hand	S64.9
■ Schnittwunde Hand	S61.0
Schmerzen Hand ohne Trauma	
■ Arthrose Handgelenk	M19.93
■ Arthritis Handgelenk	M13.14

* Erfordert die Kodierung des Weichteilschadens 1.–3. Grades mit einem Ausrufezeichenkode

— Verletzungen und Erkrankungen der unteren Extremitäten

Diagnosen – Symptome	ICD-Code
Hüfttrauma	
■ Hüftprellung und -verletzung	S70.0
■ Hüftdistorsion	S73.10
■ Hüftluxation	S73.00
■ Schenkelhalsfraktur*	S72.00 – S72.05
■ Femurkopffraktur*	S72.08
Schmerzen Hüfte ohne Trauma	
■ Koxarthrose	M16.9
■ Bursitis trochanterica	M70.6
Oberschenkeltrauma	
■ Oberschenkelprellung und -verletzung	S70.1
■ Femurschaftfraktur*	S72.3
Knietrauma	
■ Prellung und Verletzung Knie	S80.0
■ Kniedistorsion	S83.6
■ Patella-/Kniegelenkluxation	S83.0/S83.10
■ Meniskusläsion	M23.39
■ Kreuz-/Seitenbänderruptur	S83.50/S83.40
■ Patellafraktur*	S82.0
Schmerzen Knie ohne Trauma	
■ Gonarthrose	M17.9
■ Gonarthritis	M13.16
Unterschenkeltrauma	
■ Prellung Unterschenkel	S80.1
■ Tibiakopffraktur*	S82.18
■ Tibiaschaftfraktur *	S82.28
■ Tibiafraktur* distal	S82.38
Sprunggelenkstrauma	
■ Sprunggelenkdistorsion	S93.40
■ Sprunggelenkluxation	S93.0
■ Innen-/Außenknöchelfraktur*	S82.5/S82.6
■ Bänder-Ruptur	S93.2
Fußtrauma	
■ Prellung Fuß	S90.0- S90.3
■ Luxation Fuß	S93.30
■ Fersenbeinfraktur*	S92.0
■ Sprungbeinfraktur*	S92.1
■ Fußwurzelknochenfraktur*	S92.20
■ Mittelfußknochenfraktur*	S92.30
■ Fraktur Großzehe	S92.4
■ Fraktur Zehe	S92.5

Diagnosen – Symptome	ICD-Code
Schmerzen Fuß ohne Trauma	
■ Arthrose Fuß	M19.97
■ Arthritis Fuß	M13.97

* Erfordert die Kodierung des Weichteilschadens 1.–3. Grades mit einem Ausrufezeichenkode.

— Verletzungen und Erkrankungen von Knochen und Weichteilen

Diagnosen – Symptome	ICD-Code
Penetrierende Verletzung*	T14._/S-Kode
Bsp. Schnitt-, Riss-, Quetschwunden siehe unten Hautverletzungen*	
Schmerzen nach Endoprothesen-Implantation	R52.0 + Z96.6
Pathologische Fraktur	M84.49
■ bei Osteoporose	M80.99
■ bei Metastasen	M90.79
■ bei Glasknochenkrankheit**	Q78.0
Entzündliche und septische Erkrankungen mit muskuloskelettalen Schmerzen	M00.9_
■ Eitrige Entzündung*	M02.9_
■ Entzündung*	s.o., Infektionen
■ Systemische Erkrankung, z.B. Sepsis	
Ausstrahlende Schmerzen mit unklarem Fokus	R52.9 + B99
■ Periphere neurologische Erkrankungen	M51.2
■ Bsp. Diagnose Bandscheibenvorfall	G56.0
■ Bsp. Karpaltunnel-Syndrom	s.o., Kardiovaskuläre Not-
■ kardiovaskuläre Erkrankungen	fälle
Hautverletzungen*	
Bsp. Schnitt-, Riss-, Platzwunden	T14._/S-Kode
Bissverletzungen*	T14.1/S-Kode + W64.9!
Wundinfektion (Wundheilungsstörung)	T89.02
■ nach einem Eingriff	T81.3, T81.4
Infektion Finger	
■ Phlegmone	L03.01
Kompartmentsyndrom traumatisch	T79.6

* Lokalisierung notwendig

** nicht als Hauptdiagnose kodieren

— Besondere Unfall- und Verletzungsmechanismen*

Diagnosen – Symptome	ICD-Code
Stromunfall	T75.4/W87.9!**
Strangulation	T71
Ertrinken	T75.1
Tauchunfall – Gasembolie ■ Caisson-, Dekompressionskrankheit	 T70.3
Verbrennung und Verätzung***	T20 – T32
Erfrierungen Unterkühlung	T33 – T35 T68
Strahlenunfall	W91.9!**

* ggfs. in Verbindung mit der aktuell zu behandelnden Erkrankung kodieren
** erfordert einen Primärkode
*** siehe spezielle Kodierrichtlinien

— Verletzungen und Erkrankungen im Kindesalter/Alter

Diagnosen – Symptome	ICD-Code
Trauma obere Extremitäten beim Kind ■ Grünholzfraktur ■ Monteggiafraktur	s.o., Verletzungen und Erkrankungen der oberen Extremitäten S52.30, S52.9 S52.21
Trauma untere Extremitäten beim Kind	s.o., Verletzungen und Erkrankungen der unteren Extremitäten
Schmerzen Hüfte beim Kind ■ Epiphyseolysis capitis femoris ■ Morbus Perthes	 M93.0 M91.1
Geriatrischer Patient nach Trauma*	

* Spezifizierung notwendig

Ophthalmologische Notfälle

Diagnosen – Symptome	ICD-Code
Augenverletzung	S05.9
Glaukomanfall	H40.2

Spezielle Notfälle bei Kindern und Säuglingen

Diagnosen – Symptome	ICD-Code
Anaphylaxie	T78.2
Akute Atemnot	R06.0
Dehydration (Exsikkose)	E86
Krampfanfall	R56.8

Spezielle Notfälle in der Schwangerschaft

Diagnosen – Symptome	ICD-Code
EPH Gestose/Eklampsie/HELLP-Syndrom	O14.9*
Nabelschnurvorfall	O69.9*
Placentapraevia/vorzeitige Plazentaablösung	O45.9*
Vagina Blutungen	N93.9
V. cava Kompressionssyndrom	O26.5

* siehe Kodierrichtlinie

Sachwortverzeichnis

M

Q

R

S

Die Autoren

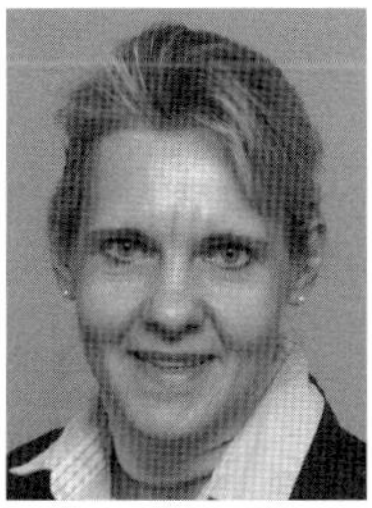

Prof. Dr. med. Sabine Blaschke

Nach dem Medizinstudium an der Ruhr-Universität Bochum und Georg-August-Universität Göttingen arbeitete sie zunächst in der Inneren Medizin. 1992 Promotion; 1996–1997 Forschungsaufenthalt im Deutschen Primatenzentrum Göttingen; 2001 Fachärztin für Innere Medizin; 2003 Habilitation mit der Venia legendi für Innere Medizin; 2004 Zusatzbezeichnung Spezielle Internistische Intensivmedizin; 2008 Fachärztin für Nephrologie; 2010 Außerplanmäßige Professur; 2012 Fachärztin für Rheumatologie. Im Zeitraum von 2006 bis 2012 Oberärztin und seit 2012 Ärztliche Leitung der Interdisziplinären Notaufnahme in der Universitätsmedizin Göttingen.

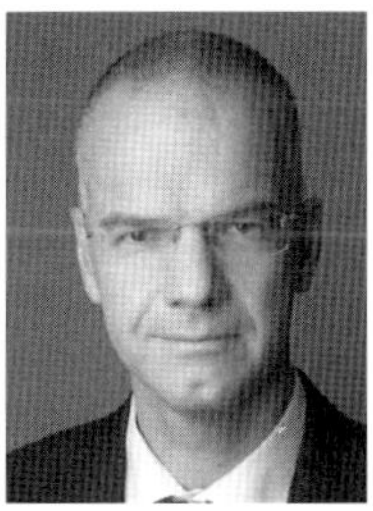

Univ.-Prof. Dr. med. Felix Walcher

Nach dem Studium der Humanmedizin 1986–1992 an der Universität des Saarlandes in Homburg/Saar war er von 1992–1994 Assistenzarzt an der Universitätsklinik für Anästhesiologie und Intensivmedizin. 1994–2001 chirurgische Facharztausbildung an der Unfallchirurgischen Universitätsklinik Homburg/Saar unter der Leitung von Prof. Trentz, anschließend Prof. Mutschler und Prof. Bühren. 1999–2001 Rotation in die Allgemein- und Visceralchirurgie unter der Leitung von Prof. Feifel. Oberarzt seit 2002 an der Klinik für Unfall-, Hand- und Wiederherstellungschirurgie des Universitätsklinikums Frankfurt unter der Leitung Prof. Marzi. Habilitation 2006, Masterstudium Medical Education in Heidelberg 2005–2007, Außerplanmäßiger Professor 2011, leitender Oberarzt seit 2012.

5/2014 Berufung an die Universität Magdeburg als Direktor der Universitätsklinik für Unfallchirurgie.